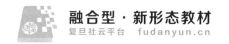融合型·新形态教材
复旦社云平台 fudanyun.cn

健康养老专业系列教材

失智老年人照护

主　编　谢海艳　唐　莹　王三香

副主编　陈望满　蔡巧英　裘　云　张雅静

U0258199

复旦大学出版社

健康养老专业系列教材编委会

学术顾问 吴玉韶（复旦大学）
编委会主任 李　斌（长沙民政职业技术学院）

编　　委
唐四元（中南大学湘雅护理学院）
张永彬（复旦大学出版社）
黄岩松（长沙民政职业技术学院）
范　军（上海开放大学）
田奇恒（重庆城市管理职业学院）
杨爱萍（江苏经贸职业技术学院）
朱晓卓（宁波卫生职业技术学院）
罗清平（长沙民政职业技术学院）
王　婷（北京劳动保障职业学院）
高　华（广州卫生职业技术学院）
张国芝（北京青年政治学院）
陶　娟（安徽城市管理职业学院）
李海芸（徐州幼儿师范高等专科学校）
王　芳（咸宁职业技术学院）
罗　欣（湖北幼儿师范高等专科学校）
刘书莲（洛阳职业技术学院）
张伟伟（聊城职业技术学院）
朱建宝（复旦大学出版社）

石晓燕（江苏省社会福利协会）
郭明磊（泰康医疗管理有限公司）
邱美玲（上海九如城企业（集团）有限公司）
丁　勇（上海爱照护医疗科技有限公司）
关延斌（杭州暖心窝科技发展有限公司）
刘长松（上海福爱驿站养老服务集团有限公司）
李传福（上海瑞福养老服务中心）
谭美花（湖南康乃馨养老产业投资置业有限公司）
马德林（保利嘉善银福苑颐养中心）
曾理想（湖南普亲养老机构运营管理有限公司）

编委会秘书 张彦珺（复旦大学出版社）

前 言

Preface

我国 60 岁以上失智症人群总人数超 1500 万,全球每三秒新增一例失智症患者,失智症已成为全球公共卫生领域的重要议题。随着第二波婴儿潮的出生人口步入老年期,我国社会老龄化、高龄化进程加快,机构、社区及家庭照护面临专业人才储备不足、照护理念滞后等严峻挑战。面对"照护赤字"与"伦理困境"的双重夹击,传统经验型照护难以应对复杂挑战。在此背景下,我们积极响应并落实《探索老年痴呆防治特色服务工作方案》《应对老年期痴呆国家行动计划(2024—2030 年)》《养老机构认知症老人照护指南》等国家政策文件或标准要求,秉持"为失智老年人生活赋能"的核心理念,强调对生命尊严的人文关怀,基于最新颁布的国家专业教学标准,编写了这本《失智老年人照护》教材,供健康养老专业[智慧健康养老服务与管理、老年保健与管理、护理学(老年护理)等专业]使用。

本教材由 7 个项目、30 个任务组成,内容包含从照护基础认知、照护理念、老年人评估,到个性化照护方案设计、日常生活照护、异常行为应对、非药物疗法、家属沟通等多个方面,覆盖失智老年人照护的全过程,并构建一套完整的知识及技能体系。总的来说,本教材具有以下特点:

1. 任务驱动,精准对接岗位需求

本教材以实际工作流程为导向设计任务问题的解决过程。从情境任务提出,到任务实施,再到"牛刀小试"实践以及综合评价,全程基于一个个真实个案,问题解决环环相扣,极具操作性,帮助学生快速习得职业技能,无缝对接岗位需求。

2. 育训结合,应对多元需求

本教材注重综合职业能力培养,整体结构以失智老年人照护工作过程进行模块化设计;融合失智老年人照护师职业能力标准等,根据机构、社区、居家照护多场景岗位职业能力,设计教材内容;通过进阶式实训任务,激发学生的主动性和创造性;职业导向明确,适应学历教育与职业培训等不同群体的需要。

3. 能力递进,锤炼综合素养

本教材紧扣情境案例,以"新手—生手—熟手—能手"为主线精心构建递进式任务体系;随着问题复杂化、场景多样化,学生在循序渐进中掌握失智症照护技能、洞悉照护任务的本质,并积累经验、提升能力,逐渐成长为能灵活解决复杂问题的专业人才。

4. 赋能教学实践,助力行业发展

本教材以实践应用为核心,提供丰富详实的案例以及应对方法指导,并结合数字化形式呈现。

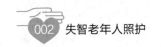

案例视频真实展现失智老人照护,2D动画使复杂流程直观易懂。另外,提供实用课件等资源辅助教学和学习(请至复旦社云平台 www. fudanyun. cn,搜索"失智老年人照护",下载)。

在编写过程中,我们深刻意识到要真正体现上述特点,必须让失智老年人照护教学紧密贴合行业前沿。为此,我们深入研究,融入了"实""准""理"这三字精髓。

一是"实"。编写团队深入一线场景,长期实地观察失智老年人,与工作人员交流,运用量表测评、问卷调查收集资料,掌握失智老年人行为、心理、活动等规律,梳理失智老年人照护工作的痛点和难点。教材中的照护方法源自一线实践,真实有效。从素材获取到解决方法的提出,全程围绕"真实",极具可信度与实用性,助力学生掌握实用照护方法。

二是"准"。聚焦失智症工作岗位需求,全面覆盖从失智症评估、异常行为与精神症状照护,到非药物疗法实施等各个岗位环节。通过与护理员、楼层管家、照护组长、社工等多岗位人员开展质性访谈,系统梳理并精准掌握各岗位核心任务和技能要求。以岗位需求为导向构建任务框架,让教材内容与岗位实际紧密贴合,切实做到学以致用。

三是"理"。编写过程中,我们秉持开放理念,借鉴欧美、日本等国在失智老人照护领域的先进理念,精选适配我国国情的内容融入其中。引入"自立支援介护""以人为中心(Person-Centered Care)"等理念,助力学生从全新视角洞悉失智老年人需求,革新照护思维。融合多学科知识,深度剖析照护案例、研究文献与行业标准,梳理任务理论与实践要点,全方位剖析任务逻辑,确保底层逻辑严谨,为学生搭建稳固的知识体系。

另外,我们设计选择性任务"养老机构失智老年人照护环境营造",以网络资源的形式呈现,供各院校选用(请至复旦社云平台 www. fudanyun. cn 下载)。

最后,感谢所有为本教材编写付出辛勤努力的专家、教师和工作人员。同时,我们也向湖南阿默健康养老服务有限公司、国投健康产业投资有限公司、长沙普亲惊蛰护理服务有限公司、杭州暖心窝科技产业发展有限公司、上海福苑康养健康管理有限公司和长沙市第一社会福利院等单位表达诚挚的感激之情,感谢他们的大力支持与协助。

在编写过程中,尽管我们力求严谨,但肯定存在一些疏漏之处。因此,我们真诚期待广大读者在使用本教材时,能够积极反馈,提出宝贵的意见和建议,以便我们持续完善和优化。

编者

2025 年 1 月

目 录

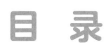

Contents

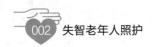

了解失智症

任务1 认识失智症

学习目标

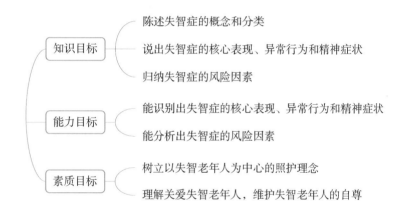

知识目标 ── 陈述失智症的概念和分类

说出失智症的核心表现、异常行为和精神症状

归纳失智症的风险因素

能力目标 ── 能识别出失智症的核心表现、异常行为和精神症状

能分析出失智症的风险因素

素质目标 ── 树立以失智老年人为中心的照护理念

理解关爱失智老年人，维护失智老年人的自尊

情境任务

刘奶奶，2年前被诊断为阿尔茨海默病，病情逐渐加重，日常生活活动能力（ADL）逐渐下降。刘奶奶经常忘记刚刚发生的事情；平日衣着也常常不合时宜；原本喜欢与人交流的刘奶奶，现在变得孤僻；性格逐渐变得暴躁易怒，傍晚常常出现情绪紊乱、焦虑、亢奋和方向感消失；出门后会找不到回家的路，出门后走失过2次。家属在照护方面感觉力不从心，将刘奶奶送到专业的照护机构，机构对刘奶奶情况进行评估和分析。

问题：

1. 照护机构在接收刘奶奶入园时，家属应该提供哪些材料？

2. 刘奶奶出现了哪些失智症核心表现、异常行为和精神症状？

3. 分析刘奶奶患有阿尔茨海默病可能的风险因素。

任务实施

一、家属应该提供的资料

1. 医疗记录

（1）病历、诊断证明

这些文件显示刘奶奶患有阿尔茨海默病、高血压。

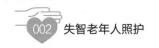

（2）近 6 个月的检查报告

如脑部 CT、MRI 等影像学检查报告,可帮助了解刘奶奶大脑的病变情况;血液检查报告可能提示一些和刘奶奶失智症相关的指标异常。

2. 用药记录

通过了解刘奶奶正在服用的药物名称、剂量、服药周期等,了解刘奶奶失智症的治疗情况,观察有无药物副作用的产生。

3. 家属提供的信息

根据家属对刘奶奶基本信息和情况的介绍,汇总她的情况如表 1-1。

表 1-1　刘奶奶情况汇总

基本信息			
姓名	刘奶奶	性别	女
出生年月	1950 年 12 月	文化程度	文盲
身高/体重	165 cm/80 kg	退休前职业	工人
视力	老花	听力	下降,需大声说话才能听到
婚姻状况	已婚	家庭成员	配偶、1 个儿子、2 个女儿
经济来源	有积蓄	兴趣爱好	打麻将
性格特点	性格外向	其他	和儿子同住
疾病史和服药情况			
目前疾病	高血压、阿尔茨海默病	服药情况	盐酸多奈哌齐片、苯磺酸氨氯地平片
日常生活自理能力和习惯			
饮食	喜欢吃肥肉,不喜欢吃蔬菜;能自行进餐		
排泄	大小便正常,有时找不到厕所,需引导如厕		
睡眠	良好		
活动情况	步行自如,上下楼梯有些费劲		
穿脱衣	能穿脱,但穿衣不合时宜		
清洁	可自行洗脸、刷牙,会洗澡但洗不干净或忘掉一些步骤		
生活习惯	不喜欢运动,每天静坐为主;烟龄 20 年,平均每天吸烟 10 支;喜欢饮酒,平均每天半两		
老人异常表现			

（1）在执行复杂的动作时会遇到困难,有时候会在中间的某个步骤出现混乱或者忘记接下来要做什么。例如,在家不能自行做饭、洗衣等

（2）经常忘记刚刚发生的事情,如早晨出门的目的地、刚吃过的饭菜,但对过去的一些重大事件或久远的事情仍有清晰记忆

（3）平日衣着常常不合时宜,如冬天穿短袖,酷暑穿棉袄

（4）有时会找不到厕所,出门后会找不到回家的路,出门后走失过 2 次

（5）原本喜欢与人交流,现在变得孤僻,不愿参加社区活动,与亲朋好友的联系也逐渐减少

（6）情绪暴躁易怒,对家人和邻居的耐心减少,常因小事发脾气,近期经常用粗话骂人,恐吓、威胁人,或用刻薄的语言诅咒人

（7）傍晚常常出现情绪紊乱、焦虑和方向感消失等情况

二、问题及表现

刘奶奶出现的核心表现及异常行为和精神症状归纳如表1-2。

表1-2　刘奶奶的问题及表现

问题	表现
1. 出现的失智症核心症状有哪些？	（1）执行能力下降 （2）近期记忆力下降,远期记忆力尚良好 （3）判断能力下降 （4）定向力障碍
2. 出现的异常行为和精神症状有哪些？	（1）语言攻击行为 （2）情绪异常,暴躁易怒 （3）社交退缩 （4）日落综合征

三、相关风险因素

刘奶奶患有阿尔茨海默病可能的相关风险因素如表1-3。

表1-3　刘奶奶患阿尔茨海默病的相关风险因素

因素	分析
年龄、文化程度	刘奶奶已74岁,高龄和低文化教育背景是阿尔茨海默病的易发因素
大脑损伤	（1）脑脊液检查可发现淀粉样蛋白（Aβ-42）水平降低,总tau蛋白和磷酸化tau蛋白增高 （2）头颅MRI检查显示的双侧颞叶、海马萎缩
听力情况	老人听力下降,会使得刘奶奶对外界的信息刺激减少,同时还会影响到海马体等与认知功能密切相关的大脑区域,进而增加阿尔茨海默病的易发性
高血压	刘奶奶患有高血压,持续的高血压对老人的大脑健康非常不利,会明显增加患阿尔茨海默病的风险
生活方式	（1）刘奶奶喜欢抽烟,烟龄20年,平均每天吸烟10支 （2）喜欢饮酒,平均每天半两 （3）喜欢吃肥肉,不喜欢吃蔬菜 （4）缺乏社交等不良的生活习惯
肥胖	刘奶奶身高165 cm,体重80 kg,BMI值为29.4,属于肥胖体型

小贴士　　　　　　　　　　　三重脑理论

保尔·麦克里恩的"三重脑理论"提出人类大脑由内而外可分为三重："爬虫类脑"（本能脑）、"古哺乳类脑"（感性脑）和"新哺乳类脑"（理性脑）。本能脑是最基本也最古老的脑结构,引领生物最原始的本能和欲望,与脊髓相连,带领身体从事一切以"生存"为目的的活动,如呼吸、进食、狩猎、

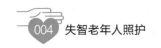
战斗等。感性脑包含两个重要结构:杏仁核和海马体。杏仁核负责情绪的学习和记忆,海马体帮助人形成长时记忆和情绪记忆。整个边缘系统结构具备生成情绪和调节动机的作用。它的出现代表着拥有它的生物对外部刺激有了更高级的反应——感性。理性脑包括我们熟知的大脑皮层,位于整个大脑最外层。它是整个大脑的"总司令",控制高级认知功能,克制不合理的冲动,让人类具有正确表达情绪和动机的理智。

牛刀小试

刘奶奶入住后,有时候会出现拒绝照护人员协助其洗澡、穿衣的情况,还出现不停翻口袋、揉搓衣角的情况。她常常把自己的衣服放在床底下,找不到时就说被照护人员偷走了。在外出散步时,刘奶奶将地上的纸巾捡起带回自己的房间,并放到各个角落,并不允许他人进行清理。

任务:刘奶奶出现了哪些异常行为和精神症状?

必备知识

一、失智症的概念

失智症又称"认知症""老年痴呆症",是指由于神经退行性病变、脑血管病变、感染、外伤、肿瘤、营养代谢障碍等多种原因引起的一种获得性的大脑综合征,其特征是认知功能在两个或两个以上的领域(如记忆、执行功能、注意力、语言、社会认知和判断等)受损,并可伴有人格改变、精神行为症状等,不能归因于正常老化。

二、失智症的分类

1. 阿尔茨海默病(AD)

阿尔茨海默病是最常见的失智症类型,占所有病例的 60% 以上。该病由德国医生阿尔茨海默于 20 世纪初首次发现并报告。目前病因不明,可能与遗传因素、神经递质、免疫因素和环境因素有关。它是一种慢性的、进行性中枢神经系统退行性疾病,主要表现为智能损害及行为情感异常,其中智能损害以记忆障碍、失语、失用、失认、视空间技能及行为执行能力减退为主。

主要症状有迷路,健忘,认知功能减退,情绪不稳,行为改变等,其特点是患病早期就会发生记忆力衰退,对时间、地点和人物的辨析出现障碍,在熟悉的街道上迷路,忘记经常使用的词汇,忘记发生在自己及家人身上的事情。

阿尔茨海默病最常见的早期症状是记忆缺损。但也有 5%~10% 的阿尔茨海默病老年人最先出现的症状并不是记忆问题,这被称为非典型阿尔茨海默病。在早发型阿尔茨海默病(起病在 65 岁以前)人群中,有三分之一可能是非典型阿尔茨海默病。

2. 血管性失智症(VD)

血管性失智症是第二大常见的失智症类型,占所有病例的 20% 左右。是由血管性危险因素或脑血管疾病等引起的、有认知障碍表现的临床综合征。

血管性失智症常表现为急性起病,病程呈波动性和阶梯式的发展,常与反复发作的脑血管疾病相关。常见的症状表现有思维缓慢、注意力不集中、执行功能减退、定向困难,可能伴有步态异常、跌倒、尿频尿急的情况,以及意识和情绪的改变。

3. 路易体失智症(DLB)

路易体失智症是一种以肌肉僵硬、震颤和运动障碍为主要特征的神经退行性疾病,是第三大常见的失智症类型,占所有病例的10%~15%。路易体失智症目前病因不明,但路易小体在皮层神经元的产生、聚集和分布与路易体失智症密切相关。

常见症状有:①注意力、警觉性和意识波动明显。这种波动可能在数天或数周内发生,也可能发生在每一天。②反复发作、形象生动的视幻觉。这些幻觉往往是完整、生动和详细的。有些是良性的,并不可怕;但也有一些幻觉是令人苦恼甚至恐惧的。③有与帕金森病相似的运动障碍。路易体失智老年人肌张力增高,行动缓慢迟钝,行走时拖步、屈身,平衡能力较差,容易跌倒。④快速眼动期睡眠行为障碍。其特征是有生动的梦境、说梦话、睡着时有过度的动作,有可能偶尔踢打同床者。

4. 额颞叶失智症(FTD)

额颞叶失智症主要影响大脑额叶和颞叶区域,导致认知功能的进行性损害。患病早期即表现有人格变化,出现不合常理的行为,如该安静时却一直讲话,语言不流畅,不断重复某个动作,徘徊,反复阅读同一本书,不停地开关房门等。额颞叶型失智症的典型症状有以下几个方面。

① 脱抑制状态:出现不恰当的言行,无视社会礼节,或突然对一些无聊的低级笑话感到有趣。

② 情感淡漠:对任何事情都漠不关心,无法给予正常的情感交流回馈。

③ 缺乏同理心:无视他人的需求及感受,完全无法对他人的处境感同身受,丧失交际能力。

④ 自我强迫行为:最典型的症状为囤积癖好——堆放垃圾或对某类物件有强烈的收集欲望。

⑤ 饮食习惯发生改变:突然间对甜食的欲望增加或暴饮暴食无节制;异食癖,如吞食肥皂、洗洁精等;另外还有一部分老年人对烟酒的需求量大幅度增加。

⑥ 执行功能障碍:无法绘制出简单的图形,语言表达能力受限、命名能力和词义理解能力下降等。

5. LATE 失智症

LATE 失智症,全称为"边缘叶为主的年龄相关性 TDP-43 脑病",它往往影响的是85岁以上的高龄老年人,因此用 LATE(晚年)命名,它是一种神经退行性疾病,发病率随着年龄增长而增加。病理异常多在边缘系统出现,主要影响记忆、思维和社交技能。临床特点为:

① 最初表现为遗忘型认知障碍,逐渐演变为多个认知域损害,并最终影响日常生活能力。

② 情境记忆受损突出,其他认知域和总体认知状态在疾病后期也会受损。

③ 单词延迟回忆严重受损(海马功能),但词语流畅性相对保留(皮层功能)的老年人,需要注意 LATE 病变可能。

④ 同时具有 TDP-43 蛋白病和阿尔茨海默病的神经病理改变(ADNC)的老年人比单纯具有 ADNC 的老年人更容易出现激惹/攻击性行为。

LATE 失智症与阿尔茨海默病的区别有以下几个方面。

① 发病:LATE 失智症多发于85岁及以上老年人群,阿尔茨海默病通常在65岁及以上发病。

② 认知功能损害速度:LATE 失智症比阿尔茨海默病的进展速度慢。

③ 海马体萎缩:LATE 失智症比阿尔茨海默病严重。

④ 精神症状:LATE 失智症可能更容易出现激惹/激进的神经精神症状。

⑤ 遗传性:部分阿尔茨海默病有遗传性,而 LATE 失智症不具有遗传性。

⑥ 重叠:部分老年人可能是既存在 LATE 失智症又存在阿尔茨海默病,如果重叠,疾病进展速度更快。

6. 混合型失智症

具有显著的阿尔茨海默病和另一种类型失智症(最常见的是血管性失智症)的特征,但也有可能出现

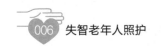

与其他类型失智症的混合特征,如阿尔茨海默病与路易体失智症的混合型等。

7. 乙醇相关性失智症

乙醇相关性失智症的主要病因是长期滥用乙醇导致的神经系统损伤。酒精会影响神经元的正常功能,损害神经元的连接和传导,从而导致认知功能障碍。主要症状表现为记忆力减退,社交能力、计划能力、组织能力和判断力受到损害,平衡能力也受到影响。乙醇引起的认知损害是永久性的,但老年人如果停止饮酒并服用维生素 B,大脑的某些区域也会显示出某些改善。

8. 其他类型失智症

其他类型失智症由帕金森病、尿毒症、脑瘤、贫血、维生素 B_{12} 缺乏、甲状腺功能减退等疾病及酗酒等行为造成,患病人数约占失智症总人数的 10%。一般情况下,帕金森病晚期才会出现失智症症状。

三、失智症的风险因素

1. 受教育程度过低

45 岁以前的受教育程度是影响人们认知水平的重要因素,但大多数人总体认知水平在 20 岁后就达到了稳定状态,而后期是否主动寻求智力活动或再教育,刺激认知水平,会影响老年后的大脑认知状况。因此,如果 65 岁以上的老年人经常参与阅读、玩游戏、打牌等智力类活动,将会明显降低失智症的发病风险。另外,旅行、社交、学习、体育锻炼等也是帮助老年人保持较高认知水平和大脑健康的重要方式。

2. 听力下降

研究表明,听力下降与大脑颞叶中的海马体和内嗅皮层的颞叶体积减小有关,而海马体、内嗅皮层在记忆形成、巩固及情感调节中起关键作用。老年人听力下降时,听觉信息输入减少,大脑接收、处理的感官刺激不足,会影响神经连接与大脑功能,进而增加失智症发生风险。

3. 大脑损伤

大脑的认知中枢主要负责支配认知功能,如果脑外伤引起认知中枢部位发生损伤,会产生认知功能出现异常,从而会导致认知障碍。损伤大脑的海马体,会出现记忆障碍;当脑外伤的位置位于外侧裂周围时,可能引起运动性失语、感觉性失语或者传导性失语;若额叶-皮质下环路受损,可能引起执行功能障碍;优势半球顶叶,特别是角回受损,可能引起计算力障碍。

4. 高血压

持续的高血压对中老年人的大脑健康非常不利,会明显增加中老年人患失智症的风险。而按时服用降压药,将血压控制在正常范围,能有效降低他们患失智症的风险。

5. 缺乏运动

有氧运动、阻抗力量训练,结合一些身心放松训练,能改善人的注意力、处理信息的速度、执行功能以及整体认知能力。每周在一项运动上至少花费 1 小时,且至少坚持 1 年,才能起到改善大脑功能的作用。

6. 糖尿病

糖尿病也会明显增加中老年人患失智症的风险,而且风险会随着糖尿病的持续时间和严重程度而增加,因此,糖尿病老年人将血糖控制在正常范围很重要。

7. 心血管疾病

患有心血管疾病的老年人大脑海马体和大脑总容量有一定的萎缩,认知水平较低。

8. 过量饮酒

过量饮酒会让大脑体积下降,引发大脑萎缩,影响大脑功能。

9. 肥胖

内脏脂肪堆积越多,人的思维能力、学习能力、记忆力以及认知表现也越差。改善肥胖,有助于改善认知功能,预防失智症。

10. 吸烟

吸烟的人患失智症的风险比不吸烟的人高 2 倍,而女性长期在厨房做饭吸入油烟、吸入二手烟等因素,也会引起明显的记忆退化。因此,及时戒烟很有必要,且越早戒烟,越能有效降低吸烟对大脑的危害。

11. 抑郁

患抑郁症的老年人比没有患抑郁症的老年人得失智症的风险高了 1.5 倍,更为严重的是,即使服用抗抑郁药物也没有办法降低患失智症的风险。

12. 缺乏社交

缺乏社交会让老年人情绪低落,语言能力降低。良好的社会交往对人的认知健康具有保护作用,多项研究表明老年人 60 岁左右的社交行为,与他们往后 15 年的低认知风险有关。

四、失智症的核心表现

1. 记忆力下降

记忆力下降是失智症最常见的症状。

(1)早期阶段

主要表现为近期记忆下降,远期记忆几乎保留完好。近期记忆减弱的表现有多方面,如常常丢三落四,放错或丢失东西,刚放下电话就忘记是谁打来的,手里拿着钥匙到处找钥匙,洗完手忘记关水龙头,烧开水忘记关煤气灶,购物忘记付款或多次付款,把钱付了却把买好的东西遗忘在商场里,不能记住新近接触的人或地方的名字,反复说着同样的话或问着同样的问题,凡事需要别人提醒或依赖备忘录等,日常生活受到明显影响。

(2)中期阶段

完全不能学习和回忆新信息(近期记忆力),远期记忆力也受损但未完全丧失。记忆力减退的情况进一步加重,导致日常生活能力显著下降。例如,经常忘记吃过饭、洗过澡,重复问同样的问题,对于辨认人物、认识环境和区分时间等更加困难。

(3)晚期阶段

记忆、思考和沟通问题变得非常严重,几乎无法回忆起任何近期或远期的记忆。记忆严重丧失,忘记身边熟悉的人、事、物,不记得生命中重要的事情,可能不知道自己是谁,日常生活需要全面的照顾和支持。

2. 定向力障碍

定向力指一个人对时间、地点、人物等以及对自身状态的认识能力。对时间、地点、人物等的认识能力称为对周围环境的定向力,对自身状态的认识能力称为自我定向力。失智老年人会表现出时间观念差,分不清目前的年份、月份、季节、日夜,在陌生地方有迷失感,外出会迷路甚至走失。逐渐不认识朋友和家人,在熟悉的环境中也会迷路,甚至在自己家中都会走错或找不到房间。晚期,认不出照片中的自己。

3. 注意力障碍

注意力是指心理活动或意识对一定对象的指向和集中。失智老年人注意力下降的表现有以下几种形式。

① 难以集中注意力。在日常活动时,如看电视、读书,或与人交谈时容易被周围的事物分散注意力,无法长时间专注于一项任务。

② 注意力转移困难。当需要从一项活动转移到另一项活动时,失智老年人往往表现出困难。例如,在吃饭时如果被打断去接电话,之后可能就难以再回到吃饭这件事上,或直接忘记继续吃饭。

③ 注意力持续时间缩短。失智老年人的注意力可能只能持续几分钟甚至更短,而大多数正常成年人的注意力持续时间是 45 分钟左右。

4. 计算力障碍

① 简单计算困难。在进行简单的数学计算时会出现错误,如算不清账、找错零钱等。随着病情的加重,甚至对基本的数字概念都模糊不清,无法进行加减法运算。

② 理财能力的丧失。对金钱的管理和使用能力逐渐下降,可能会忘记自己的银行密码,不懂得如何使用银行卡,甚至把钱随意丢弃或送给他人。

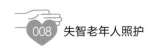

5. 语言障碍

（1）命名困难

失智老年人可能在需要描述物体或人物时遇到命名困难,无法准确说出物体的名称,或者用错误的词汇来代替。

（2）语言流畅度下降

失智老年人可能在说话时出现语言流畅度下降,表现为说话速度减慢、断断续续、语言组织能力下降等。

（3）语法错误

失智老年人在说话时可能出现语法错误,如错误的动词形式、不正确的句子结构等。

（4）语言重复

失智老年人可能会反复说同一句话或同一段话。

（5）理解困难

失智老年人可能难以理解他人的语言,对他人的提问或指示反应迟缓或不准确。

（6）语言意义混淆

失智老年人可能会混淆词语的意义,用错误的词汇或概念来描述事物。

（7）失语

运用语言的能力困难,不能表达自己的观点,无法理解他人的话语;认识物品却说不出物品名称,或者认识某字就是念不出来;有些人不能阅读或书写。失智症晚期,老年人很难用语言进行交流,必须借助肢体语言与他人进行沟通。

6. 判断力下降

判断力是对思维对象是否存在、是否具有某种属性,以及事物之间是否具有一种关系的肯定或否定的能力。失智症早期,老年人就会出现判断力下降,表现为缺乏推理和处理复杂任务的能力,甚至在日常生活中出现衣着违时的现象,如烈日穿厚衣、寒冬披薄衫,不知道根据天气变化增减衣物。有些老年人变得容易上当受骗,随便买一大堆无用的保健品;缺乏危机意识,无法理财。

7. 抽象思维能力下降

抽象思维是人们在认识活动中运用概念、判断、推理等思维形式,对客观现实进行间接的、概括的反映过程。失智症早期,老年人就会出现抽象思维能力的障碍。首先是对数的概念变得模糊,数学计算能力减退,不能进行复杂运算。比如,以前从事会计工作,现在分不清钱款的数额,甚至连两位数以内的加减运算也不能完成。随后逐渐出现思维迟钝、缓慢,不能区分事物的异同,不能进行分析归纳,听不懂他人谈话内容,不能完成或胜任自己熟悉的工作,最后完全丧失生活能力。

8. 执行功能障碍

失智症早期表现为难以完成熟悉的工作。比如,不知道穿衣顺序、忘记做饭的步骤、不能打理退休金等。随着病程发展,最基本的日常生活能力也出现问题,穿衣、洗澡、吃饭、大小便都需要他人不同程度的帮助,晚期则完全依赖别人的照护。

9. 失认

（1）视觉失认

① 物体失认。失智老年人无法识别或命名熟悉的物体。比如:看到日常用品却无法叫出其名称或描述其用途;即使物品就在眼前,也可能无法找到它;不知道如何使用熟悉的物品,如无法正确使用餐具。

② 面容失认。失智老年人无法识别熟悉的面孔。比如:无法辨认出配偶、子女或亲朋好友的面孔;可能会将一个人物误认为是另一个相似的人物。

③ 颜色失认。失智老年人无法正确识别颜色。比如:无法区分特定的颜色,如红色和绿色;将一种颜色错误地命名为另一种颜色。

（2）听觉失认

失智老年人听力正常,但不能正确区分声音和音调,如不能区分日常熟悉的鸟鸣、狗叫、闹铃声等。

（3）触觉失认

失智老年人闭目,用手触摸物体,不能识别其形状和材质,如金属、布、棉花等,但睁眼看到或耳朵听到物体发出的声音就能识别。

10. 失用

在运动、感觉、反射均无异常的情况下,失智老年人无法完成以前某些熟练使用的动作。

（1）运动性失用

① 意念运动性失用。失智老年人不能按指令完成或模仿一项熟悉的动作,如举手、刷牙等。

② 肢体运动性失用。失智老年人无法自己做刷牙、打打火机、扣纽扣、用钥匙开门等动作或动作笨拙。

（2）结构性失用

① 穿衣失用。失智老年人辨别不清衣服的上下、前后及里外,不能完成穿衣动作。

② 口颜面失用。失智老年人不能按语言命令和指令进行模仿口面部的习惯动作,如伸舌、咳嗽、眨眼等。

五、失智症异常行为和精神症状

失智症异常行为和精神症状（Behavioral and Psychological Symptoms of Dementia,BPSD）包括徘徊,藏东西,储存物品、收破烂等。

1. 徘徊

在家中或其他环境中无目的地来回走动或反复于相同的路径或区域徘徊,失智老年人可能会迷路,无法回到家中或熟悉的地点,可能会走到陌生或危险的地方。

2. 藏东西

表现为把自己认为重要的物品（钱、存折、首饰、钥匙等）藏匿在不易被发现的地方,如衣柜深处、床底、沙发垫下、壁橱、冰箱等,事后自己找不到,甚至怀疑东西被别人偷走了,从而不断换藏东西的地方,与怀疑东西被偷形成恶性循环。

3. 储存物品、收破烂

表现为把没有使用价值或储存价值的物品（用过的塑料袋、树叶、剩饭、用过的手纸等）收集起来,或从外面把垃圾捡回家,塞到房间的各个角落,不允许扔掉。经常把房间搞得杂乱不堪,甚至因物品腐烂出现各种异味,或反复地将物品从一个地方移到另一个地方。

4. 翻弄物品

表现为不停地翻弄抽屉或柜子里的物品,把家具搬来搬去,到公共区域或他人房间翻弄或拿走不属

视频

于自己的东西。把物品放到不恰当的地方,如把熨斗放到冰箱里,把饭盆放在马桶的水箱里等。

5. 坐立不安

失智老年人频繁转动或改变姿势,来回摆动手臂、踢腿或踱步;不断寻找或观察周围的环境,无法集中注意力或放松下来;不断移动周围的物品,如调整桌上的物品、整理纸张等,表现出不安的行为;坐立不安的行为可能会延伸到睡眠问题,老年人可能无法入睡或保持安静的睡眠状态;坐立不安的行为有时也可能伴随情绪波动,老年人可能情绪不稳定或易激动。

视频

6. 重复无目的动作

在没有明确目的或需求的情况下,反复进行同一项或多项动作,如反复开关门、整理物品、拍手、踱步、不停翻口袋、揉搓衣角、吸吮手指、咀嚼、磨牙、摇晃双腿、反复穿脱鞋子、在空中抓东西等。

7. 反复问或说同一件事

(1)重复性提问

失智老年人可能会反复问同一个问题,即使已经得到答案,他们可能会忘记或无法记住之前的交流内容。

(2)重复性陈述

失智老年人可能会反复说同一件事情,不断重复相同的话语或故事,这可能是记忆问题或认知功能受损导致的。

8. 骂人

(1)粗言秽语

使用不礼貌、粗鲁甚至侮辱性的语言来攻击他人,这些语言可能直接针对照护者、家人或其他与之接触的人。

(2)无端指责

无根据地指责他人,认为他人有错或对自己不利,从而引发骂人的行为。

(3)重复咒骂

反复使用同样的咒骂词语或句子,即使这些言语并没有实质性的意义或目的。虽然有时骂人看上去是毫无理由的,但从失智老年人的角度去看,可能存在一些潜在的原因,如身体不适(如疼痛、瘙痒、尿急等),或突然的环境变化(如新的照护者、陌生的环境或日常习惯的改变等),或某些情绪刺激(如争吵、冲突或压力等)。

9. 攻击行为

(1)言语攻击

失智老年人可能会使用侮辱性、威胁性或挑衅性话语来攻击他人,这可能是因为他们感到困惑、愤怒或沮丧。

(2)肢体攻击

肢体攻击行为包括推搡、打人、咬人、抓挠以及使用物品进行攻击等,这可能是因为失智老年人感受到威胁或无法控制情绪。

(3)破坏性行为

失智老年人可能会故意破坏物品、家具或环境,这种行为可能是因为他们感到沮丧、愤怒或无助。

(4)情绪爆发

攻击行为可能伴随情绪爆发,老年人可能突然情绪失控,表现出愤怒、暴力或敌意行为。

10. 性异常行为

表现为说与性有关的脏话、在公共场所暴露性器官或脱衣服、不适宜地触摸他人等,这些行为虽然相对少见,却让照护人员很尴尬。

11. 拒绝照护

（1）拒绝基本生活照护

失智老年人可能拒绝接受生活照护,包括洗澡、穿衣、进食、如厕等,可能是因为他们感到失去自主权或独立性。

（2）抗拒药物治疗

一些失智老年人可能会拒绝服用药物或接受治疗,可能是由于对药物的恐惧、记忆问题或认知功能受损导致的。

（3）拒绝照护人员的接触

失智老年人可能不愿与照护人员或家人有身体或情感上的接触,可能是因为他们感到不安、缺乏对他人的信任,也可能是失智症导致他们对陌生人(熟悉的人也会被当成陌生人)产生强烈的抵触情绪。

（4）拒绝接受医疗检查

失智老年人可能会拒绝接受医疗检查或进行必要的治疗,可能是由于对医疗程序的恐惧或不理解。

（5）否认疾病

一些失智老年人可能否认自己患有失智症或其他健康问题,拒绝接受照护或治疗,可能是自我保护机制或认知功能受损导致的。

12. 抱怨、不断地要求帮助

表现为发牢骚,抱怨家人或照护人员对他照顾不周;有些失智老年人不断地要求照护人员替他做自己能做的事,如果得不到及时的帮助,就抱怨没人管他,甚至去投诉照护人员,导致一些不必要的纠纷。

13. 大声喊叫、敲打床栏

表现为大声喊叫或尖叫、发出奇怪的声音(如奇怪的笑声或哭声),不停地敲打床栏等,尤其在晚期卧床不起的失智老年人中较为多见。

14. 日落综合征

日落综合征又称"黄昏综合征"或"日落现象",指在下午到晚上(大约下午 15:00 到晚上 23:00),失智老年人出现的情绪紊乱、焦虑、亢奋和方向感消失。表现为早上和上午头脑清醒,情绪稳定或嗜睡,但到了下午近黄昏时,则出现精神行为异常、激动不安,持续时间为几个小时或者整个晚上。日落综合征的主要症状包括以下几个方面。

（1）情绪紊乱

失智老年人可能变得暴躁、易怒,情绪不稳定。

（2）焦虑

失智老年人表现出明显的焦虑情绪,如坐立不安、紧张等。

（3）亢奋

部分失智老年人可能表现出亢奋状态,如过度活动、话语增多等。

（4）方向感消失

失智老年人可能分不清方向,容易迷路或走失。

15. 精神症状

失智老年人常表现出多种精神症状。在幻觉方面,以视觉和听觉幻觉最为常见,他们可能会看到不存在的事物或听到莫名的声音。妄想类型多样,如:被害妄想,毫无根据地坚信有人要伤害自己;被偷妄想,因记忆力减退而误以为物品失窃。此外,错认现象也较为普遍,包括认错亲人、混淆所处地点与时间等。

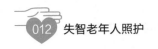

六、情绪心理的变化

1. 情绪波动

失智老年人因为认知障碍,在失智症早期就会出现情绪波动。有些表现为抑郁,很容易被误诊为抑郁症;有些变得紧张、敏感,因为一点小事坐立不安,惶惶不可终日;有些喜怒无常,不知何故大发雷霆或哭闹不安。

2. 情感淡漠

表现为情感活动减退,缺乏内心情感体验,表情呆板,话少,对周围发生的事情无动于衷,失去做事的主动性和兴趣,人际关系淡漠,严重时不进食,嗜睡。由于情感淡漠通常不会影响到他人,很容易被照护人员忽视。

3. 焦虑与恐惧

表现为对一些小事过度担心,如担心自己会迷路,忘记关门,常伴有心慌、出汗、呼吸急促等身体症状;或对周围环境或特定事物产生莫名的恐惧,如害怕黑暗、乘坐电梯等,可能会因此拒绝进入某些场所或参与某些活动。

4. 抑郁

表现为情绪持续的低落,对以前感兴趣的事情提不起劲;或自我评价降低,常自责自罪,认为自己拖累了家人,甚至产生消极的自杀念头或行为。

5. 欣快与兴奋

表现为有时会出现与现实情境不符的过度愉悦和兴奋情绪,无缘无故的大笑、手舞足蹈,自我感觉良好;或表现出多动、多语的状态,不停地说话、走动,精力似乎异常充沛,但这种兴奋状态往往难以持久。

6. 易激惹

表现为稍有不如意就容易发脾气,对照护人员的照护行为挑剔、指责,甚至出现攻击性的语言和行为,如骂人、摔东西;也可能因认知障碍导致的挫败感而变得易怒,如在尝试完成一项简单任务失败后就会情绪失控。

📖 拓展训练

姓名:冯奶奶

性别:女

年龄:65 岁

文化程度:大学本科

婚姻状态:未婚

籍贯:浙江杭州

喜欢的称呼:冯老师、真真

退休前职业:大学老师、图书管理员

家庭状况:与母亲同住,母亲为大学教授;父亲为考古学家,父亲已逝

童年经历:在她童年时期,她的父亲经常在外考察

小时候居住地:杭州

个人重要经历:她认为是她造成父亲的投湖,一直背负着对她父亲的愧疚

兴趣爱好:读书、做义工(养老院、街道)

个人卫生偏好:有洁癖(频繁洗手、坐公交戴手套等)

饮食偏好:素食,清淡,酸一点的食物

认知症类型:阿尔茨海默病

用药史:盐酸多奈哌齐片,盐酸美金刚片

任务:课后观看《妈妈!》(杨荔钠导演)这部影片,请分析:

(1) 主人公冯老师患有阿尔茨海默病的风险因素有哪些?

(2) 请写出影片中冯老师的核心症状,并对每一症状进行具体描述。

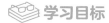 **练一练**

扫码进行在线测验。

任务 2 失智老年人照护理念

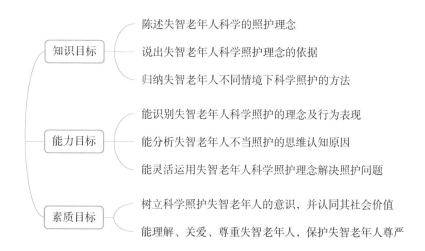

📖 **情境任务**

张奶奶,入住某认知症照护中心 1 年。上午 10:00 张奶奶在公共活动区域参加小组填色活动,活动过程中,一位参加活动的老人突然捂着口鼻说:"怎么有股味道啊?"旁边的护理员小李站起来说:"张奶奶,是您尿裤子了吧? 您怎么不说呀? 您尿湿裤子了,快跟我去换!"张奶奶脸通红,着急地说:"不! 不去! 没——没——尿!"

照护组长金立(化名)听到活动场所声音,走过来询问小李情况,并接手处理。她说:"张奶奶,您的画涂色涂得真好呀!"说边说边竖起大拇指,"我好喜欢呀! 能送给我吗?"张奶奶平静下来,说:"嗯,好。"金立接着说:"谢谢奶奶! 您看 您的画颜色已经涂好了,现在要准备吃中餐了,我们一起去卫生间洗手,好吗?"张奶奶点头答应了。

问题:

1. 张奶奶尿湿裤子,护理员小李的应对中可能存在哪些问题?

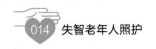

2. 张奶奶为什么接受并配合照护组长金立的处理方式?

健康档案

表1-4 张奶奶健康档案

基本信息			
姓名	张奶奶	性别	女
出生年月	1945 年 9 月	文化程度	小学
身高/体重	155 cm/48 kg	入住机构时间	1 年
婚姻状况	丧偶	曾经的职业	农民
经济来源	有点积蓄、儿子支持	家庭成员	1 个儿子、1 个女儿
性格特点	待人热情	家属探视频率	每周 1 次
最自豪的事情	把儿女培养成大学生		
个人不愿提及事件	老是尿裤子		
其他	无特殊		
兴趣爱好	无特殊,愿意参加集体活动		
疾病史和服药情况			
疾病史	失智症、2 型糖尿病、高血压、冠心病、心绞痛		
服药情况	丙戊酸镁片、盐酸二甲双胍缓释片、苯磺酸氨氯地平片、利伐沙班片		
日常生活			
饮食	软烂饮食,可自行进食		
排泄	大小便不能自控,找不到卫生间,需提醒、协助		
洗澡	需协助,不爱洗澡		
睡眠	晚上经常难以入睡,在外游走		
失智症核心症状			
核心症状	(1) 记忆力下降:经常忘记自己吃过饭,或刚说过的话 (2) 定向力下降:找不到自己的房间或卫生间 (3) 语言能力下降:只能理解简单言语,进行简单交流,语言不连贯 (4) 执行能力下降:不能自行洗澡、如厕 (5) 失认:不认识照护人员,只认识儿女		
失智症异常行为和精神症状(BPSD)			
异常行为和精神症状	(1) 会拿他人物品 (2) 爱储存物品 (3) 经常睡在别人床位上 (4) 经常游走		

任务实施

一、了解和评估照护情形

张奶奶尿裤子,护理员小李与张奶奶沟通无效,张奶奶否认自己尿裤子,还很生气,抗拒小李提出的更换裤子的建议。护理员小李说的是实情,张奶奶确实发生了尿裤子的状况。而护理组长金立跟张奶奶短暂沟通,过程中根本没有提及奶奶尿裤子的事,但张奶奶非常配合,就一起去了卫生间。

在张奶奶发生尿裤子行为事件中,护理员小李和照护组长金立采取了不同的应对措施,结果大相径庭。从上述情境中的不同照护结果可以看出,照护目标是否达成,其根源在于照护人员是否真正秉持科学的照护理念,以及该理念是否得到了切实有效的运用。

失智症老年人由于认知功能障碍,日常生活受到严重困扰。他们常常害怕找不到熟悉的地方,记不起身边人的面容与身份,对社交互动充满恐惧。在日常生活中,他们失去了许多自由,不断遭遇各种挫折,甚至连基本的自我控制能力也逐渐丧失。这些困扰让他们感到不安和焦虑,没有自信,痛苦难以倾诉,只能掩饰脆弱。

对于照护者而言,首先要做的就是接纳老人的失智状态。必须站在老人的视角,将失智视为他们当前正常的生活状态去理解,而不是一味地纠正或指责因失智而产生的问题行为。在照顾失智老年人的过程中,绝不能仅从照护者的角度去看待问题,而要学会换位思考,真正站在失智老年人的立场上思考问题。

只有在充分尊重与关爱他们的基础上实施各项照护措施,照护者才能与他们进行有效沟通,进而建立起信任关系。否则,沟通将陷入僵局,信任关系难以建立,更无法实现有效的照护。

二、照护行为的分析

在不同的照护视角下,照护行为背后的逻辑各有差异。对两位照护人员的照护行为分析结果详见表1-5。

表1-5　两位照护人员照护行为的分析

照护理念	照护行为	照护行为背后的逻辑
从照护者角度出发	护理员小李: "张奶奶,是您尿裤子了吧?您怎么不说呀?" "您尿湿裤子了,快跟我去换!"	(1) 直接指出张奶奶尿裤子并质问,易引发张奶奶的情绪应激反应,未充分考虑到言语对其情绪的刺激性 (2) 未能充分考虑到张奶奶的心理,也未意识到该行为可能对其自尊心造成损害 (3) 未考虑到张奶奶虽患失智症,认知能力有所减退,但依然保留对尿裤子这类尴尬行为的羞耻感,当众指出,使其难以接受
从失智老年人角度出发	照护组长金立: "张奶奶,您的画涂色涂得真好呀!"边说边竖起大拇指,"我好喜欢呀!能送给我吗?" "谢谢奶奶!您看您的画颜色已经涂好了,现在要准备吃中餐了,我们一起去卫生间洗手,好吗?"	(1) 赞美张奶奶,转移注意力,安抚其情绪,获得她的信任和认同 (2) 避免提及尿裤子的尴尬情况,保护了张奶奶的自尊心,维护其心理感受 (3) 言语、态度、行为上都非常尊重张奶奶 (4) 熟悉张奶奶个人情况,理解她的应激性反应,能以包容态度回应 (5) 结合时间和空间的具体情况灵活应对,顺应日常生活规律

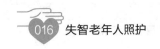

三、案例中的照护理念

1. 以人为本的照护理念

失智老年人首先是独立的个体,拥有独特的人生经历、情感需求和个性特点。有失智症的那个人远比失智症更重要,照护人员要将他们视为有思想、有情感的人,而非仅仅是疾病的载体。金立在处理张奶奶的问题时,充分尊重她的意愿和选择,没有强迫她去更换裤子,而是以一种自然、委婉的方式引导她解决问题。这种以人为本的照护理念,有助于建立良好的照护关系,提升照护效果。

2. 保护失智老年人的尊严

失智老年人虽然认知能力下降,但尊严感并未消失。护理员小李直接指出张奶奶尿裤子的行为,让张奶奶感到难堪,脸通红且着急否认。照护组长金立则巧妙地避开尴尬话题,通过夸赞张奶奶的画作,转移注意力,维护了她的尊严。这体现出在照护过程中,照护人员要时刻留意张奶奶的感受,避免因言语和行为不当而伤害她的自尊心。

3. 关注失智老年人的情感变化

失智老年人情感敏感且脆弱,照护人员需敏锐察觉他们的情绪波动并及时安抚。张奶奶在被小李指出尿裤子后情绪激动,金立用温和的语言夸赞张奶奶的画作,让她平静下来。之后,金立又以准备吃中餐为由,引导张奶奶去卫生间洗手,顺利解决了问题。这表明照护人员要根据张奶奶的情绪变化,采取恰当的沟通方式和处理方法,营造轻松、舒适的照护环境。

4. 尊重失智老年人的价值与需求

失智老年人同普通成人一样,拥有自身的价值与需求,照护时需要充分考量。在小组填色活动中,张奶奶积极参与,这表明她拥有丰富的精神文化需求,渴望融入集体活动并展现自我价值。照护人员应重视并满足此类需求,为张奶奶创造更多参与活动的机会,丰富她的日常生活。

四、评价效果

在情境中,护理员小李仅从自身(即照护者)的角度出发,依据张奶奶的外在行为表现和行为事实进行照护工作,结果未能实现有效照护。相比之下,照护组长金立则坚持以失智老年人为本的理念,从张奶奶的心理需求出发,给予其充分尊重,最终成功解决了问题。

这充分说明,照护失智老年人不仅需要专业知识,更离不开科学照护理念的指引。即便是看似简单的日常生活照料环节,实际上蕴含着失智老年人照护的底层逻辑和关键方法论。

🏠 牛刀小试

下午14:00,护理员小李查房,发现张奶奶蹲在卧室里一角,地上有一摊水迹。小李走近查看,张奶奶在用手指涂画水迹。

小李:"奶奶您醒啦! 怎么蹲在地上呀?"

老人低着头说:"我……涂……画……"

小李:"啊,奶奶,这是什么? 是尿呀? 您怎么这样呀?!"

小李:"奶奶地上是您的尿! 快别玩了,脏死啦!"

张奶奶低着头说:"我涂画!"

小李扯老人起来,扯不动。

小李通过呼叫器:"金组长你快来帮我一下。"

照护组长金立进来,面带笑容,蹲下,跟张奶奶说话。

金立："奶奶，您在涂画呀！"

张奶奶："嗯 。"

金立："奶奶一个人不好玩！他们在外面涂画，我们洗个手一起出去涂，好不好?"

张奶奶："好。"

金立："好，那我扶着您站起来。"

任务：请说明两位护理员在处理中体现的照护理念有何不同。

必备知识

一、照护理念的概念

照护理念是指在提供照护服务时所遵循的基本思想、基本原则和价值观。它指导照护人员如何理解和实施照护工作，确保服务的质量和效果。照护理念是指导照护实践的灵魂，它不仅影响照护人员的工作方式和服务质量，还对服务对象的身心健康和生活质量产生深远的影响。

科学的照护理念是指在提供照护服务时，遵循一系列基于证据和最佳实践的原则和方法，以确保服务对象的安全、舒适和健康。科学的照护理念强调通过综合考虑服务对象的多方面需求，提供安全、有效和人性化的照护服务，以提高服务对象的生活质量。

二、失智老年人的科学照护理念/理论

1. 基于"本人世界"的照护理念

失智症的"本人世界"即从失智老年人的主观体验、感知和行为出发，去理解其所处的内在世界。失智老年人感受到的困惑、不安、焦虑或孤独这些情绪和体验，源自认知能力的下降，他们可能对现实产生错误的感知，但这些感受是真实且深刻的。由于认知功能的变化，失智老年人可能无法准确理解或适应周围环境，进而产生错误的判断或不当的行为。但失智老年人的这些行为表现往往是其表达未满足需求或尝试应对困境的一种方式，如：歇斯底里、攻击行为是表达不安全感；游走、落日综合征可能是寻找熟悉的环境。每位失智老年人都有其独特的应对方式，从"本人世界"的视角看，这些行为并非单纯的问题，而是失智老年人试图维持内心稳定或解决困难的努力。理解失智老年人如何感知、解释外界和应对世界，可以帮助照护者调整与失智老年人的互动方式，可以设计更贴合其感受的照护方式。因此，在照护实践中，照护者需要从理解失智老年人的主观体验，了解失智老年人对外界的感知，再基于失智老年人行为背后意图的剖析，以及行为受到其情感状态和社会关系影响的判断，观察失智老年人的行为与情绪，识别潜在的需求，制定个性化的应对策略。避免将失智老年人的行为单纯视为"问题"，而是尝试寻找行为背后的原因，从而与失智老年人建立更和谐的关系；同时，承认失智老年人的行为有其理由和意义，而不是简单归因于疾病，这有助于维护失智老年人的尊严。

了解失智老年人生活，真正理解失智老年人各种表现的根本原因，才能制定个性化照护方案，才能实施定制化照护措施。

2. 整合照护理论

强调以失智老年人的需求为导向，整合正式照护资源（如养老机构、医疗机构、专业护理人员）与非正式照护资源（如家庭成员、社区支持）。这种模式不仅关注失智老年人的生理健康，还重视其心理、社会和精神需求。其核心理念是通过跨专业的合作，提供全面、连续的照护服务，以满足失智老年人的多方面需求。由医生、护士、社工、心理咨询师等多学科成员组成的跨专业团队共同参与失智老年人的评估和照护计划制定。例如，通过综合评估失智老年人的认知功能、精神行为症状、日常生活能力等，制定个性化的

照护方案。通过这种整合照护模式,可以有效提高失智老年人的生活质量,减轻家庭和社会的照护负担。

3. 自立支援理论

由日本失智症研究专家竹内孝仁在 20 世纪 80 年代提出。该理论的核心在于通过适当的支援和护理,帮助失智老年人最大限度地发挥其潜在能力,维持或提高其自立生活的能力。例如,广东越秀银幸养老社区基于"自立支援"照护理念,通过发现并发挥失智老年人残存功能,以维持其习惯的生活方式为目的,以进食、饮水、运动、排便、睡眠五项护理基础为根基,对失智老年人进行深度观察并积极干预,以达到身体自立、精神自立、社会角色自立的综合护理系统的平衡。

4. 环境友好理论

充分考虑失智老年人在感知、认知、记忆、行动等方面的特点,通过优化物理空间和社会环境,如服务设施、社会支持等,营造安全舒适、导向清晰且有助于社交的支持性环境。通过设计和优化环境,能够有效支持失智老年人的感知、认知、记忆和行动能力,从而提高他们的生活质量。失智症友好环境能够帮助患者更好地适应生活环境,延缓认知功能的衰退,并提高其整体生活质量。例如,根据失智老年人的特点,全面识别空间布局、设施设备、人员配备及服务过程中的风险因素,采取有效措施加以控制,保障失智老年人的安全。

2012 年世界卫生组织联合阿尔茨海默病协会发表题为《认知症:公共卫生的优先事项》报告并提出"为认知障碍者创建友好社区"的概念。2019 年起,上海在全国率先开展老年认知障碍友好社区建设试点,深入社区防治"最后一公里",打造认知障碍闭环式服务网络,取得了良好成效。英国卫生部发布《认知症友好化的医疗和社会福利设施的设计指南》,进一步细化了环境设计的原则和应用。我国《养老机构认知障碍友好环境设置导则》(GB/T 44714 - 2024)为养老机构提供了标准化的环境设置指南,适用于失智症照护单元和一般养老机构。

5. 压力应对理论

失智老年人专业照护者、家庭照护者在长期照护中面临情感负担、身体负荷、经济支出、社会支持不足等多重压力,失智老年人照护者常常感到孤独、焦虑和抑郁,因为失智老年人的病情变化和行为问题会给他们带来极大的情感负担;长时间的照护工作会导致照护者身体疲劳和健康问题,如失眠、慢性疾病等;失智老年人的医疗费用和照护费用高昂,照护者可能因放弃工作或减少收入而面临经济困难;缺乏足够的社会和专业支持资源,使失智老年人照护者感到孤立无援,特别是家庭照护者。探讨压力应对策略,能够减轻照护者的心理和事务负担。

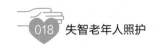

信养之家照护茶坊

某康养机构开设的信养之家照护茶坊并非实体茶馆,而是专门为失智症老年人家属及照护者提供一个互相支持陪伴的社交场所,共同探讨照护过程中的各类难题,寻求解决办法,缓解失智症照护中的压力。

三、失智老年人日常照护原则

1. 保持日常生活的自我控制感

让失智老年人能控制自我生活的节奏,感受熟悉的生活气息,这样才有日常生活的正常感、生命的尊严感。根据失智程度提供个性化照护:失智老年人能做到的事,就让他们自己做;有困难做到的事,就提供物质、环境上的支持,协助失智老年人做;有能力做但不知道怎么做的,就指导督促失智老年人完成;完全不能做到的事,就帮助失智老年人完成。绝对不能替代完成所有事情,这样只会让失智老年人病情发展更快,失能、失智得更彻底,出现生理机能上的"不用则废""废用性萎缩"。所以,在照护过程中要尽可能地发挥失智老年人现存的功能,不能"替代护理"。

此外,深入了解失智老年人的身体和认知能力,尽量交给他们能力范围内的事情,不要让失智症老年人完成超过能力范围的事,避免给他们带来更加沮丧的感受。在能力可及范围内,尽量创造条件让失智老年人自己完成需要做的事,过度的关心和照顾,往往会让失智老年人失去宝贵的锻炼生活能力的机会,而更加快速地失去认知或自我照顾能力。在失智老年人可能承受的范围内,给他们安排简单的自我照顾任务,如帮助做饭、洗衣服、准备餐具等,都可以帮助他们维持生活能力。当失智老年人遇到挫折时,不要责备或单纯的怜悯,而是应该帮助他,并安慰告诉他这很正常。

2. 简化日常生活,简化环境

失智老年人无法完成比较复杂的任务和指令。在日常生活中,不妨将指令简单化,比如,询问失智老年人想吃什么,会让其陷入难题中。而询问失智老年人中午吃粥好不好,会让他们更容易完成和处理,给予答案。将一项任务分解为多个步骤,每次说明和完成一个步骤;简化任务要求,简化任务步骤,通过设施和用具,降低任务的难度。比如,使用拉链代替系扣子,用勺子代替筷子等。使用温和的语气,每一步都向失智老年人解释要做什么,鼓励失智老年人参与,过程中不催促失智老年人,多鼓励。与失智老年人沟通的时候,语言和指令要尽可能简单,尤其尽量使用肯定句而不是否定句或疑问句。比如,失智老年人在房间大小便,是非常让照护者或家属苦恼的情况,但责备他们没有用,因为他们无法理解。正确的做法是提前观察失智老年人是否有坐立不安、手扯裤头、躲在角落里等排泄征兆,及时引导其至卫生间。

照护环境采用简单明了的布局,以"家文化"为中心,实施最熟悉的"家环境"设计,空间格局应易于识别、强化认知,可采用小规模的单元、开放式的布局,如一字形、L形、C形、环形等交通动线简单、没有岔路口的平面形式,并尽可能缩短走廊长度,减少长走廊带来的迷失感。例如,将卧室、卫生间、起居室等功能区域进行合理划分,让失智老年人在多个角度都能清晰地看到各个空间,更容易找到想去的地方。

3. 协助失智老年人及其家庭重塑生活方式

照护者最重要的工作就是为失智老年人及其家庭营造安全环境、协助保持规律生活、建立爱与陪伴关系。注意协助监管好家庭中的药品、电源、刀具、玻璃、绳子、铁棒等危险物品,防止发生意外。同时,可为失智老年人配备智能手环、智能床垫等设备,链接社区守护平台和智能报警系统,确保安全。为失智老年人制定规律的作息时间,包括定时起床、吃饭、活动和睡觉等,帮助他们建立稳定的生物钟,减少焦虑和困惑。多开展家庭活动,创造机会让失智老年人与家人一起进餐、聊天、外出散步、购物、做简单的家务等,增强家庭成员之间的互动和情感联系。还可一起翻看和谈论老照片、听唱老歌曲、看老电影、谈论往事等,激发老年人对过去美好时光的回忆,保持他们内心深处的价值感和归属感。

📖 拓展训练

李老师,女,82岁,退休前职业为教师,入住养老机构1年。白天睡觉多,爱好写毛笔字。晚上经常起床在过道游走、徘徊,曾走失2次。傍晚时分经常闹着要"回家",不管护理员如何劝说,坚持要开门出去,否则就情绪激动、大喊大叫。

任务:分组讨论如何应用科学照护理念、照护原则为李老师解决问题。

📝 练一练

扫码进行在线测验。

项目二
失智老年人评估

任务 1　失智老年人神经精神症状评估

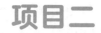 **学习目标**

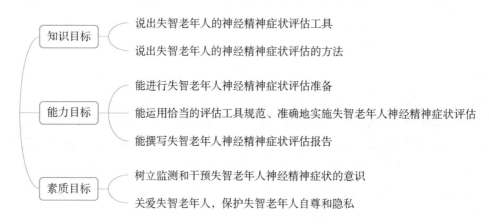

知识目标
- 说出失智老年人的神经精神症状评估工具
- 说出失智老年人的神经精神症状评估的方法

能力目标
- 能进行失智老年人神经精神症状评估准备
- 能运用恰当的评估工具规范、准确地实施失智老年人神经精神症状评估
- 能撰写失智老年人神经精神症状评估报告

素质目标
- 树立监测和干预失智老年人神经精神症状的意识
- 关爱失智老年人，保护失智老年人自尊和隐私

情境任务

谢爷爷于3年前开始出现健忘现象，早上起床忘记刷牙，刚吃了饭就忘记已经吃过饭这件事，谢爷爷被带去医院检查，诊断为轻度失智症。近半年来，谢爷爷不怎么说话，但叫他名字会有反应。经常在走廊里面游荡，看到安全通道的亮光，会去踢它。有时候也会随地小便。为寻求专业照护，家属今日将谢爷爷送至养老机构照护，机构工作人员在为爷爷进行了日常生活活动能力（ADL）、简易精神状态检查量表（MMSE）等评估后，为了深入了解谢爷爷的状况，机构的评估员小赵和小张需要对他进行神经精神症状评估。

任务：

请为谢爷爷进行神经精神症状评估。

健康档案

表 2-1　谢爷爷健康档案

基本信息			
姓名	谢爷爷	性别	男
出生年月	1951 年 9 月	文化程度	高中
身高/体重	174 cm/75 kg	入住机构时间	刚入住

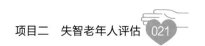

（续表）

婚姻状况	丧偶	退休前职业	军人,退役后为司机
经济来源	退休金	家庭成员	1个儿子,1个女儿
性格特点	性格外向,喜欢与人交流,乐于助人	家属探望频率	—
最自豪的事情	会开大卡车		
个人不愿提及事件	儿子在外地工作忙,很少回家看望		
其他	爱运动		
兴趣爱好	打篮球		
疾病史和服药情况			
疾病史	失智症		
服药情况	盐酸多奈哌齐片、奥氮平片		
日常生活			
饮食	普食,进食需督促,经常吃饭时游走		
排泄	需要引导至卫生间		
洗澡	可自行洗澡		
睡眠	易惊醒,经常起来游走		
失智症核心症状			
核心症状	(1) 记忆力下降:经常忘记刚做过事或说过的话 (2) 定向力障碍:找不到厕所、自己的房间 (3) 语言障碍:不怎么说话,叫名字会有反应 (4) 失认:不认识照护人员和镜子中的自己 (5) 执行功能障碍:不能独自完成部分日常生活 (6) 注意力下降:经常吃饭时起身游走,需督促		
失智症异常行为和精神症状(BPSD)			
异常行为和精神症状	(1) 夜间易惊醒,经常在走廊里面游荡 (2) 看到安全通道的亮光,会去踢它 (3) 有时候会随地小便 (4) 有时易激惹,有攻击行为;有时会焦虑 (5) 有时会有妄想,觉得有人要害他		
风险评估			
简易精神状态检查量表(MMSE)	重度认知障碍		
日常生活活动能力(ADL)	中度生活自理能力受损		
跌倒评估表	中危跌倒风险		
走失评估表	高危走失风险		

任务实施

一、评估准备

为谢爷爷进行神经精神症状评估准备见表 2-2。

表 2-2 评估准备过程表

步骤	内容（话术示例）
资料准备	（1）熟悉谢爷爷的基本信息资料，日常生活活动能力（ADL）、简易精神状态检查量表（MMSE）、评估资料，病历，体检报告，沟通交流情况，喜好等 （2）准备神经精神症状问卷（NPI）1 份
用具准备	评估桌椅、纸笔等
环境准备	空气清新，温湿度适宜，光线明亮，安静整洁，保护隐私，根据谢爷爷的喜好布置个性化环境（如准备老人喜爱的颜色、物件、绿植、音乐等）
人员准备	评估人员小赵和小张：专业着装、洗净双手，佩戴评估员证件 谢爷爷：取舒适体位，无其他需要 谢爷爷家属（女儿）：愿意配合评估，了解谢爷爷情况
评估前沟通	（1）评估人员自我介绍：评估前，应先向谢爷爷及其家属进行自我介绍，并通过友好的沟通方式与老人建立良好的关系。话术如下 对老年人：谢爷爷，您好！我们是您女儿的朋友，今天和您女儿一起来陪陪您，待会儿您如果有需要可以随时和我们说 对家属：谢女士，您好！我们是评估员小赵和小张，这是我们的工作证 （2）向家属介绍评估内容、时间、评估目的、需要家属配合的事项，强调保护老人隐私，征求家属的同意。话术如下 谢女士，您之前向我们提到您父亲在家中有一些异常行为，让您感到困惑、疲惫、难以应对。为了给爷爷提供专业的照护，我们现在需要运用一个专业问卷对谢爷爷的神经精神症状进行细致、全面的评估，请您如实告知我们爷爷的具体情况。时间大约是 20 分钟。您放心，我们会对爷爷的情况进行保密

二、评估实施

为谢爷爷实施神经精神症状评估实施过程见表 2-3。

表 2-3 评估实施过程表

步骤	内 容
沟通观察	通过观察谢爷爷的行为表现以及与家属沟通交流，了解谢爷爷的状况
激越行为评估	指导谢爷爷家属了解问卷中的内容，对照问卷中的内容评估谢爷爷近 4 周内的神经精神症状，并对照分值表进行评分。话术如：谢女士，现在我们为您介绍一下问卷中的内容，请您逐项介绍爷爷的情况，我们会根据爷爷的表现来逐项打分 评估人员小赵和小张根据谢爷爷神经精神症状出现的频率、严重程度以及引起照料者苦恼程度进行打分 1. 频率的分级 分为 1～4 级，具体为：1 分＝偶尔，少于每周 1 次；2 分＝经常，大约每周 1 次；3 分＝频繁，每周几次但少于每天 1 次；4 分＝十分频繁，每天 1 次或更多或持续

（续表）

步骤	内 容
	2. 严重程度分级 分为1～3级,具体为:1分=轻度,可以察觉但不明显;2分=中度,明显但不十分突出;3分=重度,非常突出的变化 3. 引起照料者苦恼程度 分为6级(0～5级),具体为:0分=不苦恼;1分=极轻度的苦恼,照料者无须采取措施应对;2分=轻度苦恼,照料者很容易应对;3分=中度苦恼,照料者难以自行应对;4分=重度苦恼,照料者难以应对;5分=极度苦恼,照料者无法应对
评估结果	问卷填写完毕,评估人员小赵统计分数,小张进行复核,评估结果是谢爷爷存在一般程度的异常神经精神症状。小赵与小张和谢女士进行沟通,话术如下 谢女士,经过统计,谢爷爷前10项评分为24分,12项评分为29分,存在一般程度的异常神经精神症状,对其日常生活和功能造成了一定影响
评估后的处理	(1) 请家属签字确认得分和评估结果。话术如下 谢女士,这个是谢爷爷的评估报告,请您仔细阅读,若无疑问请签字确认。我们会将评估结果告知医生,医生会对谢爷爷进行进一步的诊治。我们会根据他的情况,和您一起制定个性化的照护方案,并且会定期向您反馈照护情况;另外,我们会定期为他做评估,根据评估结果来调整照护方案。 (2) 将评估结果告知医生,进行进一步诊治

三、评估报告

记录评估结果,形成评估报告。

神经精神症状评估报告

一、基本信息

老人姓名:谢爷爷　性别:男　年龄:××岁

身份证:××××××××××××××××××

二、评估内容

表2-4 评估内容

症状	频率	严重程度	照料者困扰程度	单项得分(频率*严重程度)
妄想	1	3	2	3
幻觉	0	0	0	0
激越/攻击行为	1	2	1	2
抑郁/心境恶劣	0	0	0	0
焦虑	3	2	2	6
情绪高涨/欣快	0	0	0	0
情感淡漠	0	0	0	0

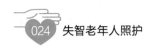

（续表）

症状	频率	严重程度	照料者困扰程度	单项得分 （频率*严重程度）
脱抑制	0	0	0	0
易激惹/情绪不稳	2	2	2	4
异常的运动行为	3	3	3	9
睡眠/夜间行为	2	2	2	4
食欲和进食障碍	1	1	1	1
总分（前10项得分/12项得分）	前10项得分：24分 12项得分：29分			

三、评估结果

总体得分：24分（前10项）；29分（12项）。

四、结论

谢爷爷存在一般程度的异常神经精神症状，对其日常生活和功能造成了一定影响。稍后医生会进一步检查，并采取相应的治疗措施，照护人员也会制定个性化的照护方案。

评估日期：×年×月×日　评估者：×××　×××　家属签字：×××

 牛刀小试

谢爷爷已经入住机构3个月了，经过照护团队的专业照护，他的部分异常神经精神症状，如激越/攻击行为等症状有所减轻，但也新出现了一些幻觉症状，现需要评估人员对谢爷爷的状况进行重新评估，并优化他的照护计划。

任务：假设你作为评估人员，请使用神经精神症状问卷（NPI）再次对谢爷爷进行评估、撰写评估报告，并与家属沟通评估结果。

必备知识

一、失智老年人的神经精神症状评估目的

① 用于判断是否患有精神障碍及其严重程度，包括情绪情感、精神行为等方面问题。

② 观察失智症病情演变和评价治疗效果。

③ 评估失智老年个体的人格特征，为与失智老年人的沟通奠定良好的基础。

二、评估方法

评估方法包括观察法、交谈法、个案法、医学检验（检查）法、心理测验和用评估量表评估等。

三、评估的注意事项

① 失智老年人精力、体力较差，可供评估的时间有限，评估不可能面面俱到，应该尽量选用针对性强、简明、易操作的量表。

②　大多数量表是根据国外的量表修订而来的,难免受到社会文化环境的影响,因此,对失智老年人更应该结合其性格、经历和所患疾病,对结果进行判断。

③　评估者要注意与被评估者建立友好、信任的关系,提高检查的依从性。如果临床上有实施测评的需要,但老年人健康状况不允许,或者尚未与老年人建立友好信任关系时,暂时不宜进行评定。

④　要注意保护被评估者隐私,维护老年人权益。

四、评估工具

主要评估工具为神经精神症状问卷(Neuropsychiatric Inventory,NPI)。NPI 于 1994 年由卡明斯等编制,起初由 10 个失智症常见的精神症状组成,后修订增加了 2 个项目(睡眠/夜间行为、食欲/进食障碍)变成 12 个项目。该问卷由评估者根据照料者提供的信息进行评定,首先询问照料者老年人在过去 4 周内是否有该症状,如果有,评价其出现的频率、严重程度和该症状引起照料者的苦恼程度。

表 2-5　神经精神症状问卷(NPI)

姓名:　　　身份证号:　　　　　　　日期:　　　评估者:

来源:□1. 老年人及其照顾者　□2. 老年人　□3. 照顾者　□4. 其他

可信度:□1. 完全可信　□2. 可信　□3. 部分可信　□4. 非常不可信

照料者:□1. 唯一的主要者　□2. 主要者之一　□3. 熟悉的主要者　□4. 不熟悉的非主要者

症状	有	无	频率(F)	严重程度(S)	照料者困扰程度
妄想(老年人是否有不真实的想法?认为有人要伤害或偷他/她的东西?是否说家庭成员或工作人员并非本人?说配偶有外遇、被家人抛弃?是否认为电视或杂志上的人物实际上就在房间里?)	□	□	1 2 3 4	1 2 3	0 1 2 3 4 5
幻觉(老年人是否看到或听到并不存在的事情?老年人是否和并不存在的人说话?老年人是否描述感觉有东西在他/她的皮肤上,或表现得像他/她正感觉到有东西在他/她的皮肤上爬行或触摸?)	□	□	1 2 3 4	1 2 3	0 1 2 3 4 5
激越/攻击行为(老年人是否有一段时间拒绝让别人帮自己(拒绝洗澡、换衣服等)?他/她是否很难管理?他/她是否喧闹或不合作(呼喊、制造噪声等)?老年人是否试图伤害或攻击别人?老年人是否摔门、踢家具、乱扔东西?)	□	□	1 2 3 4	1 2 3	0 1 2 3 4 5
抑郁/心境恶劣(老年人是否看上去悲伤或抑郁?他/她是否诉说自己感到悲伤或沮丧?老年人有时会哭泣吗?)	□	□	1 2 3 4	1 2 3	0 1 2 3 4 5
焦虑(与照料者分开后不安?精神紧张的表现,如呼吸急促、叹气,不能放松或感觉紧张?对将来的事情担心?)	□	□	1 2 3 4	1 2 3	0 1 2 3 4 5
情绪高涨/欣快(老年人似乎没有理由地过于乐观或超乎寻常的高兴?这里不是指正常的愉悦,而是如:为别人并不觉得好笑的事情而发笑?是否讲对其他人来说无趣,但他/她自己觉得很有趣的笑话或事情?)	□	□	1 2 3 4	1 2 3	0 1 2 3 4 5

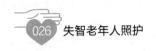

（续表）

症状	有	无	频率（F）	严重程度（S）	照料者困扰程度
情感淡漠（老年人是否安静地坐着，不去注意他/她周围发生的事情？他/她是否失去了做事的兴趣或缺乏参与活动的动机？是否很难让老年人参与对话或小组活动？是否对他/她平时的兴趣失去了热情？）	☐	☐	1 2 3 4	1 2 3	0 1 2 3 4 5
脱抑制（老年人是否做了或说了人们通常不会在公共场合做或说的事情？他/她是否看上去行为冲动且做事欠考虑？老年人是否在说话时出口伤人？老年人是否以不适宜的方式抚弄、触摸或拥抱别人？老年人是否跟完全陌生的人谈话却好像自己认识他们？）	☐	☐	1 2 3 4	1 2 3	0 1 2 3 4 5
易激惹/情绪不稳（老年人是否很容易生气/被激怒，容易在小事情上情绪失控？是否情绪改变迅速，一分钟前还好好的，下一分钟却生气了？他/她是否极度缺乏耐心？）	☐	☐	1 2 3 4	1 2 3	0 1 2 3 4 5
异常的运动行为（老年人有重复性的活动或反复执行的"习惯"，如踱来踱去，来回转圈，揪东西、缠绕线团、扣纽扣、撕纸、反复打开或关上抽屉或橱柜、多次穿上和脱下衣服？）	☐	☐	1 2 3 4	1 2 3	0 1 2 3 4 5
睡眠/夜间行为（老年人是否有入睡困难？老年人是否有徘徊、踱步或参与不适宜的晚间活动？老年人是否有晚上醒来、穿衣、计划外出，认为这是早晨和一天开始的时间？）	☐	☐	1 2 3 4	1 2 3	0 1 2 3 4 5
食欲和进食障碍（老年人是否有极好的食欲或食欲不振、体重变化，或不寻常的饮食习惯？是否有任何他/她喜欢的食物类型的变化？是否发展了特定饮食行为？）	☐	☐	1 2 3 4	1 2 3	0 1 2 3 4 5
总分					

1. 频率的分级

分为 1～4 级，具体为：1 分＝偶尔，少于每周 1 次；2 分＝经常，大约每周 1 次；3 分＝频繁，每周几次但少于每天 1 次；4 分＝十分频繁，每天 1 次或更多或持续。

2. 严重程度分级

分为 1～3 级，具体为：1 分＝轻度，可以察觉但不明显；2 分＝中度，明显但不十分突出；3 分＝重度，非常突出的变化。

3. 引起照料者苦恼程度

分为 6 级（0～5 级），具体为：0 分＝不苦恼；1 分＝极轻度的苦恼，照料者无须采取措施应对；2 分＝轻度苦恼，照料者很容易应对；3 分＝中度苦恼，照料者难以自行应对；4 分＝重度苦恼，照料者难以应对；5 分＝极度苦恼，照料者无法应对。

将过去 4 周内发生频率和症状严重程度两者乘积为该项得分，把前 10 个领域的分数加在一起，便可计算神经精神症状问卷（NPI）总分。在多数情况下，睡眠/夜间行为和食欲/进食障碍两个项目不包括在神经精神症状问卷(NPI)总分内。如果它们包括在内,要说明是用12个项目的分数,而不是前10个项目的分数。困扰程度的分数不包括在神经精神症状问卷(NPI)总分内。把神经精神症状问卷(NPI)的前10个或12个项目的分数加起来,便可得到困扰程度的总分。必须特别说明是采用10个或12个项目的分数。总分范围是0～144分,0分表示老年人在过去一个月内没有出现神经精神症状,得分越高说明症状越严重。

小贴士　　　　　应对失智老年人的神经精神行为问题的数字化工具

随着科技的发展,出现了不少数字化工具能辅助应对失智老年人的神经精神行为问题。这些智能化数字化工具若合理搭配使用,有望帮助失智老年人改善生活质量,也让照护工作更高效。

1. 智能穿戴设备

定位追踪手环:这类手环可以实时定位失智老年人的位置。像老年人半夜起身往外走,颐养院工作人员能第一时间通过手机APP知晓他的行踪,及时赶到阻止,防止失智老年人走失在寒冷的户外或其他危险区域。而且部分手环还具备电子围栏功能,一旦失智老年人超出设定的安全活动范围,系统就会自动向护理人员和家属发送警报。

健康监测手环:它能24小时不间断地监测失智老年人的心率、血压、睡眠质量等生理指标。比如患有冠心病,若心率或血压出现异常波动,医护人员可提前介入,调整治疗方案,避免因身体不适引发情绪和行为问题加剧。同时,分析睡眠数据也有助于了解其精神状态,若睡眠紊乱频繁,可能预示着神经精神症状即将加重。

2. 智能家居系统

智能照明与温湿度调节:根据失智老年人的日常活动规律,设定卧室灯光自动开关时间以及适宜的室内温湿度。比如,半夜醒来时,灯光渐亮而非骤亮,避免强光刺激造成其惊恐。再如,调节合适的温湿度营造舒适环境,减少因体感不适导致的烦躁不安,降低行为失控几率。

智能感应夜灯:在走廊、卫生间等区域安装,当失智老年人夜间游荡至此,柔和的灯光自动亮起,既能为他照亮道路,引导他回到房间,又不会像强光那样刺激他,预防因看不清环境而产生的踢踹、碰撞等过激行为。

3. 互动辅助设备

智能语音音箱:提前录入家人声音,播放熟悉的音乐、故事或简单指令。当失智老年人情绪激动、大声喊叫时,音箱温柔呼唤他的名字,安抚其情绪,用熟悉的声音引导他安静下来,或者提醒他去卫生间,一定程度上纠正随地大小便问题。

虚拟现实(VR)康复设备:针对失智老年人认知功能退化设计个性化场景,模拟他年轻时工作的片段,唤起记忆。在医护人员陪伴下,让失智老年人通过手柄等交互设备参与简单互动,锻炼大脑反应能力,延缓认知衰退,改善精神状态,减少无意义翻找、藏物等行为。

📖 **拓展训练**

在课堂上深入学习了失智老年人神经精神症状评估的相关知识之后,同学们以两人一组的形式,自行选择搭档并分配任务,利用周末的时间前往养老机构失智症照护专区进行实地评估。

任务:在照护人员的帮助下选择2名失智老年人作为评估对象。完成评估后,同学们需要整理评估数据,并撰写1份评估总结报告,报告中应包含评估过程的详细描述,以及个人在实践中的感悟和体会。

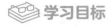 **练一练**

扫码进行在线测验。

任务 2　失智老年人激越行为评估

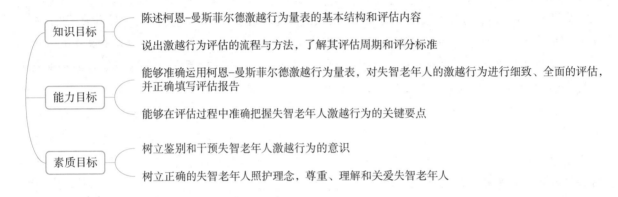

学习目标

知识目标 ├─ 陈述柯恩-曼斯菲尔德激越行为量表的基本结构和评估内容

　　　　 └─ 说出激越行为评估的流程与方法，了解其评估周期和评分标准

能力目标 ├─ 能够准确运用柯恩-曼斯菲尔德激越行为量表，对失智老年人的激越行为进行细致、全面的评估，并正确填写评估报告

　　　　 └─ 能够在评估过程中准确把握失智老年人激越行为的关键要点

素质目标 ├─ 树立鉴别和干预失智老年人激越行为的意识

　　　　 └─ 树立正确的失智老年人照护理念，尊重、理解和关爱失智老年人

情境任务

张爷爷，近 2 年来有健忘现象，近半年来症状加重，被诊断为失智症。张爷爷在家时和家人沟通时会答非所问，逻辑思维混乱。家人提醒张爷爷服用降压药时，爷爷会抗拒服药。有时候会表现出烦躁不安、来回踱步，反复询问家人同一句话，甚至会突然坐立不安，与家人产生争论。争论过程中情绪容易激动，使家人感到不安，也使得家人很苦恼。为了减轻家庭照护的负担，今日，张爷爷在儿子的陪同下，正式入住了一家专业的失智症照护中心。机构评估员收集了张爷爷的基本资料并进行了简易精神状态检查量表(MMSE)、日常生活活动能力(ADL)、跌倒和走失风险评估，为了深入了解张爷爷的状况，小赵和小张还需要对他进行激越行为的评估。

问题：

1. 在评估前，需要做哪些准备工作？

2. 请使用柯恩-曼斯菲尔德激越行为量表(Cohen-Mansfield Agitation Inventory，简称 CMAI)对张爷爷进行评估。

3. 评估过程需要注意的事项有哪些？

健康档案

表 2-6　张爷爷健康档案

基本信息			
姓名	张爷爷	性别	男
出生年月	1950 年 10 月	文化程度	小学

身高/体重	176 cm/75 kg	入住机构时间	刚入住
婚姻状况	丧偶	退休前职业	工人
经济来源	积蓄少,靠子女支持	家庭成员	1个儿子,1个女儿
性格特点	性格外向,喜欢与人交流,乐于助人		
最自豪的事情	女儿创业,有自己的公司		
个人不愿提及事件	女儿在外地工作忙,很少回家看望		
其他	喜欢帮忙做媒		
兴趣爱好	打牌		
疾病史和服药情况			
疾病史	失智症、高血压		
服药情况	盐酸多奈哌齐片、苯磺酸氨氯地平片		
日常生活			
饮食	喜吃咸菜,不喜欢喝水		
排泄	需要引导张爷爷至卫生间,提醒他脱下裤子		
洗澡	需要语言和行动引导、协助,有时拒绝洗澡		
睡眠	有时不愿意脱衣服睡觉,夜间易醒,起夜 1～2 次		
失智症核心症状			
核心症状	(1) 记忆力下降,经常找不到自己的常用物品 (2) 定向力障碍:有时找不到厕所 (3) 语言障碍:有时答非所问,逻辑思维混乱 (4) 执行功能障碍:无法自行洗澡等		
失智症异常行为和精神症状（BPSD）			
异常行为和精神症状	(1) 白天不愿意外出活动 (2) 每周都会发生攻击家人的情况 (3) 会没有征兆地对周围人发脾气,经常与家人争吵 (4) 发出异常声音,如奇怪的笑声、呻吟或哭泣 (5) 反复询问,重复动作,如摇晃身体、摩擦身体 (6) 情绪不稳定,会表现出烦躁不安,来回踱步 (7) 拒绝服药		
其他评估			
简易精神状态检查量表（MMSE）	重度认知障碍		
日常生活活动能力（ADL）	重度生活自理能力受损		
跌倒评估表	高危跌倒风险		
走失评估表	高危走失风险		

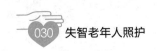 **任务实施**

一、评估准备

张爷爷激越行为评估准备过程见表2-7。

表2-7 评估准备过程表

步骤	内容（话术示例）
资料准备	（1）熟悉张爷爷的基本信息资料、过往评估资料、病历、体检报告、沟通交流情况、喜好等 （2）准备柯恩-曼斯菲尔德激越行为量表1份
用具准备	评估桌椅、纸笔等
环境准备	评估环境空气清新，温湿度适宜，光线明亮，安静整洁，保护隐私，根据张爷爷的喜好布置个性化环境（如选用老人喜爱的颜色、物件、绿植、音乐等）
人员准备	评估人员小赵和小张：专业着装，洗净双手，佩戴评估员证件 老人：取舒适体位，无其他需要 老人家属（儿子）：愿意配合评估，了解张爷爷情况
评估前沟通	（1）评估人员的自我介绍：评估前，应先向老人及其家属进行自我介绍，并通过友好的沟通方式与老人建立良好的关系。话术如下 对老年人：张爷爷，您好！我们是您儿子的朋友，今天和您儿子一起来陪陪您，待会您如果有需要可以随时和我说 对家属：张先生，您好！我们是评估员小赵和小张，这是我们的工作证 （2）向家属介绍评估内容、时间、评估目的、需要家属配合的事项，强调保护老年人隐私，征求家属的同意 话术：张先生，您之前向我们提到您父亲在家中有一些异常行为，让您感到困惑、疲惫、难以应对。为了给爷爷提供专业的照护，我们现在需要运用一个专业量表对张爷爷的异常行为进行细致、全面的评估，请您如实告知我们爷爷的具体情况好吗？

二、评估实施

张爷爷激越行为评估实施过程见表2-8、表2-9。

表2-8 评估实施过程表

步骤	内容
沟通观察	通过观察张爷爷的行为表现以及与家属沟通交流，了解张爷爷的状况
激越行为评估	指导张爷爷家属了解量表中的内容，对照表中内容评估最近2周张爷爷的行为表现；对照分值表进行评分 话术：张先生，现在，我们为您介绍一下评估量表中的内容，请您逐项介绍爷爷的情况，我们会根据爷爷的表现来逐项打分 评估人员小赵和小张根据张爷爷这两周来的表现及症状出现的次数进行打分。其中，"未发生过"计1分，"每星期少于1次，但仍有发生"计2分，"每星期1～2次"计3分，"每星期数次"计4分，"每天1～2次"计5分，"每天数次"计6分，"每小时数次（2次或以上）"计7分。激越行为总分在29～203分，总分≥39分认为存在激越行为，得分越高，说明激越行为发生频率越高并且越严重

（续表）

步骤	内　　容
评估结果	量表填写完毕,评估人员小赵统计分数,小张进行复核,评估张爷爷是否有激越行为 话术:张先生,经过统计,张爷爷的评估得分为63分,张爷爷存在激越行为
评估后的处理	(1) 请家属签字确认得分和评估结果 (2) 将评估结果告知医生,作进一步的诊治 话术:张先生,这个是张爷爷的评估报告,请您仔细阅读,若无疑问请签字确认。我们会将评估结果告知医生,医生会对张爷爷进行进一步的诊治。我们会根据他的情况,和您一起制定个性化的照护方案,并且会定期向您反馈照护情况。另外,我们会定期为他做评估,根据评估结果来调整照护方案。

表2-9　张爷爷的柯恩-曼斯菲尔德激越行为量表评估情况

该量表旨在评估失智老年人的激越行为表现,评估老年人近2周内激越行为发生的频率,请根据实际情况在相应的分数下打√。

老人姓名:张爷爷　性别:男　年龄:××岁　身份证:×××××××××××××××××××

序号	行为	频率/分值						
		未发生过 (1分)	每星期少于 1次,但仍有 发生(2分)	每星期 1~2次 (3分)	每星期 数次 (4分)	每天 1~2次 (5分)	每天 数次 (6分)	每小时数次 (2次或以上) (7分)
1	踱步或无目的的徘徊				✓			
2	不恰当的穿衣或宽衣		✓					
3	随意吐痰(包括在进餐中)	✓						
4	咒骂别人或在言语上恐吓或侮辱别人		✓					
5	为求注意或帮助而做出无理要求			✓				
6	重复说话或提问				✓			
7	打人或自己			✓				
8	踢人或物件	✓						
9	抓别人或自己或物件	✓						
10	推开别人		✓					
11	乱掷物品(包括食物)或从桌面上扫落物品		✓					
12	发出异常声音(奇怪的笑声、呻吟或哭泣)					✓		
13	尖叫、叫喊或哀号	✓						
14	咬人或物件		✓					
15	紧靠或抓紧别人		✓					

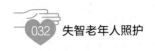
（续表）

序号	行为	频率/分值						
		未发生过（1分）	每星期少于1次,但仍有发生（2分）	每星期1~2次（3分）	每星期数次（4分）	每天1~2次（5分）	每天数次（6分）	每小时数次（2次或以上）（7分）
16	无故离去或擅自进入其他地方	✓						
17	蓄意跌倒	✓						
18	投诉或抱怨	✓						
19	消极				✓			
20	吃喝非食品类的东西	✓						
21	弄伤自己或别人			✓				
22	不适当地处理东西(乱搜抽屉、擅取别人的物件或摸不该摸的东西)		✓					
23	藏匿物件		✓					
24	储存或收集过多或不当的物品		✓					
25	撕破或破坏物件/财物			✓				
26	重复动作(摇动身子、摩擦身体或对象、轻敲物件、轻扯皮肤)				✓			
27	提出口头性要求	✓						
28	行为性欲表现	✓						
29	烦躁或坐立不安				✓			
总分		63 分						

评估日期:×年×月×日　评估人:赵×　张××　家属:张×

三、注意事项

① 评估应基于对张爷爷最近2周情况的观察,通过询问家属或直接照护者来获取准确信息。

② 评估人员应具备专业知识和经验,熟悉柯恩-曼斯菲尔德激越行为量表(CMAI)评估工具的内容和使用方法,以确保评估规范、准确。

③ 评估过程中,评估人员要保持耐心和细致,确保全面、客观地记录张爷爷的激越行为表现。

④ 评估结果应及时反馈给相关人员,以便制定个性化的照护方案和管理策略。

🏠 牛刀小试

张爷爷已经入住机构3个月了,经过照护团队的专业照护,他的激越行为发生的次数明显减少,整体状况有所改善。目前,照护人员需定期进行动态评估,以便深入了解张爷爷的状况,并优化他的照护计划。

任务:假设你作为照护人员,请使用柯恩-曼斯菲尔德激越行为量表(CMAI)再次对张爷爷进行评估。

必备知识

一、激越行为的定义

激越行为指发生在认知障碍或痴呆综合征病人中,表现出与情绪困扰相一致的过度运动、言语或身体攻击,及不能完全归因于其他疾病(精神、医学或药物相关)的明显的破坏性行为。激越行为可包括烦躁不安、来回踱步、争论、异常发声(如呻吟、喊叫)和抗拒护理等。失智老年人以反复说话或问问题、坐立不安/重复动作、骂人、藏东西、不恰当地处理物品、徘徊等激越行为最为常见,而尖叫和性行为异常发生率较低。

随着身体机能的退化、疾病的发展,大部分失智老年人会伴有不同程度的异常行为和精神症状(BPSD),且表现出多样化。激越行为是失智老年人最常见的异常行为和精神症状,能够导致老年人伤害自己或他人,造成意外或加重病情,会严重影响到失智老年人的健康状况和生活质量,在一定程度上给照护人员带来照护负担。照护人员应提高专业能力,尽早识别失智老年人的激越行为,在一定程度上可以减少激越行为的发生。

二、激越行为量表的介绍

柯恩-曼斯菲尔德激越行为量表(Cohen-Mansfield Agitation Inventory,CMAI)由柯恩于1986年通过对400余例疗养院老年人的行为观察研制而成,可特异性评价失智老年人的激越症状。该量表基于对失智老年人激越症状行为特征及发生频率的观察总结编制。主要用于评估失智老年人近2周内激越行为的出现频率,能有效对比治疗前后激越症状的变化,从而评价针对激越行为所采取治疗措施的有效性。

该量表包含29个条目,分为躯体攻击行为、躯体非攻击行为、语言攻击行为、语言非攻击行为四个维度,采用李克特(Likert)7级评分法计分。激越行为量表总分在29～203分之间,总分≥39分即认定存在激越行为,得分越高,表明失智老年人激越行为的发生频率越高、程度越严重。

三、评估失智老年人激越行为准确性的关键要点

1. 评估人员的培训与专业素养

(1)专业背景

柯恩-曼斯菲尔德激越行为量表(CMAI)的评估主要由受过训练的评估人员访问失智老年人的照护人员进行,评估人员应具备医疗、护理、康复、社工等相关专业背景和资质证书,并有相关工作经验,上岗前应参加专业培训,并经考试合格后持证上岗。

(2)熟悉量表

评估人员需要理解柯恩-曼斯菲尔德激越行为量表(CMAI)的内容、结构、项目及其评分标准,以及如何正确地应用量表来评估失智老年人的行为。

(3)提高一致性

为了降低评估人员间评估结果的差异性,应定期进行培训和讨论,以统一评估标准。通过案例分析的方法,对复杂行为案例进行深入讨论,可以明确这些行为在量表中的分类及评分标准。

（4）多学科知识

为了避免只从自己熟悉、擅长的领域中寻求解决问题的方法，评估人员应参加多种学科知识的培训，以确保能够全面地看待问题。

2. 信息收集和整合

（1）非参与性观察

即不干预失智老年人的行为，仅作为旁观者记录老年人的行为。

（2）详细记录

评估人员在观察期间详细描述并记录失智老年人的行为，包括行为的类型、频率。

（3）家属访谈

评估人员与失智老年人的家属进行访谈，以获取老年人行为的额外信息，尤其是在社区环境中生活的老年人。

（4）半结构式问卷

在与家属的访谈中，使用半结构式问卷，以开放性问题为主，让家属自由表达，以更好地理解失智老年人的行为问题。

（5）信息验证

在处理收集到的间接信息时，必须进行核实。例如，若照护人员报告老年人表现出"咒骂他人"的行为，评估人员应询问具体的情境、时间、频率等细节，并与其他照护人员或老年人的日常记录进行对照，以确保信息的准确性。

3. 观察的时间及技巧

（1）观察的时间范围

评估人员采用观察、询问相关照护人员及家属等多种方式，以了解失智老年人在最近 2 周内的情况，并评估行为问题的出现频率。此外，评估应在不同的时间段进行，以全面覆盖老年人在不同情绪状态和日常活动中的行为表现。例如，部分老年人可能在早晨起床时更易表现出激越行为，而另一些人则可能在临睡前感到更为烦躁。

（2）沟通技巧

评估人员应掌握沟通技巧，如使用通俗易懂的语言、语速缓慢、语言清晰，并适当运用耐心倾听、触摸、拉近空间距离等技巧，以增进与失智老年人的情感交流，使收集到的信息更加完整、准确。

（3）观察技巧

评估人员必须掌握在不打扰失智老年人的前提下进行有效观察的技巧。例如，在观察期间应保持适宜的距离，以便清晰地观察到老年人的行为，同时避免引起他们的注意，从而防止改变其行为模式。此外，评估人员还需学会区分正常行为与激越行为。

4. 定期动态评估

（1）动态变化

失智老年人的状态会随着时间、治疗等因素而变化。因此，定期评估可以帮助监测老年人病情的变化，及时发现症状的加重或改善，以便调整治疗和照护方案，以更好地满足老年人及家属的需求。

（2）识别风险

通过动态评估，有助于识别和预防潜在的风险，如跌倒、自我伤害等，从而提高失智老年人的安全性。

5. 排除影响因素

（1）资料方面

若失智老年人居住在养老机构，评估人员有必要访问不止 1 位照护人员，以增加资料的准确性，也可以由养老机构安排记录失智老年人在 2 周内行为的真实情况。

（2）评估人员方面

① 评估人员的数量：评估人员应按照标准规定和相关方法开展评估工作，每次评估应至少有 2 名评估员同时进行和完成，以确保评估的准确性和一致性。

② 评估人员的主观臆断：柯恩-曼斯菲尔德激越行为量表（CMAI）列出的行为较为具体，评估时仅限于观察到的行为，不涉及行为背后深层原因，但评估者仍可能将失智老人的正常情绪或沟通障碍引发的行为误判为激越行为。

（3）老年人方面

被观察的失智老年人可能会因为感受到被关注而改变其行为模式。这种行为的改变并非基于激越行为本身的真正改善，而是受到关注后的反应。老年人可能常表现出一些激越行为，如频繁踱步和大声叫嚷，但当被观察时，这些行为可能减少，导致评估者误以为激越行为频率降低。

（4）照护人员方面

一些照护者在回答与"性行为"相关的敏感问题时，可能会有意避开或拒绝回应。因此，在评估之前需要与照护者做好沟通，以求做到真实、不带偏见的评估。

四、激越行为的照护方法

1. 营造安全适宜环境

① 保持居住环境安全、安静、整洁、光线柔和，避免噪声、强光等不良刺激，确保居住环境无危险物品，门窗、走廊有安全防护。

② 合理布置房间，家具摆放整齐，减少障碍物，确保老年人行动安全，降低因环境不适或磕碰等导致的激越风险。

2. 建立规律生活

① 为老年人制定规律的作息时间表，包括起床、吃饭、休息等时间，让其生活有节奏感，有助于稳定情绪。

② 安排适当的活动，如散步、做保健操、做手工、听音乐等，既能锻炼身体，又能丰富生活，消耗多余精力。

3. 社交互动

① 鼓励老年人与家人、朋友、照护人员交流互动，也可组织他们参加养老机构的社交活动，扩大社交圈子。

② 帮助老年人保持与外界的联系，如通过电话、视频等方式与远方的亲友沟通，减少孤独感和隔离感。

4. 开展非药物疗法

了解老年人的生活习惯、兴趣爱好和过往经历，定期开展认知训练、怀旧疗法和音乐疗法等活动。

5. 提升照护人员能力

① 根据失智老年人的认知水平和身体状况，调整照护方式和沟通方法，降低激越行为发生的可能性。

② 运用有效沟通技巧。照护人员与老年人交流时，要放缓语速、声音温和，使用简单易懂的词汇和句子，避免否定词和命令式口吻，采用建议、协商的方式交流，减少老年人的反感。

③ 强化沟通与激越管理培训。照护人员须定期参加专业培训，系统学习沟通技巧与激越行为管理方法。

④ 照护人员应正确看待失智老年人的激越行为为疾病状态，对其激越行为能充分接纳包容，提高自

身心理承受能力,做好照护人员的自身防护。

6. 定期评估与监测

定期带老年人进行身体检查、认知功能评估、激越行为评估,及时发现身体不适和认知功能变化,以便提前采取措施。了解老年人发生激越行为的原因或诱因,以便针对性处理。

7. 事前预防

观察识别和满足需求。照护人员需要密切观察失智老年人,掌握他们的日常行为模式和情绪变化规律,从而敏锐识别出可能引发激越行为的早期迹象。照护人员需评估老年人的基本需求是否得到满足,包括生理和心理等多方面的需求。根据具体情况,提供食物、陪伴或情感支持等措施,有效预防激越行为的发生。

8. 事中应对

① 保持冷静和温和沟通。一旦失智老年人发生激越行为,照护人员首先要保持自身情绪的稳定,用温和、轻柔的语气与老年人交流,语速放慢,语调平稳,并表达对老年人的关心和理解,例如,"我知道您现在心里不太舒服,别着急,慢慢说"。给予失智老年人足够的时间表达自己的情绪和需求。

② 转移焦点。采用转移注意力的方法,引导失智老年人从当前引发激越行为的情境中脱离出来。可以拿出老年人喜欢的物品或者播放老年人喜爱的音乐、陪老年人看电视等,将注意力从引发激越的事情上转移开。比如,老年人因为找不到自己的手表而大发脾气,照护人员可以一边轻声安慰,一边帮助老年人一起找,一边和老年人回忆这块手表对于其重要性,唤起老年人的美好回忆,让老年人的情绪逐渐平静下来。

③ 照护人员做好自身防护。能正确看待失智老年人的激越行为,能理解和接纳此异常行为表现,具备坚韧的心理素质。同时,照护时注意做好自身防护,防止被失智老年人攻击,必要时照护小组可协同照护。

④ 注意保护好周边老年人安全,防止误伤。

⑤ 做好家属沟通,提前沟通好老年人激越行为发生时的应对措施,如需进行保护性约束时,需提前做好告知并签署《约束知情同意书》。情况严重者可寻求医疗干预。

9. 事后复盘和改进

在失智老年人的激越行为平息后,照护人员需要对整个事件进行回顾和分析。仔细思考激越行为发生的原因,究竟是因为环境因素(如噪声过大、光线过强等),身体不适(如疼痛、皮肤瘙痒等),还是照护因素(如沟通技巧欠佳、行为管理不当)所致。根据分析结果,对照护计划和方法进行针对性调整和优化。通过不断的复盘和改进,提高照护质量,降低激越行为再次发生的风险。

📖 **拓展训练**

在课堂上深入学习了激越行为评估的相关知识之后,同学们以两人一组的形式,自行选择搭档并分配任务,利用周末的时间前往养老机构失智症照护专区进行实地评估。

任务:在照护人员的帮助下选择 2 名失智老年人作为评估对象。完成评估后,同学们需要整理评估数据,并撰写一份评估总结报告,报告中应包含评估过程的详细描述以及个人在实践中的感悟和体会。

在线测验

📝 **练一练**

扫码进行在线测验。

项目三

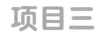

失智老年人照护方案制定

任务 1 阿尔茨海默病老年人照护方案制定

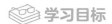 **学习目标**

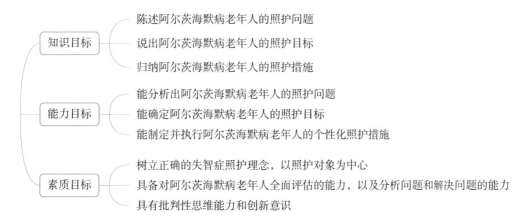

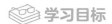 **情境任务**

盛奶奶,丧偶2个月。育有1儿1女,儿子在外地工作,女儿在本地工作。子女工作繁忙,难以承担照料工作,家属经协商送盛奶奶入住爱守护失智症照护中心。

任务:

1. 请根据收集的具体信息归纳出盛奶奶目前的照护问题和照护需求。

2. 请根据照护问题设定具体明确的照护目标。

3. 请为盛奶奶制定出个性化的照护计划。

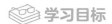 **健康档案**

表 3-1 盛奶奶健康档案

基本信息			
姓名	盛奶奶	性别	女
出生年月	1947 年 2 月	文化程度	高中
身高/体重	155 cm/45 kg	入住机构时间	1 周

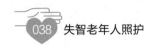

(续表)

婚姻状况	丧偶	退休前职业	会计
经济来源	退休金、子女补贴	家庭成员	1子1女、2个孙子、1个外孙女和1个外孙
个人重要经历（工作、婚姻等）	供销社上班，做财务工作		
兴趣爱好	打跑胡子、看电视、做家务、喜欢数钱（老年人对钱非常看重）、做手工		
个人不愿提及事件	老伴生病去世		
其他	喜欢工作人员称呼其为盛姨、盛会计；说长沙话；和女儿关系很好		

疾病史和服药情况			
疾病史	阿尔茨海默病、糖尿病、高血压、高血脂		
服药情况	阿托伐他汀钙片、阿司匹林肠溶片、利格列汀片、苯磺酸氨氯地平片		

日常生活			
饮食	不挑食，喜欢清淡、软烂一点的食物		
排泄	需要提醒和引导		
洗澡	需要照护人员帮忙调好水温、准备好衣物，老人可以自行淋浴。有时候担心感冒不愿意洗澡		
睡眠	晚上入睡需要开夜灯，晚上21:00左右入睡，起夜3～4次，起夜后拿着毛巾、牙刷去洗漱		

核心症状	
核心症状	（1）记忆力下降：刚刚吃过饭，说没有吃饭，又要吃饭；刚刚吃过的点心，问她吃的什么，说不记得了；忘记自己想要做的事情。奶奶总是说自己只有40多岁，还在上班 （2）定向力下降：会走错房间，有时候找不到厕所 （3）判断力下降：会把零食（糕点、饼干、水果等）用卫生纸或者报纸包起来放到衣柜里 （4）失用：忘记一些物品的用法（如开电视机等），须重复跟她讲解；有时候会扣错衣服扣子 （5）注意力下降：老人做康娱活动的时候，很容易分神，会离开座位去做其他事情 （6）计算力下降：只会计算简单两位数的加减法 （7）语言障碍：可以表达自己的一些想法，但是表达单调，不如以前丰富；语言组织能力下降，会重复说一些话

失智症异常行为和精神症状（BPSD）	
异常行为和精神症状	（1）徘徊游走：老人随身带一串钥匙（非常在意这串钥匙），会从房间走到客厅，走到电梯口，再走回房间，如此反复，路线重复。老人会一边游走一边自言自语、嘟嘟囔囔，有时候会说起女儿的名字，有时候会说找钥匙 （2）日落综合征/焦虑不安：①入住机构后，到了傍晚16:00左右，老人会把自己的衣服用袋子装好，提着桶和盆站在电梯门口，或拿着袋子在走廊走来走去，找出口，焦躁不安。②老人有时候说要坐车去单位加班，有时候说要回家帮小孩做饭，有时候说有事要回家。③老人会去踢电梯门，或者用双手去拉电梯门，恳求照护人员开门让她出去。如果照护人员拖着她的手，不允许她出去，她会抓、挠照护人员的手 （3）不愿意住在园区，说自己没有工作人员的服装，不愿意在这边工作 （4）总是怀疑同楼层其他老人拿了她的东西，楼层的公共物品都是她个人的物品

（续表）

风险评估	
简易精神状态检查量表（MMSE）	中度认知障碍
日常生活活动能力（ADL）	中度生活自理受损
跌倒评估表	高危跌倒风险
走失评估表	高危走失风险（曾在家里走失过3次）
营养评估表	营养良好
目前状况	
目前状况	最近血糖有所波动；不配合搞活动；晚上睡觉易受凉感冒；咳嗽咳痰频繁；痰液不易咳出；精神和食欲较差；总是说想要回家，这里不是自己的家
社交情况	
社交情况	住双人间，和薛奶奶一起住，薛奶奶喜欢做手工、做家务和看电视

任务实施

一、了解和评估照护问题和照护依据

失智症照护中心内组成评估团队，包括养老护理员、医生、护士、社工、康复师、营养师等。全面评估老人身体功能状况、精神心理情况、异常行为情况、社会家庭支持情况、社交活动情况、目前存在的风险问题等。汇总情况如表3-2。

表3-2 盛奶奶照护问题/需求及依据

照护问题/需求	依 据
血糖控制不佳	目前监测的血糖数值有所波动
咳嗽咳痰，痰液黏稠咳不出	晚上睡觉受凉感冒，咳嗽咳痰频繁，痰液不易排出
徘徊/游荡行为	喜欢不停地到处走动
日落综合征行为	（1）到了傍晚16:00左右，提着桶、盆或打包好的袋子找出口说要回家、要去单位加班、接小孩等 （2）焦躁不安，踢电梯门
认知功能下降（记忆力、计算力、定向力、注意力下降等）	（1）忘记自己想要做的事情、忘记自己吃过饭或点心；奶奶总是说自己只有40多岁，还在上班 （2）只会两位数的加减法，有时候还算不出来 （3）会走错房间，有时候找不到厕所 （4）做事情很容易分神
有走失的风险	曾经走失3次，到处游走找出口
社会支持缺乏	儿子外地，女儿工作繁忙，子女探视较少，退休金不高
日常生活和环境不适应	入住机构1周

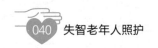

二、制定个性化照护计划

根据盛奶奶目前的照护问题和照护需求,照护团队通过线上和其子女沟通交流后,为盛奶奶制定全面的照护计划,具体如表3-3、表3-4、表3-5。

表3-3　盛奶奶照护计划

照护问题/需求	照护目标	照护措施	照护依据
血糖控制不佳	短期目标: 　通过药物治疗、调整饮食结构、安排规律运动等措施,将盛奶奶空腹血糖控制在3.89~6.1 mmol/L,餐后2小时血糖小于7.78 mmol/L 长期目标: 　1. 保证盛奶奶的血糖水平维持在稳定状态,并定期进行糖尿病并发症筛查 　2. 预防糖尿病相关并发症的发生,提升盛奶奶的生活质量	1. 评估 护士对盛奶奶的血糖状况和糖尿病相关症状进行动态评估,并将信息录入智慧康养管理平台,以便于团队协作 2. 实施 (1) 合理用药和监测: ① 用药。遵医嘱按时按量给盛奶奶服用降糖药物,并在必要时注射胰岛素,同时妥善处理医疗垃圾 ② 监测。按时监测空腹、餐后、睡前血糖,空腹血糖维持在3.89~6.1 mmol/L,餐后2小时血糖小于7.78 mmol/L,并进行交接班,如发现情况异常,及时汇报医生 ③ 观察。密切观察盛奶奶是否出现头痛、视物模糊、皮肤瘙痒,以及脚趾和手指是否有麻木或针刺感等症状 ④ 体检。定期陪同盛奶奶前往该机构指定的对接医院进行视力、糖化血红蛋白及心脑血管等方面的检查,并利用医保进行费用报销 (2) 调整饮食结构:营养师根据盛奶奶血糖变化、饮食喜好制定个性化食谱。主食粗粮细粮搭配;多吃鱼肉禽肉,吃新鲜低糖蔬菜(如芹菜、蘑菇、西兰花等),适当摄入低糖水果(如柚子、李子、圣女果等) (3) 适当规律运动:鼓励每天进行不少于30分钟的运动,如回春操、八段锦、椅子瑜伽等。运动前后监测血糖 (4) 避免低血糖发生: ① 密切观察盛奶奶是否出现心慌、饥饿感、出汗等症状,并随身携带糖果或小点心,或确保机构内护士站备有这些食品 ② 凌晨1:00到3:00盛奶奶容易发生低血糖,照护人员应该加强巡视 (5) 预防糖尿病足: ① 穿着舒适的鞋袜,每日更换袜子 ② 使用不超过37℃的温水洗脚,洗后用纯棉毛巾仔细擦干双脚,尤其注意脚趾间隙。之后,为双脚涂润肤露 ③ 每天检查足底皮肤,注意是否有抓伤、皲裂、红肿、水疱等情况,尤其是足趾间的皮肤。叮嘱盛奶奶不要抓挠足部皮肤 ④ 定期正确修剪脚趾甲:剪平趾甲,用趾甲刀锉钝两边,防止趾甲划伤脚部 ⑤ 睡前抬高下肢,促进静脉血回流 ⑥ 和家属沟通,为盛奶奶购买糖尿病足预防保护鞋 3. 评价反馈 (1) 盛奶奶未出现视线模糊、四肢感觉异常等症状 (2) 定期监测血糖,确保其维持在正常范围值内	《中国糖尿病防治指南(2024版)》 《成人糖尿病食养指南(2023年版)》

（续表）

照护问题/需求	照护目标	照护措施	照护依据
咳嗽咳痰,痰液黏稠咳不出	短期目标: （1）通过药物治疗、补充水分、调整饮食等措施,盛奶奶的咳嗽等症状得到缓解,痰液能顺利咳出 （2）盛奶奶的饮食、睡眠和精神状况都有所改善 长期目标:预防肺部感染、坠积性肺炎等并发症的发生,提升盛奶奶的生活质量	1. 评估 医生评估咳嗽的频率、痰液的量、颜色及性状,并将信息录入智慧康养管理平台 2. 实施 （1）用药与监测 ① 遵医嘱使用止咳祛痰药和控制感染的药物 ② 观察咳嗽的频率,痰液的量、颜色及性状 ③ 按时测量体温和呼吸,如有异常及时通知医生 ④ 定期进行肺功能监测和血液检查 （2）促进排痰 ① 进行雾化吸入治疗,每日 2 次,每次 20 分钟 ② 每日进行 3～5 次翻身叩背排痰,每次持续 3～6 分钟,同时观察痰液性状和量,如发现有异常情况应及时汇报给医生。在叩背排痰过程中遵循节力原则 ③ 指导盛奶奶有效的咳嗽技巧,深呼吸后屏气 3～5 秒,然后用力咳出 （3）调整饮食 ① 营养师在三餐中加入淮山药、萝卜、百合等食材。点心选用炖雪梨、银耳莲子羹等具有清肺润喉功效的食物 ② 每日饮用 1 500～2 000 mL 温水,使用具备智能恒温和刻度功能的水杯。护理员应督促盛奶奶定时饮水 （4）肺部功能锻炼 ① 指导盛奶奶进行健肺操锻炼,每个动作重复 3 次,每日进行 2 组 ② 使用哑铃、弹力带等辅助工具进行锻炼,每个动作重复 8～10 次,每日进行 2 组,以盛奶奶的耐受程度为准 （5）防寒保暖:保持适宜的室内温度和湿度,根据天气变化及时增减衣物和床上用品 （6）消毒防护:每天开窗通风 30 分钟,同时使用便携式消毒机消毒房间,每次 30 分钟。消毒时,需告知盛奶奶离开房间 （7）观察与交接班:观察并交接盛奶奶咳嗽、咳痰、睡眠和食欲等情况,如发现异常,应立即通知医生 3. 评价反馈 （1）盛奶奶的咳嗽及咳痰症状得到缓解,生命体征维持稳定 （2）盛奶奶的饮食、睡眠和精神状况均有改善 （3）盛奶奶未出现肺部并发症	咳嗽咳痰护理常规
异常行为:徘徊/游荡行为、日落综合征行为	短期目标:盛奶奶能够适应机构环境,并结交到志趣相投的好友 长期目标: （1）盛奶奶的异常行为症状得到有效控	1. 评估和分析原因 照护团队识别盛奶奶异常行为的具体表现、分析其诱发因素,并录入智慧康养管理平台 2. 措施 一是帮助融入机构生活 ① 建立情感纽带,具体包括: 照护团队提前与家属沟通,了解老人日常生活习惯,包括饮	《养老机构认知症老人照护指南》 《怎样与老年痴呆症患者沟通》 社会支持理论

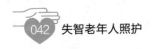

（续表）

照护问题/需求	照护目标	照护措施	照护依据
	制,发作频率降低,情绪更加稳定 　（2）盛奶奶未发生任何不良安全事故	食偏好、兴趣爱好、睡眠习惯等 　使用老人喜欢的昵称,称呼其为盛会计或盛姨 　固定楼层的护理员负责照护工作 　携带几件具有纪念价值的老物件装饰房间,如照片、纪念品等 　带领盛奶奶熟悉机构环境,告知老人卧室、活动室、餐厅等标识和指示牌;为老人打造一个安全、无障碍化的活动空间 　创建家属微信群,通过图片和短视频的形式在群内分享盛奶奶每日的生活状态 　鼓励家属增加探望或进行线上视频的频率,陪伴老人聊天 　② 破冰欢迎仪式:社工部为老人精心组织一场温馨的欢迎仪式,并送上精致的小礼品 　③ 安排规律作息:建立规律的作息时间表,包括固定的起床、睡觉、进餐和活动时间等 　二是满足需求——赋予角色 　聘请盛奶奶担任机构的"财务会计"一职,给老人配发统一工作服,要求她穿工作服上班,与机构员工一同参加早晨会议和早操活动,给她发工资(为模拟钱币) 　三是转移注意力 　① 傍晚时分,提前开启公共场所的灯光,护理员邀请盛奶奶一同进行折叠衣物、分拣豆类、剥蒜,以及折叠垃圾袋等工作 　② 协助盛奶奶携带行李,陪伴她"回家"或"上班"(陪同她外出或前往其他楼层走一圈) 　③ 告诉盛奶奶现在是上班时间,尚未下班,待下班后,将和她一同回家 　④ 请盛奶奶帮助处理账目和数钱 　⑤ 护理员提及盛奶奶最钟爱的女儿和外孙的名字,并让他们与盛奶奶进行通话 　⑥ 恳请盛奶奶帮助"照顾"疗愈娃娃,包括喂水、穿衣等事宜 　四是适量运动:合理安排室内活动,如降压舒心操等。根据天气情况和老人的兴趣爱好,灵活安排适宜的户外活动,如参与贴猪鼻子游戏、户外彩虹伞活动等 　五是志愿者联动:社工部与志愿者组织合作,陪伴老人参与活动,如表演节目、手工活动等 　六是朋辈交流:组织机构内与盛奶奶兴趣相同的老人定期开展各类活动,如做手工、打跑胡子、缠毛线等,每日一次,每次 30～40 分钟 　七是照护人员需做好有关盛奶奶钥匙的交接工作,未经其同意,不能强行取走钥匙。应避免采取约束、禁锢、说服和责骂等不恰当的沟通方式 　八是交接与记录:护理员交接并记录盛奶奶的情绪、睡眠等状况 　3. 评价反馈 　（1）在日常生活中,观察盛奶奶的异常行为频率有所减少,	《中华人民共和国老年人权益保障法》

（续表）

照护问题/需求	照护目标	照护措施	照护依据
		情绪也趋于稳定 （2）盛奶奶未发生跌倒和走失等不良安全事故	
认知功能下降（记忆力、计算力、定向力、注意力下降等）	（1）盛奶奶的短期记忆得到较好改善或延缓下降。在长期记忆方面，其回忆内容的准确性和完整性也更加全面或延缓下降 （2）盛奶奶的计算准确性和速度都有所提升 （3）盛奶奶的时间、空间和人物定向能力得到增强，注意力集中时间延长且抗干扰能力有所提升	1. 评估 护理员采用简易精神状态检查量表（MMSE）进行动态评估，并录入智慧康养管理平台 2. 实施 （1）时间记忆辅助 ① 日历和天气预报设备。在盛奶奶房间放置一个大尺寸、颜色鲜艳的日历，并放置一个语音天气预报播报设备 ② 制作时间轴。将对盛奶奶有意义的事件（如工作、结婚、子女出生时间等）按序排列，并用照片和简短文字展示 （2）空间定向辅助标识 ① 房间标识。在盛奶奶居住的房间内，对衣柜、抽屉、家具等都贴上详细的标识 ② 公共场所标识。在走廊、客厅、电梯等位置设置颜色鲜艳的地标性标识 （3）人物和事件记忆辅助 ① 家庭相册。协助盛奶奶制作一本家庭相册，将家庭成员的照片按照关系分类。定期和她一起翻看相册 ② 记忆盒子/箱子。为盛奶奶准备几个记忆盒子/箱子，每个盒子存放一个特定主题相关的物品，如工作时的老物件、子女小时候的物品等 （4）身份定向辅助 ① 姓名徽章。为老人制作姓名徽章 ② 门牌卡片。制作包含盛奶奶姓名、年龄、兴趣、昵称等基本信息的门牌卡，并附上她最喜欢的照片 （5）个性化认知功能训练 结合盛奶奶的兴趣爱好和认知功能评估的情况，制定个性化训练计划。每天2次，每次30分钟 ① 缠毛线。进行毛线颜色分类和识别，再用泡沫板进行缠绕毛线活动 ② 串珠手工。听轻音乐，在协助和指导下制作手链、项链等 ③ 字牌训练。记忆牌面上的大小写字母、字牌对对碰、字牌九宫格等 ④ 数钱训练。识别钱币面额、分类与记忆、将钱币面额和图案匹配、按面额分类计算、模拟购物场景训练等 ⑤ 节气卡片。介绍二十四节气、进行节气卡片配对、讨论与分享 （6）妥善保管 妥善保管危险物品，如剪刀，水果刀，厕所清洗剂等，确保老人安全 3. 评价反馈 使用简易精神状态检查量表（MMSE）对盛奶奶的认知功能进行动态评估。盛奶奶的记忆力、计算力、定向力和注意力均有所提升	《失智老年人照护师》

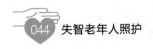

(续表)

照护问题/需求	照护目标	照护措施	照护依据
有走失的风险	短期目标:确保全体员工 100％知晓盛奶奶的走失风险,全面掌握走失预防措施及应急预案 长期目标:盛奶奶入住期间未发生走失事件	1. 评估 护理员采用走失风险量表进行风险等级评定,并录入智慧康养管理平台,便于团队成员协作 2. 实施 (1)出入口管理:在各出入口安装指纹锁,并使用装饰盖将指纹锁遮蔽。同时,对出口或者电梯口进行贴画装饰,出口处配备感应式电子语音报警系统 (2)安全监控:在养老机构的公共区域、走廊、出入口等关键位置安装监控摄像头,实时查看 (3)观察和陪同:护理员密切观察盛奶奶动向,识别其离开迹象,确保其在视线内活动。外出需要有工作人员或家属陪同,并避开危险区域 (4)集体活动:定期组织集体活动,以减少盛奶奶想要单独行动的欲望 (5)定位:在盛奶奶的衣服上贴好姓名贴和二维码定位贴,以便盛奶奶迷路时能够迅速取得联系并将其找回 (6)交接和巡查:严格执行交接班制度,确保在交接班过程中检查所有大门是否已经关闭。夜间应加强巡查工作 (7)工作人员培训:对机构内所有工作人员进行失智症知识培训,并开展应对老人走失情况的模拟演练 (8)家属合作与沟通 ① 家属信息共享。向家属了解盛奶奶在家中走失相关场景或者行为线索,以便工作人员采取针对性的防走失措施 ② 家属参与防走失计划。鼓励家属参与防走失风险防控的沟通和教育活动等。向家属明确探访时勿随意带老人离开机构 3. 评价反馈 (1)盛奶奶入住期间未发生走失事件 (2)机构工作人员能够熟练掌握老年人走失后的应急预案和应急处理流程	《养老机构认知症老人照护指南》
洗澡	个人卫生干净、整洁、无异味,减少疾病传播的风险	(1)制定洗澡计划表,冬季每 3 天洗 1 次澡,夏季每 2 天洗 1 次澡。非洗澡日每天泡脚,清洗会阴部,更换内衣裤 (2)提前为盛奶奶准备好衣物和洗浴用品,调节室内温度和水温,铺好防滑垫 (3)安排女性护理员协助清洗,特别是难以自行触及的身体部位。尽量从侧面或者背后提供帮助,过程中检查是否有皮肤损伤 (4)洗完澡后,擦干身体并涂润肤露,协助盛奶奶穿衣裤。同时,赞美她很漂亮、很有精神 (5)当盛奶奶拒绝洗澡时的应对方法 ① 告诉她同房间的薛奶奶已经洗完了,正等着她一起外出散步 ② 换洗的衣服是女儿新买的,洗完澡后可以和女儿及外孙视频,并享用自己喜欢的点心 ③ 洗完澡后,就陪她去"工作"(巡视其他楼层)	

（续表）

照护问题/需求	照护目标	照护措施	
大小便	个人卫生干净、整洁,身上无异味	（1）识别身体需要排泄的迹象和信号。当盛奶奶出现不停踱步、手提着裤腰带等行为时,应及时提醒和引导她如厕 （2）协助其如厕,并在其如厕后检查是否擦净,同时检查内裤是否干净 （3）盛奶奶如厕完成后,护理员将其带离卫生间	
仪表和修饰		（1）每天早晨起床、睡前引导奶奶洗脸 1 次 （2）每周日修剪指甲,每月剪头发 1 次 （3）根据天气变化,在起床前预先准备好奶奶喜欢的衣物 （4）夸赞奶奶的外貌和气质,告诉她看起来很漂亮,很有气质	
睡眠	（1）盛奶奶的睡眠质量好,第二天精神饱满 （2）盛奶奶起夜未发生跌倒的情况	（1）增加日间活动量,如做操、散步、进行非药物疗法活动等 （2）睡前避免进食和过量饮水 （3）控制午休时间:每日午休 40 分钟,并在午休后外出活动 30 分钟 （4）培养规律的睡前活动:如更换睡衣、洗脚、上卫生间、听轻音乐等 （5）营造舒适安全的睡眠环境 ① 根据季节和气温选择合适的床单被褥,调节适宜的温湿度和枕头高度 ② 睡觉时留有小夜灯,夜间起床上厕所时须陪伴 （6）当盛奶奶凌晨起床刷牙时,告知她还未到上班时间,正式上班时间是早上 8:00;如果她感到饥饿,可以提供一些小零食 （7）夜班照护人员每一小时巡视房间一次,检查她的睡眠情况和有无其他需求,若出现入睡困难或早醒等问题,记录并及时向医生汇报	
用药	盛奶奶能够按时按量服用药物,配合度高,无漏服或误服情况发生	（1）遵医嘱按时按量送药 （2）送药入口,待盛奶奶服用后检查其口腔及舌下,照护人员方可离开 （3）服药后立即进行记录,并观察记录是否有不良反应。一旦发现,须及时通知医生	
监测生命体征和血糖	入住机构期间,生命体征和血糖水平保持正常	（1）每日测量生命体征 2 次 （2）根据血糖情况,遵医嘱进行血糖监测 （3）及时记录,有异常情况及时汇报并进行交接班	

表 3-4　盛奶奶作息时间安排表

时间	日常生活内容	负责人
6:30	晨间护理	养老护理员
7:00—7:30	监测生命体征、测血糖	护士
7:30—8:00	早餐、餐前餐后口服药	养老护理员、护士

（续表）

时间	日常生活内容	负责人
8:00—9:00	回春操/椅子瑜伽/手指操、看电视	护士、养老护理员
9:00—10:00	吃上午点心、引导上厕所	养老护理员
10:00—11:00	非药物疗法活动、休息	社工
11:00—13:00	午餐、餐前餐后口服药、花园或室内散步	护士、养老护理员
13:00—14:00	午休、引导上厕所	养老护理员
14:00—15:00	测量血压、吃下午点心	护士、养老护理员
15:00—16:00	非药物疗法活动、休息	社工
16:00—17:00	引导上厕所、餐前准备	养老护理员
17:00—17:30	晚餐	养老护理员
17:30—19:00	室内散步或看电视	护士、养老护理员
19:00—19:30	晚间护理、与子女视频	养老护理员
20:00—06:30	睡觉	值班护士、养老护理员

表3-5　盛奶奶非药物疗法安排表

时间		星期一	星期二	星期三	星期四	星期五	星期六	星期日
上午	10:00—11:00	唱怀旧老歌	观看怀旧电影	翻看家庭相册、回忆	插花、干花制作	贴猪鼻、翻花绳	观看怀旧电影	户外活动（开火车、彩虹伞）
下午	15:00—16:00	缠毛线、贴树叶	打算盘	字牌训练	家乡美食、地名训练	节气卡片训练	数钱训练	串珠、折纸

制定人：×××　制定日期：××××年×月××日

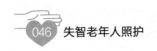　　**社会文化背景：供销社**

　　在20世纪七八十年代，供销社作为中国农村市场供应与销售的主要渠道，几乎所有的基本日用百货都可以在供销社购买到。

　　供销社通常是一排宽敞的平房，内部设有五金店、百货店和副食店。其中，最大的一间百货店，四周除了入口，围绕着一圈柜台，分别销售服装、布匹、鞋帽、雨具、锅碗瓢盆以及图书、文具等各类商品。在这些"大型百货店"内，弥漫着一种庄严的氛围，顾客们进入时都会自觉地轻声细语。店内的售货员们则展现出一种自信和权威的态度，对待顾客并不显得特别客气，但所售商品都是足斤足两，足尺足寸，保证了商品的分量和质量。

　　例如，周淑艳在《小时候的供销社》①一文中这样描述：

　　女售货员是天津知青，冷冷的，见人爱答不理，让人生出距离感，大气儿都不敢出。带孩子去买

---

① 载《天津日报》，2013年10月22日。

布做衣服的大人,紧着让孩子叫大姨。赶上大姨高兴,兴许能得着半个笑脸儿。乡下妈妈都爱把闺女打扮得花花绿绿的,知青大姨的审美高出一筹,一口纯粹的天津话霸道地让你选择她推荐的那种。大人还犹豫着,刺啦一声,布给你撕下了。别说,做出来穿在身上或秀气或俏皮,还就是抬气。久了,大家都信服,大人、孩子买布做衣让大姨看着撕就是。知青大姨还是一副亲近不得的样子,但她内心里肯定是有满足和成就感的。

🏠 牛刀小试

请依据盛奶奶的健康档案资料及当前状况,为她定制 1 份为期 1 周的非药物疗法活动计划表。分组讨论后,每组指派一名代表进行分享。

📝 必备知识

一、制定照护方案

一份完整的照护方案应包括以下要素:老年人基本信息、照护问题和需求、照护目标、照护措施、照护时间安排表、照护计划制定时间以及制定者。

在制定照护方案时,必须综合考虑老年人的状况,采用科学和系统的方法设定目标与措施。同时,应注重协作沟通,并持续进行评估与调整,以提供优质的个性化照护服务。这有助于提升失智老年人的生活质量和健康水平。在制定个性化照护方案时,应遵循以下方面。

1. 照护理念

在制定照护计划时,应遵循以人为本、自立援助、用进废退等理念,以维护失智老年人的个体尊严、自主权利和残存功能。

2. 全面、定期评估

（1）全面评估

在制定照护计划前,需要对失智老年人进行全面评估,涵盖身体、心理、疾病史、营养、居住环境和日常生活能力等方面。同时,结合职业背景、兴趣、生活习惯和认知功能,制定个性化照护计划。

（2）定期评估

通常情况下,每周或每月对老年人的照护情况进行 1 次阶段性评估,每季度或半年进行 1 次全面评估,以便对照护效果进行全面且科学的评价。

3. 目标设定

（1）短期目标

根据评估结果,在 1～3 个月内设定具体可实现的目标,并设定可量化的指标,以便于评估目标的实现程度。例如,1 个月内通过干预,使失智症老年人准确说出当天日期的准确率达到 70% 以上。

（2）长期目标

设定 3 个月以上的照护目标,该目标应具挑战性与可持续性,旨在改善老年人生活质量,延缓功能衰退。例如,对失智老年人,长期目标应为保持其认知功能相对稳定,减少异常行为,提高生活质量。

4. 跨团队合作

由专科医生、护士、养老护理员、社工、营养师等多学科团队成员共同制定和调整老年人的照护计划。

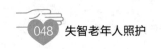

此外,家庭照护者共同参与制定照护计划,分享他们在照护过程中的技巧和经验。

5. 整体照护

从日常生活、精神行为异常、心理、社交、安全、非药物疗法活动等方面提供全面照护。整体照护是通过多维度的关怀,帮助失智老年人维持最佳的生活状态,增强他们的幸福感和自我价值感。

6. 切实可行

在撰写照护计划的过程中,应坚持客观真实的原则,确保内容具有实际价值和准确性。计划应当切实可行,既要理论上合理,又能在实践中有效执行。避免使用模糊或宽泛的表述,以免执行时出现困难或误解。

7. 优化更新

定期对失智老年人进行动态评估,当发现老年人的身体状况有所改善、出现新的健康问题或照护目标未达到预期时,应分析原因并重新制定或修改照护目标和措施,以确保照护计划的合理性和有效性。

8. 妥善保存

所有记录需妥善保存,由专人负责纸质文件夹整理管理,确保文件清洁、整齐、完整。电子资料应按科学的排列标准保存,便于快速检索使用。访问权限应严格控制,仅限照护团队成员查阅,保护老年人隐私和敏感信息安全。

二、照护实施

1. 明确任务和职责

在制定照护计划之后,照护团队的每个成员都应当熟悉每位老年人的照护计划,明确自己的任务和职责,以及如何与其他成员协作,共同实现照护目标。

2. 分享与交流

在照护计划的实施过程中,照护管理者可以定期组织讨论会,让成员之间进行经验分享与交流。除了分享成功经验和有效应对策略外,还可以分享失败经验,帮助整个团队在照护过程中避免常见问题。在这一过程中,照护压力也能得到释放。

3. 协调和监管

在实施过程中,照护管理者需积极协调团队内部人员之间的合作,发挥各自长处,并进行适时的指导与监管。一旦老年人的状况发生变化,管理者应及时做出决策和调整。

4. 交接班

在照护工作中,交接班是一个至关重要的环节。它要求照护团队成员必须严格遵守交接班制度,确保每一位成员都能及时掌握最新的照护动态和变化。通过这种方式,可以有效保证照护措施的连续性,避免因信息传递不畅而导致照护服务中断或错误,从而提高整体的工作效率。

5. 专业培训

为了确保照护措施的有效实施,对机构管理人员、养老护理员、护士、社工等人员进行专业的失智症培训显得尤为重要。通过系统的培训,照护人员能够更好地理解失智老年人的需求,识别和应对各种问题,从而为其提供更加专业、细致和人性化的照护服务。

6. 资源整合与协作

（1）家庭协作

与家属建立照护伙伴关系,创建微信家属群,通过照片、视频、语音和文字等形式,及时向家属反馈老年人照护方面的最新情况。倾听家属的意见和建议,明确家属在照护过程中的责任和义务,如探视陪伴老年人、协助活动等。

（2）社区资源利用

了解并充分利用社区资源，积极寻求志愿者的帮助，为老年人提供更全面和广泛的支持与服务。例如，陪伴就医，组织各类文化、娱乐活动等，以丰富老年人的精神生活，提升他们的生活质量。

三、照护评价和改进

在实施照护计划后，定期评价和反馈对提升服务质量至关重要。这些反馈有助于照护人员发现并改进问题。此过程需照护团队、被照护者及其家属、第三方评估机构等多方协作。

1. 持续和动态的过程

评价反馈是一个持续、动态的过程，它涉及收集和分析数据，以确保信息的全面性和准确性。通过使用专业的评估量表进行前后对比分析，可以量化老年人前后的变化。此外，通过直接和间接观察法，可以评估老年人在身心状况、社交参与度以及日常生活能力等方面的变化。与监护人进行满意度访谈有助于了解他们的需求和期望。还可以通过问卷调查和小组讨论等多种方式，从多个角度收集反馈信息，确保评价的全面性和客观性。

2. 跟踪评价

为了持续提升照护服务质量，照护人员需持续跟踪和评价所采取措施的有效性。这包括定期检查照护流程、评估照护人员的表现，以及收集服务对象和监护人的反馈信息。通过这些评价，可识别有效和需改进的措施，确保及时调整策略，优化照护方案。

3. 第三方组织评价

为保证照护服务的质量，每年应由独立的第三方机构对服务进行全面而深入的评价。评价内容包括照护人员的专业技能、服务态度以及照护流程的合理性等方面。第三方机构应具备相应的资质，能够进行客观公正的评估，并提供详尽的报告。通过这样的评价机制，有助于及时发现并改进问题，确保提供高质量的服务。

四、照护方案评价标准

采用综合职业能力测评能力模型将完整的工作过程划分为获取信息、计划、决策、实施、控制、评价六个阶段，这一划分反映了测试对象在工作中诊断和改进的过程。在理论模型的基础上，设计了8个能力指标，包括直观性，功能性/专业正确的方案，持久性/使用价值导向，效率/经济性，工作过程和服务流程导向，环境与社会承受度，家庭、社会与文化环境，创造性，这些指标用于衡量职业能力的要求维度。基于综合职业能力测评能力模型的照护方案评价标准见表3-6。

表3-6　照护方案评价标准

评分指标	完全符合	基本符合	基本不符合	完全不符合
一、直观性				
1. 方案表述对专业人员来说容易理解。				
2. 方案结构合理，概括清晰。				
3. 方案容易阅读，表达格式合理。				
4. 方案有效地运用了专业术语。				
5. 从专业角度讲，方案涉及的广度是合适的。				

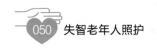

（续表）

评分指标	完全符合	基本符合	基本不符合	完全不符合
二、功能性/专业正确的方案				
6. 从专业的角度对方案做了说明。				
7. 考虑到了本专业发展的最新成果。				
8. 方案关注到了在实践中的可行性。				
9. 恰当地表达了职业活动中的复杂关系。				
10. 方案与所服务对象（如老年人及家属等）的特点相对应。				
三、持久性/使用价值导向				
11. 对委托方（客户）来说，方案是否具有使用价值。				
12. 方案的目标是获得长期的结果，而不是短期结果。				
13. 方案有助于客户（老年人及家属）独立做出决策和自主行动。				
14. 方案想到了相关服务的便利性。				
15. 方案考虑到了如何避免干扰，并说明了理由。				
四、效率/经济性				
16. 实现方案中的建议在经济上是合适的。				
17. 实现方案中的建议在时间花费上是合适的。				
18. 实现方案中的建议在人员花费上是合适的。				
19. 是否考虑到投入和质量的关系，并说明了理由。				
20. 是否考虑到后续的多种花费。				
五、工作过程和服务流程导向				
21. 方案与所在部门结构和工作流程相适应。				
22. 方案考虑到了本任务之前和之后的任务及其完成过程，并陈述理由。				
23. 考虑到将所有必要的信息传达给所有的参与方。				
24. 方案中表现出了与工作过程相关的本职业特有的能力。				
25. 方案考虑了本职业工作的界限，提供了超出本职业工作范围的内容。				
六、环境与社会承受度				
26. 在多大程度上考虑了人性化的工作与组织设计。				
27. 考虑到了健康保护、卫生保护、环境保护的相关规定，并陈述理由。				
28. 考虑到了工效学或人体工程学设计，并陈述理由。				
29. 考虑到劳动保护、事故防范及环境事故防范的相关规定。				
30. 考虑到了环境保护和经济的可持续性，并说明理由。				
七、家庭、社会与文化环境				
31. 在分析任务和得出方案时考虑到了家庭背景。				
32. 注意到了所在机构的社会环境条件。				

（续表）

评分指标	完全符合	基本符合	基本不符合	完全不符合
33. 关注到了与任务相关的社会因素。				
34. 在陈述方案理由时,分析了相关文化因素。				
35. 方案在多大程度上关注到了社会与文化后果。				
八、创造性				
36. 方案包含超出问题解决空间的内容。				
37. 提供了一个不寻常,但是有价值的方案。				
38. 方案具有较高的创新或审美价值。				
39. 方案显示出了对问题的敏感性。				
40. 充分利用了题目所提供的设计空间。				

拓展训练

苏奶奶,75 岁,老伴 2 年前去世,育有 1 女,女儿成家在外地。一年前,苏奶奶在医院被诊断为阿尔茨海默病,因生活自理能力明显下降,2 周前入住幸福养老机构 102 室 1 床。苏奶奶基本信息如下:

身高:160 cm

体重:75 kg

文化程度:大学

经济状况:退休金 5 000 元/月

兴趣爱好:喜欢看电视、听戏曲

饮食喜好:喜食甜食、腌菜

工作经历:大学音乐教师退休

既往病史:糖尿病 10 年、阿尔茨海默病

情境:苏奶奶有时找不到自己的房间,常会把物品放错地方,经常反复询问同一个问题。经常怀疑别人拿了她的东西,情绪波动大,时常急躁不安。近期天气转凉,她因上呼吸道感染,出现咳嗽咳痰症状,夜间入睡困难。

任务:请为苏奶奶制定照护方案。

练一练

扫码进行在线测验。

在线测验

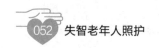

任务 2　血管性失智症老年人照护方案制定

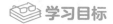 **学习目标**

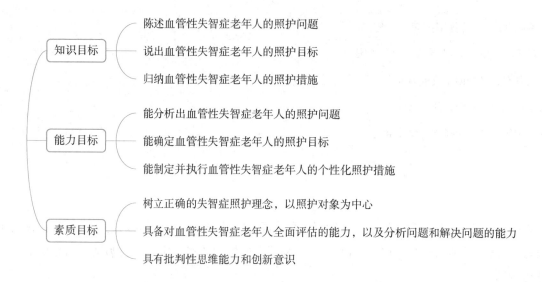

```
知识目标 ── 陈述血管性失智症老年人的照护问题
         ── 说出血管性失智症老年人的照护目标
         ── 归纳血管性失智症老年人的照护措施

能力目标 ── 能分析出血管性失智症老年人的照护问题
         ── 能确定血管性失智症老年人的照护目标
         ── 能制定并执行血管性失智症老年人的个性化照护措施

素质目标 ── 树立正确的失智症照护理念，以照护对象为中心
         ── 具备对血管性失智症老年人全面评估的能力，以及分析问题和解决问题的能力
         ── 具有批判性思维能力和创新意识
```

情境任务

　　周奶奶，半年前脑卒中后左侧肢体偏瘫，出院后由居家保姆照护。周奶奶记忆力下降明显，情绪不稳定，易暴躁，喜骂人，常说保姆偷她东西，对保姆骂骂咧咧，保姆苦不堪言，提出辞职。其女儿再次带老人去医院就诊，医院诊断为"血管性失智症"。为了给周奶奶提供更好的照护，其家属共同商议把她送入一家专业的失智症照护中心进行照护。楼层管家小王进行入园接待。

　　任务：

　　1. 请照护团队全面收集周奶奶的相关资料。

　　2. 请根据收集的具体信息归纳出目前的照护问题和照护需求。

　　3. 请根据照护问题设定具体明确的照护目标。

　　4. 请为周奶奶制定出个性化的照护计划。

任务实施

一、收集资料准备

　　① 照护人员准备：具备失智症照护方面的相关专业知识，着装得体大方；初步了解被评估老人及其家庭的一般情况、熟悉评估内容和使用方法。

　　② 物品准备：评估表、笔。

　　③ 环境准备：安静、舒适、光线明亮、温湿度适宜。

　　④ 老人和家属准备：准备老人住院、出院病历资料、服药医嘱单等。

二、收集资料实施过程

1. 评估方法

观察法,访谈法(老人、家属和照护者),评定法(标准量表和自制问卷),查阅法(既往病历、体检资料等)。

2. 沟通交流

小王:"阿姨,我是楼层管家小王,为了周奶奶能够更好地在我们中心入住,我们要进行一些资料的收集,时间 40 分钟左右。大多数资料收集需要你们配合完成,请你们认真阅读评估资料,真实、完整地回答评估资料上的每一个条目。如有不理解的条目,我可以为你们解释。"

3. 评估内容

包括老人基本信息(婚姻状况、文化程度等),疾病史和服药情况,失智症核心症状,失智症精神行为症状,日常生活能力评估,认知功能评估等方面。

4. 评估结束

① 再次确认评估资料有无缺项、漏项,并确认评估资料的真实性。

② 告知老人和家属评估任务结束。例如:"阿姨,感谢您对我们工作的支持和配合,接下来我们会对刚刚收集的资料进行整理,整理后会将结果反馈给你们,并邀请你们和我们团队一起为周奶奶制定个性化的照护计划。"

三、周奶奶健康档案

该失智症照护中心组建了一支由养老护理员、医生、护士、社工、康复师、营养师等专业人员组成的照护团队。该团队成员对周奶奶的基本情况、身体状况、精神行为症状、生活习惯以及潜在风险进行了全面的了解和评估。

表 3-7　周奶奶健康档案

基本信息			
姓名	周奶奶	性别	女
出生年月	1955 年 11 月	文化程度	大学专科
身高	160 cm/60 kg	婚姻状况	已婚,配偶健在
经济来源	退休金、子女补贴	退休前职业	房产管理专员
家庭成员	1 个女儿	性格特点	性格要强、急躁
兴趣爱好	吹口琴、拉二胡、唱歌、画画		
个人重要经历 (工作、婚姻)	和老伴非常恩爱;曾在房管所担任所长		
个人不愿提及事件	提及金钱和房产,情绪往往会变得很激动		
其他	喜欢别人称呼她为周阿姨;对独生女和外孙女非常关心和重视		
疾病史和服药情况			
疾病史	血管性失智症、高血压、高血脂、脑卒中		
服药情况	苯磺酸氨氯地平片、硫酸氢氯吡格雷片、阿托伐他汀钙片、替米沙坦片、盐酸多奈哌齐片、碳酸钙 D_3 片		

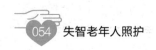

（续表）

日常生活	
饮食	软烂一点的食物,喜欢吃肉,吃饭需要协助
排泄	使用尿不湿
洗澡	需要协助
睡眠	晚上入睡需要开夜灯,20:00 左右入睡,夜间床旁如厕,小便 2～3 次,睡眠质量良好

失智症核心症状	
核心症状	（1）记忆力下降:难以记住最近发生的事情,如刚吃过的食物、见过的人、参与的活动等。喜欢回忆女儿小时候的故事,以及自己在房管所工作的经历等 （2）注意力下降:在与他人交谈时容易分心,被周围的电视声或说话声所吸引;用餐时也容易走神等 （3）执行能力下降:对于需要多个步骤完成的游戏任务,奶奶可能会在中途忘记接下来该做什么,或者重复已经完成的步骤等 （4）语言能力下降:出现指东说西的情况;与她讨论特定话题时,老人可能会突然偏离主题,谈论一些看似不相关的内容;奶奶会反复使用同一个词语或简短句子等

失智症异常行为和精神症状（BPSD）	
异常行为和精神症状	（1）喜欢骂人(边拍桌子边骂人、骂脏话) （2）易激惹 （3）经常说保姆拿走了她的东西

风险评估	
简易精神状态检查量表（MMSE）	重度认知障碍
日常生活活动能力（ADL）	重度生活自理能力受损
跌倒评估表	高危跌倒风险
压疮风险评估表	中度压疮风险
走失评估表	低危走失风险
噎食评估表	重度噎食风险
营养评估表	有营养不良的风险
神经精神症状问卷（NPI 量表）	严重程度为中度;照护人员为中度困扰程度

目前状况	
目前状况	周奶奶半年前脑卒中后左侧肢体偏瘫,左上肢和下肢肌力Ⅲ级,右侧肢体正常,能够在床上自行坐起,并在辅助下使用轮椅出行。日常生活需要照护人员协助。目前周奶奶情绪不稳定,血压有些波动,睡眠不佳,食欲下降

四、归纳照护问题和照护需求

照护团队经过深入交流,归纳总结了周奶奶的照护问题和需求,如表 3-8。

表 3-8 周奶奶的照护问题和需求

序号	主要照护问题/照护需求	依据
1	血压波动不稳定	
2	口头攻击(边拍桌子边骂人、骂脏话);易激惹	
3	有压疮的风险	(1) 患高血压,脑卒中后左侧肢体偏瘫
4	有跌倒的风险	(2) 诊断为血管性失智症,出现精神行为症状
5	左侧肢体功能障碍	(3) 新入住照护中心
6	日常生活需求、社交活动需求等	(4) 老人食欲不佳
7	有营养不良的风险	

五、制定个性化照护计划

根据周奶奶的照护需求及存在的问题,照护团队与周奶奶的女儿共同合作,为她制定了一份全面的照护计划,如表 3-9、表 3-10、表 3-11。

表 3-9 周奶奶的照护计划

照护问题/需求	照护目标	照护措施	照护依据
血压波动不稳定	短期目标:通过药物治疗、饮食调整、规律运动等措施,将周奶奶的血压控制在正常范围 长期目标: (1) 保证周奶奶的血压水平维持在稳定状态,并定期进行高血压并发症筛查 (2) 预防高血压相关并发症的发生,提高周奶奶的生活质量	1. 评估 护士对周奶奶的血压情况和高血压相关症状进行动态评估,并将信息录入智慧康养管理平台,以便于团队协作 2. 实施 (1) 合理用药与监测 ① 遵医嘱按时按量服用降压药 ② 每 4 小时用固定的电子血压计测量血压 1 次,并记录 ③ 密切观察周奶奶是否出现头痛、头晕、心悸、视力模糊等高血压相关症状 ④ 每天进行交接班,并在出现异常情况时立即汇报 ⑤ 定期进行心脑血管检查和血液检查等 (2) 合理饮食 营养师制定高血压食谱,低盐低脂,控制碳水化合物的摄入,多吃粗粮,荤素搭配,增加膳食纤维的摄入,增加富含钾的新鲜蔬菜(如菠菜、西兰花、土豆),水果(如香蕉、橙子),有助于降低血压,控制食量。每餐七八分饱 (3) 适量运动 根据周奶奶的身体状况和兴趣,为其选择适合的运动,如回春操、椅子瑜伽、毛巾操等,每天 2 次,每次 30 分钟。运动时若不适或疼痛,应立即停止,并监测血压变化 (4) 保持大便通畅	《中国高血压防治指南(2024年修订版)》 高血压营养和运动指导

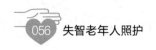

照护问题	照护目标	照护措施	照护依据
		① 每日饮用1500～2000 mL温水,使用智能恒温和有刻度功能的水杯。护理员应督促周奶奶定时饮水 ② 养成每天定时排便的习惯,最好在早晨起床后或饭后半小时尝试排便 ③ 教会周奶奶做腹部环形按摩,每天2次,每次10分钟左右 （5）规律作息 ① 制定规律的作息时间表 ② 根据季节和天气的变化,调节卧室内温度和湿度,并更换舒适的床上用品 ③ 睡前进行一些放松活动,如泡脚、听轻音乐等 （6）心理护理,及时疏导老人的不良情绪,保持情绪平和 3. 评价反馈 （1）监测血压,血压维持在正常范围内 （2）周奶奶自述无头痛、头晕、乏力、心悸等相关症状	
口头攻击（边拍桌子边骂人、骂脏话）;易激惹	（1）周奶奶入住机构期间口头攻击行为频率减少,症状减轻,情绪逐渐变得稳定 （2）未发生危及周奶奶自身安全或护理员安全的不良事件	1. 评估和分析原因 照护团队成员采用神经精神症状问卷（NPI）进行评估,确定等级。分析其诱发因素,并录入智慧康养管理平台。 2. 实施 （1）理解与接纳 ① 识别表现。识别出周奶奶出现口头攻击行为的表现和原因,同时观察她是否有身体方面的不适 ② 保持耐心:保持冷静,耐心倾听老人的诉说,满足老人的需求。可以说:"我知道您现在很生气,但生气对身体不好哦。" （2）转移注意力 ① 把焦点转移到护理员自己身上,告诉周奶奶旁边的人不是骂她,而是骂护理员 ② 推着轮椅带周奶奶去其他楼层或户外走一圈,边走边和老人聊感兴趣的事情（聊小孩、聊喜欢唱的歌等） ③ 尽量不要让周奶奶独处,把她带在身边,并请老人帮忙做一些力所能及的事情,如给东西分类、折毛巾等 ④ 夸奖周奶奶漂亮,皮肤好,女儿孝顺;向她取经怎么才能把小孩教育好 ⑤ 请周奶奶帮助"照顾"疗愈娃娃,并给予赞美和奖励 ⑥ 给周奶奶一个拥抱,在她耳边轻轻唱着她喜欢的歌曲,或者要周奶奶讲一讲她在房管所上班的事情 （3）创造安静安全的环境 ① 护理员在和周奶奶以及其他老人说话时音量要适中,不要大声说话 ② 平时组织活动时选择舒缓柔和的音乐,音量适中 ③ 照护人员工作过程中动作轻柔,做任何事情需要提前和周奶奶沟通 （4）亲情陪伴:鼓励家属增加探望的频率,每周至少1～2次,还可以进行线上语音和视频 （5）避免采取责骂、威胁等不恰当沟通方式,沟通时保持耐	《老年期痴呆专业照护》

（续表）

照护问题	照护目标	照护措施	照护依据
		心。平时聊天不要提及金钱和房子等敏感话题 3. 效果评价 （1）日常生活中观察周奶奶精神行为症状频率减少，情绪稳定 （2）周奶奶、照护人员和其他老人未发生不良安全事件 （3）照护人员能有效应对周奶奶的精神行为问题	
有压疮的风险	短期目标： （1）在24小时内完成对周奶奶全身皮肤的详细评估 （2）在48小时内制定预防压疮的照护计划 长期目标： （1）通过全面的照护措施，确保周奶奶在入住期间不会发生压疮 （2）建立一套长效的压疮预防机制	1. 评估 护理员使用Braden压疮风险评估量表定期进行评估，确定风险等级，并将信息录入智慧康养管理平台，以便于团队协作 2. 实施 （1）体位管理 ① 卧位时每2小时翻身一次；轮椅坐位时每30分钟挪动臀部一次 ② 使用减压设备，如气垫床、在骨隆突处使用减压坐垫等 ③ 建立翻身记录卡，准确记录受压部位皮肤是否有发红、肿胀、硬结等情况，并进行交接班 （2）皮肤清洁 ① 根据洗澡安排表定期洗澡并使用润肤露，对骨隆突处进行3~5分钟环形按摩，穿纯棉透气衣裤 ② 每次排便后，使用温热毛巾清洁会阴部及臀部 ③ 床上用品每两周更换并消毒 （3）营养支持 ① 合理搭配，采用三餐两点制，适量加入鱼虾、牛奶、鸡蛋和豆制品 ② 遵循医生或营养师的建议，必要时可以补充一些营养剂，如蛋白质粉、维生素C、锌等 ③ 每周测量1次体重，每月检测1次血清蛋白水平，并记录饮食情况 （4）管理和培训 ① 每月组织照护人员进行压疮预防的培训，并进行考核。每月开展一次预防压疮交流活动 ② 制定压疮管理制度，定期对压疮预防工作进行质量检查 ③ 建立激励机制，对在压疮预防工作中表现突出的照护人员进行表彰和奖励 3. 评价反馈 （1）在执行压疮预防措施期间，周奶奶未出现压疮 （2）照护人员能够按照规范执行压疮预防措施，执行率较高	国际《压力性损伤的预防与治疗：临床实践指南》
有跌倒的风险	短期目标：在48小时内制定预防跌倒的照护计划 长期目标：通过全面的照护措施，确保周奶奶在入住期间不会发生跌倒	1. 评估 护理员使用Morse跌倒风险评估量表定期进行评估，确定风险等级，并将信息录入智慧康养管理平台，以便于团队协作 2. 实施 （1）环境调整：加强机构适老化改造，确保室内无障碍化并安装扶手；卫生间铺设防滑垫；夜灯亮度适中；安装紧急呼叫按钮等	《世界指南：老年人跌倒的预防与管理》

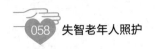

照护问题	照护目标	照护措施	照护依据
		（2）日常照护 ① 协助活动。照护人员应确保轮椅正确使用，并定期检查设备的性能和安全性。如周奶奶出现烦躁不安，使用轮椅时可使用保护性约束带，避免意外 ② 体位变换。变换体位时动作要轻柔、缓慢，避免突然改变体位引起头晕或血压波动 ③ 安全用药。在老人用药后，照护人员应密切观察其反应。例如，如果老人出现头晕，应让其躺下休息 （3）防跌智能化产品 使用夜间离床报警、智能跌倒报警器，建议家属购买智能轮椅（配备倾斜传感器和防倾翻装置） （4）平衡训练：进行静态坐立平衡训练、椅子瑜伽等，每日1次，每次15分钟 （5）管理和培训： ① 建立防跌倒管理小组，制定防跌管理制度和跌倒应急预案。定期进行质量监督检查 ② 建立激励机制，对在跌倒预防工作中表现突出的照护人员进行表彰和奖励 ③ 每月组织照护人员进行预防跌倒的培训，并进行理论考核和防跌模拟实战演练 ④ 每月开展一次预防跌倒交流活动 3. 评价反馈 （1）在执行跌倒预防措施期间，周奶奶未发生跌倒 （2）照护人员能够按照规范执行跌倒预防措施，执行率较高	
起床、穿衣、洗漱、修饰	在机构居住期间，个人卫生保持干净、整洁，无任何异味	（1）待周奶奶起床后，帮助周奶奶使用坐便椅如厕，并为她穿好衣裤及鞋袜 （2）协助周奶奶戴上洗漱围兜，将牙膏挤在牙刷上，鼓励她用健侧手刷牙和洗脸，并提醒她刷牙的顺序。洗漱后喝一杯温开水 （3）鼓励她用健侧手梳头 （4）对周奶奶进行夸奖和赞美 （5）每周给周奶奶修剪指甲及掏耳朵，每月剪头发1次	
大小便	（1）在机构居住期间，周奶奶的臀部和会阴部皮肤维持在健康状态，未出现皮肤感染或皮炎等状况 （2）在如厕过程中，周奶奶未发生跌倒事件	（1）定时询问周奶奶是否需要如厕 （2）观察并记录周奶奶如厕的时间规律（如起床后、餐后1小时、活动后、睡前等） （3）定时为周奶奶更换尿不湿 （4）大便后为周奶奶擦洗臀部和会阴部 （5）便器定期消毒	
洗澡	在机构居住期间，周奶奶的皮肤保持清洁和健康状态，身上	（1）制定洗澡计划表。冬季每3天洗澡1次，夏季每隔2天洗澡1次，非洗澡日需清洗会阴部，并更换内衣裤 （2）提前准备好衣物和洗浴用品，准备好防滑拖鞋，调节适	

（续表）

照护需求	照护目标	照护措施	
	没有异味。在洗澡过程中,未发生烫伤或跌倒的事件	宜室温和水温 （3）安排女性护理员帮周奶奶洗澡,根据她的习惯分段进行清洗,每清洗到一个部位都要告诉她,并用毛巾遮盖住隐私部位 （4）护理员协助周奶奶从侧面进行清洗,并在清洗过程中检查身体皮肤是否存在损伤 （5）在冬季为老人洗澡时,先帮助周奶奶脱下裤子,然后使用桶将她的双脚至膝盖部位浸入温水中 （6）洗澡前让周奶奶自行挑选她喜欢的衣服。洗完澡后,擦干身体并涂润肤露,协助她穿好衣裤。同时,赞美她的衣服很漂亮,人很有气质 （7）吹头发时护理员手在头发前面,以防热风烫到老人;在吹干头发之后,使用清洁棉签轻轻清理周奶奶耳朵,避免水分渗入。确保其耳朵内部没有水分留存	
洗脚		（1）帮周奶奶准备好温水、擦脚毛巾和干净的袜子 （2）洗脚后,鼓励她自己用健侧手拿毛巾擦干脚,注意脚趾间要擦干 （3）在足部涂润肤露并按摩	
进食、进水	在机构居住期间,周奶奶的食欲保持在良好的状态。未发生营养不良的情况	（1）了解老人食欲下降的原因,检查口腔是否有溃疡、疼痛等问题,有无心理问题,有无胃肠道不适等问题,根据原因进行针对性处理 （2）为老人提供三餐两点,荤素搭配合理,食物颜色协调,口感软烂,提供奶奶口味喜欢的饭食,避免不喜欢的食物,鼓励老人进食 （3）协助周奶奶用餐时,将软枕放在患侧手部,系上围兜;播放轻音乐;进行餐前口腔操 （4）进餐前后用温水、毛巾擦手和漱口,餐后仔细检查口腔,确保无食物残渣 （5）用餐期间不要和周奶奶交谈或聊天 （6）提醒并督促周奶奶定时喝水,送水到手,每日喝水1 500 mL以上(晨起洗漱后、进餐前后、活动前后等喝水) （7）定期监测体重和小腿围,及时发现和调整饮食相关问题 （8）记录进食情况,及时向营养师反馈	
睡眠	周奶奶夜间能安静入睡,睡眠质量好,次日精神状态饱满	（1）睡前避免进食和过量饮水 （2）控制午休:每日午休40分钟,午休后活动30分钟 （3）培养有规律的睡前活动,如换睡衣、上卫生间、听轻柔的音乐等 （4）营造舒适安全的睡眠环境 ① 根据季节和气温选择合适的床单被褥,调节适宜的温湿度和枕头高度 ② 睡觉时留有小夜灯 （5）夜间如厕:协助周奶奶使用床旁坐便椅,并在其如厕期	

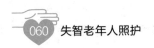

照护需求	照护目标	照护措施	
		间为其披上外套和在腿上盖一条毛毯。大便后,使用温水清洁会阴部及肛门 (6) 防坠床:午休、夜间入睡时加上床栏,栏杆需用绳子固定,防止栏杆松动;如听到奶奶有叫喊或敲打床栏,立即赶往床旁查看并满足需求 (7) 巡视与记录:夜班照护人员每小时巡视房间1次,检查奶奶的睡眠状况以及是否需要饮水等需求。若出现入睡困难或早醒等情况,应记录并及时向医生汇报	
用药	周奶奶能够按时按量服用药物,配合度高,无漏服或误服情况发生	(1) 遵医嘱按时按量送药。如有病情变化,遵医嘱增减药物 (2) 送药入口,待周奶奶服用后检查其口腔及舌下,确保老人将药物咽下后,照护人员方可离开 (3) 服药后立即进行记录,并观察记录是否有无不良反应。一旦发现,及时通知医生	
监测生命体征	在机构居住期间,生命体征保持在正常水平	(1) 每天测量生命体征2次 (2) 及时记录,有异常情况及时汇报给医生并进行交接班	
康复训练	周奶奶的左侧肢体功能显著增强,肢体肌肉及关节均未出现萎缩或僵硬的情况	(1) 康复师评估周奶奶的肢体情况并制定康复计划 (2) 上肢抗阻、增肌训练:利用哑铃、弹力带进行患侧上肢抗阻训练,如手臂外展、内收、侧平举、前平举等动作。每周2次,每个动作重复8～12次,进行2～3组 (3) 患侧下肢抗阻训练:可在脚踝绑沙袋或用弹力带进行腿部屈伸动作,每周2次,每个动作重复8～12次,进行2～3组 (4) 利用握力球、分指器、张力板等辅具锻炼患侧手功能。每天1次,每次10分钟 (5) 在训练时,注意观察周奶奶的身体和表情反应,若出现不适如头晕、乏力或疼痛,应立即停止	
社交活动	周奶奶精神需求得到满足,精神状态良好,情绪稳定	(1) 社工制定个性化的非药物疗法活动安排表 ① 室内活动 主题表演,如邀请周奶奶展示花鼓戏和经典老歌的表演以及口琴吹奏 开展蒙台梭利活动,每天1次,每次30分钟 回忆疗法,即协助并指导周奶奶制作记忆相册,回忆工作和家庭故事 代际活动,即社工对接志愿者组织陪伴周奶奶,如表演唱歌节目、手工涂鸦等 ② 户外活动 特色集体活动,如用废旧衣服条做成长绳,分队进行拔河比赛 户外活动,如彩虹伞游戏,带老人进行花草、蔬菜种植等 (2) 邀请周奶奶的家属共同参与活动 (3) 活动过程中社工提供协助和指导,并注意控制播放音乐的音量 (4) 活动中遵循零挫败原则,积极鼓励并赞美周奶奶	

表 3-10 周奶奶日常作息生活时间安排表

时间	日常生活内容	负责人
6:30	晨间护理	养老护理员
7:00—7:30	测量生命体征	护士
7:30—8:00	早餐、餐前餐后口服药	养老护理员、护士
8:00—9:00	回春操/手指操、看电视	护士、养老护理员
9:00—10:00	吃上午点心、协助上厕所	养老护理员
10:00—11:00	康复训练、非药物疗法活动	康复师、社工
11:00—12:30	午餐、餐前餐后口服药	护士、养老护理员
12:30—14:00	午休、协助上厕所	养老护理员
14:00—15:00	测量血压、吃下午点心	护士、养老护理员
15:00—16:00	康复训练、非药物疗法活动	康复师、社工
16:00—17:00	协助上厕所、餐前准备	养老护理员
17:00—17:30	晚餐	养老护理员
17:30—19:00	看电视	养老护理员
19:00—19:30	晚间护理、与女儿视频	养老护理员
20:00—06:30	睡觉	值班护士、养老护理员

表 3-11 周奶奶的非药物疗法安排表示例

时间		星期一	星期二	星期三	星期四	星期五	星期六	星期日
上午	10:00—11:00	唱怀旧老歌	户外活动：拔河	红星闪闪音乐律动	插花	口琴演奏	唱花鼓戏	户外活动：开火车、彩虹伞
下午	15:00—16:00	绘画活动	红豆绿豆分类	卡片夹夹子	忙碌板	几何图形嵌板	回忆家庭相册	筷子夹乒乓球

制定人：×××　制定日期：××××年×月××日

🏠 牛刀小试

请依据周奶奶的健康档案资料及当前状况，为她制定一份日常作息生活时间安排表。分组讨论后，每组指派一名代表进行分享。

📑 必备知识

一、PDCA 循环模式

PDCA 循环模式最早由美国质量管理专家沃尔特·阿曼德·休哈特（Walter A. Shewhart）提出，随后被爱德华兹·戴明（Edwards Deming）推广普及，因此也常被称为戴明环。它是一种持续改进质量管理的方法，涵盖了计划（Plan）、执行（Do）、检查（Check）、行动（Act）四个阶段，并在众多领域得到了广泛应

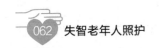

用。PDCA循环模式在失智老年人照护领域应用示例如下。

1. 计划(Plan)

(1) 分析目前状况

① 确定照护问题。明确当前面临的照护问题。例如,在照护失智老年人过程中,可能发现老年人的康复进度缓慢、老年人的营养状况不佳等问题。

② 收集数据。通过观察、问卷调查、访谈等方法收集与问题相关的数据和信息。例如,记录老年人的康复训练情况、饮食摄入情况等。

③ 分析原因。分析收集的数据,确定问题的根本原因。例如:老年人康复进度缓慢可能与康复计划不合理、配合度低、设备不足有关;营养状况不佳可能由饮食搭配不合理、食欲差等导致。

(2) 设定目标

根据照护问题分析的结果,确定明确、可衡量、可实现和有时间限定的目标。例如:1个月内将老人康复进度提高20%;3个月内改善老人营养状况,体重增加3kg。

(3) 制定计划

① 确定具体措施。针对问题原因,制定改进措施。例如:老年人康复进度缓慢,可调整康复计划,增加训练强度和频率,同时加强心理疏导,提高配合度,购置新设备以提高效果;老年人营养不佳,可制定合理饮食计划,改善饮食环境,提高食欲。

② 明确责任分配和时间节点。将各项措施明确分配给具体责任人,并设定完成的时间节点。例如:康复计划的调整由康复师负责,并确保在一周内完成;饮食计划的制定由营养师负责,在三天内完成。

2. 执行(Do)

① 实施计划。按照制定的计划,组织相关人员实施各项措施。例如:康复师按照调整后的康复计划为老年人进行康复训练;营养师根据制定的饮食计划为老年人准备饮食。

② 记录过程。在实施计划的过程中,要及时记录实施的情况和结果。记录的内容包括实施的时间、地点、具体措施以及效果等。以便后续检查和处理。例如:记录康复训练的时间、地点、内容、老年人的反应和进步情况;记录饮食计划的实施情况,包括饮食摄入情况、体重变化等。

3. 检查(Check)

(1) 对比目标

将实施结果与既定目标进行对比,以评估实施效果是否达到了预期目标。例如,对比老年人的康复进度是否提高了20%、营养状况是否得到改善、体重是否增加了3kg。

(2) 分析原因

若实施结果未达到预期,需分析原因以找出问题所在。例如:老年人康复进度未见提高,可能是由于康复计划执行不到位、出现新的健康问题等原因;营养状况未改善,可能是饮食计划不合理、食欲未提高等原因。

(3) 总结经验

对实施过程和结果进行总结,提炼出成功的经验和失败的教训。成功经验可指导未来工作,失败教训有助于改进。例如:总结康复训练中有效的方法和技巧,为未来的康复工作提供参考;总结饮食计划实施中的问题,为今后的饮食管理积累经验。

4. 行动(Act)

(1) 标准化

若实施结果符合预期目标,则需将成功经验标准化,形成制度、流程或规范,以便在后续工作中推广应用。例如,将有效的康复训练方法、饮食管理经验等标准化,制定相应的制度、流程或规范,确保未来工作能够持续保持良好的效果。

（2）持续改进

若实施结果未能达到预期目标，应分析原因并制定改进措施，进入下一个 PDCA 循环，以持续提升工作质量。例如：老年人康复进度缓慢时，需调整康复计划和加强指导；老年人营养状况不佳时，应制定新的饮食计划，提高饮食质量和多样性。

PDCA 循环是一个持续改进的过程，通过不断地循环往复，可以不断提高工作质量和效率，实现持续发展的目标。在失智老年人照护中，应用 PDCA 循环可以有效地提高照护质量，满足老年人的需求，为老年人提供更加优质的服务。

二、照护方案制定流程

失智老年人照护方案制定流程，见图 3-1。

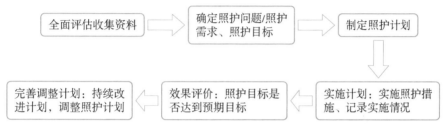

图 3-1 失智老年人照护方案制定流程

拓展训练

李爷爷，80 岁，老伴已去世多年，育有 1 女 1 子，和女儿关系一般，儿子经常来看望。3 年前，李爷爷在医院被诊断为血管性失智症，因生活自理能力明显下降，3 年前入住幸福养老机构 219 室 1 床。李爷爷基本信息如下：

身高：165 cm

体重：75 kg

文化程度：大学

经济状况：退休金 30 000 元/月

兴趣爱好：喜欢看电视、听戏曲

饮食喜好：喜食甜食、面食

个人重要经历：参加过淮海战役；年轻时在人民大会堂被毛主席接见过

既往病史：高血压、抑郁症、血管性失智症

情境：李爷爷用餐后通常不愿意返回楼上的房间。他经常声称整个楼层都属于他，认为其他老年人侵占了他的空间，并想要将他们赶走。在早晚班交接时，若未邀请他发表意见，他就会不高兴。

任务：请为李爷爷制定一份照护方案。

练一练

扫码进行在线测验。

在线测验

项目四

失智老年人日常生活照护

任务1　失智老年人饮食照护

视频

学习目标

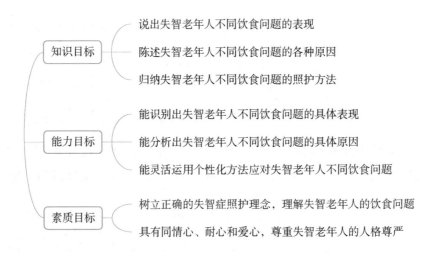

知识目标
- 说出失智老年人不同饮食问题的表现
- 陈述失智老年人不同饮食问题的各种原因
- 归纳失智老年人不同饮食问题的照护方法

能力目标
- 能识别出失智老年人不同饮食问题的具体表现
- 能分析出失智老年人不同饮食问题的具体原因
- 能灵活运用个性化方法应对失智老年人不同饮食问题

素质目标
- 树立正确的失智症照护理念，理解失智老年人的饮食问题
- 具有同情心、耐心和爱心，尊重失智老年人的人格尊严

情境任务

姜奶奶，现入住幸福养老机构2楼。某天下午，姜奶奶在午睡醒来后，与同楼层其他爷爷奶奶们一同做完了康体操，随后便一起在公共客厅里看电视。到了晚餐时间，楼层的爷爷奶奶们围坐在餐桌旁，新任的护理员小王将饭菜送到姜奶奶面前，要她吃饭。姜奶奶有些抵触，她不断地将食物推开，心怀疑虑，担心小王在饭菜中下毒。小王尝试劝解，并坚称没有下毒，但姜奶奶不仅拒绝进食，还情绪激动地斥责了小王。

问题：

1. 结合姜奶奶日常生活中的表现和刚刚发生的情境，分析姜奶奶拒绝进食的原因可能有哪些。

2. 在这种情况下，小王应该如何妥善应对呢？

3. 在处理过程中，需要注意哪些事项？

📖 **健康档案**

表 4-1　姜奶奶健康档案

基本信息			
姓名	姜奶奶	性别	女
出生年月	1943 年 5 月	文化程度	初中
身高/体重	156 cm/63 kg	入住机构时间	4 年
婚姻状况	丧偶	退休前职业	播音员
经济来源	退休金	家庭成员	育有 1 儿 1 女,都在国外工作。已知儿子在新西兰工作
性格特点	性格安静、待人礼貌	家属探视频率	子女几乎不回国探望,都是通过线上方式与姜奶奶沟通。家里其他亲戚年纪比较大了,探望次数较少
最自豪的事情	退休前在人民大会堂当播音员		
个人不愿提及事件	儿女不来探望的事情		
其他	说普通话		
兴趣爱好	唱歌、跳舞、打麻将		
疾病史和服药情况			
疾病史	阿尔茨海默病、高血压		
服药情况	盐酸多奈哌齐片、苯磺酸氨氯地平片		
日常生活			
饮食	软烂饮食,不吃辣,吃饭需要协助、督促		
排泄	需协助		
洗澡	喜欢淋浴,身体清洁需协助		
睡眠	晚上入睡需要开夜灯,晚上 21:00 左右入睡,要起夜 2~3 次;睡前要喝水、小便		
失智症核心症状			
核心症状	(1) 记忆力下降,会忘记近期发生过的事 (2) 语言表达能力下降,有时候表达词不达意;对于护理员说的话及指令,偶尔理解不了 (3) 失用:不能独立完成吃饭、如厕、洗澡		
失智症异常行为和精神症状(BPSD)			
异常行为和精神症状	(1) 偶尔情绪会突然爆发,变得激动,甚至对照护人员大声斥责,言辞粗鲁 (2) 被害妄想:总是怀疑别人在她饭菜里下毒 (3) 拒食:不愿意吃饭		

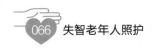

(续表)

风险评估	
简易精神状态检查量表（MMSE）	中度认知障碍
日常生活活动能力（ADL）	中度生活自理能力受损
跌倒评估表	中危跌倒风险
走失评估表	中危走失风险

任务实施

一、了解和评估照护情形

根据姜奶奶刚出现的情况，护理员进行详细了解，汇总情况如表4-2。

表4-2 姜奶奶情况汇总表

问题	详细表现
1. 出现了什么情况？	（1）拒绝进食：怀疑护理员在饭菜中下毒，不愿意吃饭 （2）情绪激动：责骂护理员
2. 什么时候发生的？	傍晚吃晚饭的时间
3. 在哪里发生？	幸福养老机构2楼
4. 老人和什么人在一起？	姜奶奶和同楼层其他老人一起在活动室做完康体操后，一起在客厅看电视
5. 当时的情况是怎样？（事情发生的前后经过）	晚餐时，护理员小王端饭菜给姜奶奶，但她怀疑食物有毒，拒绝进食并责骂小王。小王进行了辩解，但姜奶奶仍然不吃饭
6. 一般会持续多长时间？	姜奶奶这次发作持续了10多分钟
7. 该行为一般发生的频率是多久一次？	间隔不定
8. 在哪些情况下特别容易发生？	（1）更换护理员：对于姜奶奶而言，新护理员小王的面孔很陌生，这可能会引起她的不安 （2）身体不适时：姜奶奶在病情不稳定或身体出现其他疾病症状时 （3）疲劳时：如果姜奶奶在白天参加活动过多，或者睡眠质量不好导致疲劳，也可能会让她的情绪更加难以控制
9. 护理员有没有进行干预？干预方法是否有效？	护理员小王当时立即对姜奶奶进行劝说，对于饭菜的准备也进行了解释，但是没有效果
10. 是否存在风险/潜在的其他风险？	（1）营养不良风险：姜奶奶抗拒饮食，长期下去可能会导致营养不良，影响身体健康 （2）疾病加重风险：姜奶奶患有中度失智症，情绪激动和抗拒饮食可能会加重失智症的症状。此外，长期的情绪问题可能会对身体的各个系统产生不良影响，如心血管系统、消化系统等，增加患上其他疾病的风险 （3）跌倒风险：姜奶奶情绪激动时可能会出现行为失控，如突然起身、走动等，增加跌倒的风险

（续表）

问题	详细表现
	（4）自伤或伤人风险：姜奶奶在情绪激动时可能会出现咒骂、推搡等行为，如果情绪进一步恶化，可能会出现自伤或伤人的情况。例如，她可能会用手拍打自己或攻击护理员
	（5）孤独感和焦虑感：姜奶奶的情绪容易激动，可能会导致她与其他老人和护理员的关系紧张，增加孤独感和焦虑感。长期的孤独和焦虑可能会进一步影响她的心理健康，加重失智症的症状

二、分析原因

护理员从病理、心理、环境以及照护因素对姜奶奶的情况进行分析，分析结果如表4-3。

表4-3　分析结果汇总表

因素	原因分析
病理因素	疾病史：诊断为阿尔茨海默病。由于大脑功能受损，老人的思维和判断会出现错误，产生不合理的恐惧和怀疑。这可能引发姜奶奶出现妄想等症状，在这种情况下，她会无端怀疑护理员小王在饭菜中下毒
心理因素	不安全感：因姜奶奶情绪容易激动，加上是陌生的小王来让姜奶奶吃饭，所以会触发姜奶奶的防御机制，从而拒绝进食
环境因素	（1）光线：傍晚时分，光线可能会有些变化，从而引起姜奶奶视觉方面有误差 （2）生活环境的变化刺激：养老机构日常变化可能给姜奶奶带来压力。午睡后的康体操和看电视等活动可能让她有些疲惫或者情绪上产生波动，而吃饭时面对新护理员，进一步加剧了这种不安的情绪
照护因素	小王是新任的护理员，姜奶奶可能还没有与她建立起信任关系。由于不熟悉小王，姜奶奶更容易对小王提供的食物产生抵触情绪

三、即时应对方法

1. 保持冷静

护理员小王看到姜奶奶出现这种情况时首先自己要保持镇定，可以做几次深呼吸，让自己先平静下来，再和姜奶奶沟通。询问姜奶奶有无身体不适，排除身体异常情况或药物副作用导致的拒绝进食。

2. 提供熟悉的线索或人物来安抚情绪

可以请姜奶奶熟悉的护理员或者其他老人协助，帮助安抚姜奶奶的情绪。或者从房间拿出姜奶奶做播音主持的相框放到她旁边，让她感到安全和舒适。

3. 验证食物安全性

为了消除姜奶奶的疑虑，可以请她非常熟悉信任的护理员当着她的面尝一下饭菜，边尝边说出饭菜的名称，让她看到饭菜是安全的。在此过程中，不停地夸奖姜奶奶过往吃饭时的表现，增加其吃饭的信心及信任感。

4. 改变沟通方式

不要强硬地要求姜奶奶吃饭，而是采用温和、引导的方式。比如，可以说："奶奶，您看这个菜是您之前很喜欢吃的呢，我们一起尝尝好不好？"用这种比较委婉的方式来引起她的兴趣。

5. 给予时间和空间

如果姜奶奶情绪非常激动,暂时不要强迫她进食。可以先让她独处一会儿,等情绪稍微稳定后再尝试,但要在旁边密切观察,确保她的安全。

6. 采用陪伴式就餐

小王可以坐在姜奶奶旁边,告诉她:"奶奶,您看,这套餐具是专门给您准备的哦,以后每次吃饭都会用这一套,这个座位也是您专属的,这样您用餐的时候就会更舒服啦。"小王和她一起用餐,而不是只是站在旁边催促。通过自己进食的行为来引导姜奶奶,让她感受到吃饭是一件正常且愉快的事情。

7. 转移注意力

(1)寻找共同话题

小王可以说:"奶奶,我知道您唱歌最好听了,我最近听了一首老歌,特别好听,好像是您那个年代的,叫'茉莉花',您以前是不是也经常唱呀?"通过聊共同感兴趣的话题,逐渐拉近和姜奶奶的距离,从而让她更容易接受自己提供的食物。

(2)转移场地

如果周围环境比较嘈杂,可以将姜奶奶转移到相对安静的角落或者小房间里用餐。

四、注意事项

① 当姜奶奶执意不进食的时候,暂时尊重她的意愿,不要强行纠正,更不能训斥,以避免诱发更加严重的过激行为。

② 用温和的语气与姜奶奶沟通,向她解释饭菜的来源和安全性,让她放心食用。可以采用简单明了的语言,避免使用复杂的词汇和句子。

③ 给予姜奶奶足够的时间来进食,不要催促她,让她按照自己的节奏进行。

五、评价效果

通过采取上述应对方法,姜奶奶开始进食,并且顺利地将饭菜全部吃完。

① 应对方法具体、有效。

② 姜奶奶情绪恢复稳定。

③ 姜奶奶和同楼层其他老人未发生意外事件。

牛刀小试

在某天午餐时间,楼层管家小张像往常一样将饭菜端到姜奶奶面前,要她吃饭。然而,姜奶奶却突然情绪激动,用手将餐盘推开,饭菜撒了一地,同时她口中喃喃自语:"这不是我的饭,我不吃。"小张轻声安抚她,并询问是否是饭菜不合她的口味。但姜奶奶只是眼神茫然地望向别处,没有做出任何回应。

任务:如果您是今天上班的楼层管家,应该如何处理?

必备知识

一、拒绝进食对机体的影响

1. 营养方面的影响

在营养方面,缺乏蛋白质、维生素和矿物质等关键营养素会导致体重减轻、肌肉萎缩、贫血和骨质疏松等问题。此外,它还会引起代谢紊乱,如低血糖和电解质失衡。这些状况会损害心脏和神经系统功能。

2. 免疫方面的影响

免疫系统会因营养不足而受到影响,免疫细胞的生成和活性受到抑制,导致免疫力下降,从而增加感染的风险。

3. 消化方面的影响

由于缺乏食物的刺激,胃肠功能会减缓,消化液的分泌减少,这可能导致便秘、腹胀等消化不良的症状。长期下去,甚至可能引发消化系统疾病,严重威胁到个人的健康和生活质量。

 地中海饮食

地中海饮食泛指希腊、法国等处于地中海沿岸的各国以蔬菜水果、鱼类、五谷杂粮、豆类和橄榄油为主的饮食风格。研究发现,地中海饮食可以减少患心脏疾病的风险,还可以保护大脑免受血管损伤,降低发生中风和记忆力减退的风险。

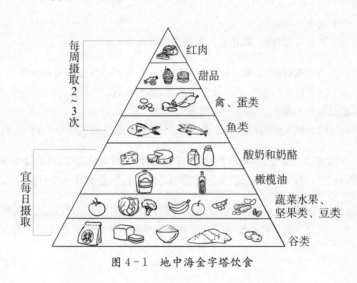

图 4-1 地中海金字塔饮食

二、失智老年人拒绝进食的常见表现

① 直接推开食物:当护理员将食物送到嘴边时,老年人会用手直接推开,或者将头扭向一边,明确表示不愿意进食。

② 打翻餐具:会故意将饭碗、餐盘等餐具打翻在地,使食物洒落,以此方式来拒绝进食。

③ 离开餐桌:在进食过程中,突然起身离开餐桌,不愿继续留在就餐环境,即使被劝说也不愿意回来。

④ 明确表示拒绝:直接说"不想吃""不吃"等话语,清晰地表达自己不想进食的意愿。

⑤ 找借口推脱:可能会以"不饿""食物不好吃""等会儿再吃"等理由来拒绝进食,但实际上可能并非真正的原因。

⑥ 烦躁不安:在面对食物时,表现出明显的烦躁情绪,可能会皱眉、发脾气、大声叫嚷,对周围人产生抵触情绪。

⑦ 沉默不语:以沉默的方式来抗拒进食,无论护理员怎么劝说,都不做回应,也不主动进食。

⑧ 紧闭嘴巴:当食物靠近时,老年人紧紧地闭上嘴巴,牙关紧闭,不让食物进入口腔。

⑨ 将食物含在嘴里,久久不下咽或将食物吐出。

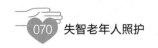

三、失智老年人拒绝进食的原因

失智老年人拒绝进食的常见原因见表4-4。

表4-4 失智老年人拒绝进食的原因

因素	原因分析
生理/病理因素	（1）味觉和嗅觉减退 （2）口腔疾患或牙齿不好，如口腔溃疡、牙龈发炎、牙痛等导致进食困难 （3）吞咽功能障碍 （4）肠胃消化问题，如便秘、腹部鼓胀等 （5）记忆障碍，忘记要吃食物或变得不认识食物 （6）被害妄想症，以为有人要在食物当中下毒 （7）药物的影响。药物的副作用会使失智老年人产生睡意，或者失智老年人在犯困状态下饮水过少，陷入脱水的状态；或药物导致胃肠不适症状 （8）饮食不合口味 （9）饮食习惯导致，如北方人不习惯南方饮食
心理/社会因素	（1）当出现焦虑、抑郁、烦躁时，失智老年人会因心情忧郁而失去食欲 （2）用餐过程中发生了不愉快的事情，如噎食、食物太烫、太难吃，或者被催促进食等，这些负面记忆会诱发他们拒绝下一次用餐 （3）缺乏家人的陪伴或者熟悉的社交支持，也会让他们情绪低落，从而不想吃饭
环境因素	生活规律发生变化，如用餐时间、餐具、陪伴人员等的改变，都会让失智老年人感到不适应。他们习惯了以往的生活方式，对新环境中的吃饭场景感到陌生和不安
照护因素	（1）护理员发生改变时，失智老年人对新护理员不信任，故拒绝吃新护理员提供的食物 （2）护理员的一些不恰当的行为或言语也可能触发拒绝吃饭的行为

视频

四、失智老年人拒绝进食的照护方法

1. 确认原因

当失智老年人不吃东西的时候，一定要询问哪里不舒服，确认其身体状况。此外，要观察老年人是否存在焦虑等不良情绪。

2. 禁止强迫

不要强迫老年人吃饭，因为可能会引起误吸，导致肺炎的发生。另外，强迫老年人吃饭会让其产生负面情绪，会进一步加重拒食行为、厌食行为。

3. 了解饮食习惯

了解老年人平常吃饭的时间、口味、喜欢的食物等，以便更好地帮助老年人进食。

4. 最大限度发挥能力

老年人自行进食除了可以锻炼手部功能外，还能提高进食的兴趣。即使老年人吃饭有困难，护理员也应该鼓励他们最大限度地发挥自身能力。护理员要赞扬其在吃饭过程中所付出的努力，同时在老年人需要帮助的时候及时提供帮助。

5. 辅助工具

针对有肢体障碍而影响吞咽进食的失智老年人，可以进行肢体复健，并提供适当的辅具，如可以弯曲

的勺子、叉子、握筷辅助器、弧形盘、双把手杯、防滑垫等,以降低因肢体障碍而导致的进食困难。

6. 陪同用餐

邀请老年人帮忙布置餐桌、鼓励其他人员陪同老年人一起用餐等,能让老年人感觉自己并没有被排斥和孤立,有助于让老年人拥有好胃口并享受整个用餐过程。

7. 建立规律的饮食时间和环境

① 保持固定的饮食时间,让老年人养成规律的饮食习惯。例如,每天在相同的时间提供早餐、午餐和晚餐,有助于老年人更好地适应饮食安排。

② 创造安静、舒适的就餐环境,减少噪音和干扰,让老年人能够专注于饮食。可以选择一个固定的就餐地点,如房间或餐厅的特定位置。

8. 借助外部力量辅助

（1）联系家属协助沟通

与失智老年人的家属保持密切联系,在老年人拒绝进食时,及时通知家属,共同探讨可能的原因和解决方案。鼓励家属参与照护过程,通过家属的参与和鼓励,提高老年人的饮食兴趣和配合度。

（2）邀请专业医护人员介入

如果老年人一直拒绝进食,可以请机构内的医护人员来检查他们的身体状况,同时让医护人员向他们解释进食的重要性。医护人员的专业性可能会让他们更加信服。

（3）组织群体活动引导

组织与饮食文化相关的活动,能激发老年人对食物的兴趣,增进饮食知识,可能提升他们的饮食意愿。同时,这些活动促进老年人社交,可减少孤独感,改善情绪。

五、失智老年人不知饥饱的照护

1. 失智老年人不知饥饱的表现

失智症老年人有时会在不感到饥饿的情况下表现出对食物的强烈渴望,如频繁地要求进食,即便他们才吃完饭。这可能是由于他们忘记了自己已经进餐,或者由于认知功能障碍导致他们对食物需求的判断出现偏差。此外,他们的时间感知出现偏差,让他们常误以为到了吃饭时间,这也会让他们产生强烈的进食需求。

失智老年人也可能在饥饿的时候没有表现出应有的食欲,或者完全不知道自己处于饥饿状态。

2. 失智老年人不知饥饱的饮食照护

① 可以通过分散注意力的方式,如带老年人去散步、看电视、玩游戏等,缓解他们的进食冲动。

② 可以适时提醒他们进食,或者提供一些小零食,让他们保持适当的饱腹感。但要注意零食的选择,避免高热量、高脂肪和高糖的食物。

③ 进餐时间有规律:

一是建立固定的一日三餐及加餐时间,让老年人逐渐适应有规律的饮食节奏。例如,可以在上午10：00 和下午 15：00 安排适量的加餐。

二是严格遵守进餐时间,避免提前或推迟用餐,以免打乱老年人的生物钟和饮食习惯。

3. 控制食物分量

根据老年人的身体状况和营养需求,合理控制每餐的食物分量。可以使用较小的餐盘和餐具,避免给予过多的食物,防止老年人过度进食。

对于容易出现过度进食的老年人,可以将食物分成小份,逐步提供,观察他们的进食情况,避免一次性给予大量食物。

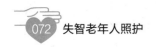

4. 密切观察进食情况

在老年人进食过程中,密切观察其食欲、进食速度和表情等。

注意观察是否有噎食、呛食等风险,确保进食安全。可以将食物切成小块、煮软或打成泥状,便于失智老年人吞咽。

 拓展训练

姓名:邹奶奶

年龄:75 岁

文化程度:大专

退休前职业:音乐老师

兴趣爱好:唱歌、跳舞

失智症程度:中度

情境描述:邹奶奶最近因为子女们没有前来探望,感到心情郁闷。在某一天中午,邹奶奶情绪低落,不愿意进食。

任务:课后分组讨论情境脚本,写出无效应对和有效应对的方法,并进行角色扮演。

练一练

扫码进行在线测验。

在线测验

任务 2　失智老年人穿脱衣服照护

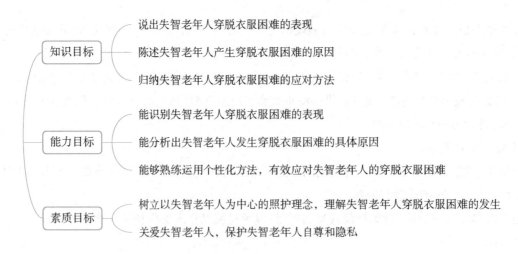 **学习目标**

知识目标
- 说出失智老年人穿脱衣服困难的表现
- 陈述失智老年人产生穿脱衣服困难的原因
- 归纳失智老年人穿脱衣服困难的应对方法

能力目标
- 能识别失智老年人穿脱衣服困难的表现
- 能分析出失智老年人发生穿脱衣服困难的具体原因
- 能够熟练运用个性化方法,有效应对失智老年人的穿脱衣服困难

素质目标
- 树立以失智老年人为中心的照护理念,理解失智老年人穿脱衣服困难的发生
- 关爱失智老年人,保护失智老年人自尊和隐私

视频

 情境任务

李奶奶,入住温馨养老院一年。上午做完操后,李奶奶从衣柜里翻出一件毛衣和一件红色的短袖,穿在自己的外套上,且将短袖穿反了,说马上要去参加好朋友的聚会。护理员小张看到后,对李奶奶说:"李

奶奶,您这穿的什么呀? 现在是冬天,您怎么穿上短袖了? 赶紧脱下来吧!"说着就想动手将奶奶的衣服脱下。李奶奶很生气,非常抵触,并对小张破口大骂,伴有攻击行为。

问题:

1. 李奶奶出现了什么情况?

2. 李奶奶出现这种情况的原因是什么?

3. 护理员小张应该如何正确应对?

健康档案

表4-5 李奶奶健康档案

基本信息			
姓名	李奶奶	性别	女
出生年月	1949 年 1 月	文化程度	高中
身高/体重	160 cm/60 kg	入住机构时间	1 年
婚姻状况	丧偶	退休前职业	企业高级管理人员
经济来源	有退休金,儿女能支持	家庭成员	1 个儿子,1 个女儿
性格特点	比较强势,自尊心强	家属探视频率	每周 3 次
最自豪的事情	外孙在美国留学		
个人不愿提及事件	无		
兴趣爱好	做操、服装秀		
疾病史和服药情况			
疾病史	高血压病史 30 年、失智症 4 年		
服药情况	盐酸美金刚片、酒石酸美托洛尔缓释片		
日常生活			
饮食	喜欢清淡食物,如粥、蔬菜等		
排泄	找不到厕所,会随地大小便,需要引导如厕		
洗澡	不喜欢频繁洗澡,一周一次勉强接受;需协助		
睡眠	晚上入睡困难,夜间醒来会游走		
失智症核心症状			
核心症状	(1)记忆力障碍:刚做完的事情无法想起;不认识自己的亲人,不能辨别物品 (2)定向力障碍:找不到自己的房间、床位和厕所;对季节、时间无法正确认知 (3)理解力和判断力障碍:不能理解复杂语言;对可能发生的风险,如跌倒等,无法判断 (4)失用:忘记穿脱衣服的基本步骤与顺序		
失智症异常行为和精神症状(BPSD)			
异常行为和精神症状	(1)易激惹,常常乱发脾气、骂人、砸物,有攻击行为 (2)重复行为,经常穿脱衣服		

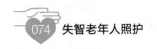

（续表）

（3）藏东西，会经常收藏衣服、毛巾、牙刷等物品 （4）妄想，有被害妄想和被偷妄想症 （5）会吃别人剩下的食物

风险评估	
简易精神状态检查量表 （MMSE）	重度认知障碍
日常生活活动能力（ADL）	重度生活自理能力受损
跌倒评估表	高危走失跌倒风险
走失评估表	高危走失风险

任务实施

一、了解和评估照护情形

根据李奶奶刚出现的情况，护理员进行详细了解，汇总情况如表4-6。

表4-6 李奶奶情况汇总表

问题	详细表现
1. 出现了什么情况？	李奶奶穿着不当：选择不合时宜的衣服，将短袖穿反了
2. 什么时候发生的？	上午，李奶奶做完操后
3. 在哪里发生？	温馨养老院
4. 该行为一般发生的频率是多久一次？	每天发生
5. 护理员有没有进行干预？干预方法是否有效？	护理员小张进行了劝说，并协助其脱下，但李奶奶未能配合，且有骂人、打人行为
6. 是否存在风险/潜在的其他风险？	（1）伤人的风险：李奶奶有攻击行为，容易伤人 （2）跌倒风险：李奶奶在抵触和攻击过程中，容易发生跌倒 （3）脑血管病风险：李奶奶生气时情绪激动，容易发生血压高、心脑血管意外等情况 （4）照护压力：李奶奶易怒，骂人、攻击等行为会增加护理员的心理压力；护理员既担心受到攻击，又要保证老人安全，增加照护压力

二、分析原因

护理员从病理、心理、环境等因素对李奶奶的情况进行分析，分析结果如表4-7。

表 4-7　分析结果汇总表

因素	原因分析
病理因素	疾病史:失智症 4 年 (1) 失智症导致李奶奶认知功能下降,对季节、气温、场合无法做出正确的判断,也无法根据情况选择适宜的衣物,识别衣物的正反和按照正确的顺序穿脱衣服 (2) 失智症导致李奶奶情绪不受控制,易激动,容易骂人、攻击人
心理因素	(1) 李奶奶爱美、喜欢时装秀,所以会经常想着更换衣服 (2) 李奶奶之前是高级管理人员,自尊心强,在自己扮美时遭到护理员小张的否定,非常气恼
环境因素	(1) 机构老人的衣柜未实施上锁管理,或衣物未实行集中库房上锁管理,导致老人可以自由拿取衣物 (2) 李奶奶的换季衣服未分类收纳存放,导致其拿到不合时宜的衣服
照护因素	(1) 护理员小张在未获得李奶奶同意时就动手帮助其脱衣,让李奶奶感觉受到了侵犯,所以会骂人、攻击人 (2) 沟通方式不当。小张质问的语气容易让李奶奶感到被指责和否定,引发她的抵触情绪

三、即时应对方法

1. 了解李奶奶的行为动机

了解李奶奶的行为动机,体察其心理和情绪,予以同理和接纳,可以说:"李奶奶,您今天怎么穿得这么漂亮呀?"了解到李奶奶是想去参加好朋友的聚会,所以打扮自己,此时应理解奶奶的心理需求和情绪,可以说:"怪不得,奶奶今天有聚会,所以把自己打扮得这么漂亮,真好看!"

2. 引导李奶奶调整穿着

可以说:"李奶奶,您这件衣服真好看,就是里面这件外套有点不太搭,我记得您还有一件红色外套,特别好看,我们去试试那件好吗?"

3. 协助李奶奶取舒适安全体位并引导、协助其更换衣物

① "李奶奶,走,咱们回房间,我帮您把红外套找出来,咱们换上后去照照镜子,看是不是更漂亮了,好吗?"取得李奶奶同意后,将老人带至房间并在凳子上坐好,协助其脱下短袖和毛衣,换上红色外套。

② 更换衣服时,注意指导李奶奶辨别衣服的正反,如有扣子、花纹的是外面,以及穿衣服的顺序,毛衣穿在里面,外套穿在外面。

③ 穿好衣服后带其到镜子前夸赞:"李奶奶,您看,这件是不是更好看些! 您让小陈也帮您看看。"随后将老人带出房间。

4. 衣物管理和用照片引导穿衣

重新整理李奶奶的衣柜,将换季衣服打包封存,进行上锁管理或衣物入库管理。为李奶奶拍摄照片,并给内衣、毛衣、外套的照片标注序号,张贴在房间,引导她参照照片穿衣,照片可依据安排的衣服定期更换。

 小贴士　　　　　　　　　　　**失智老年人穿衣的技巧**

① 使用拉链或者摁扣而不是纽扣。

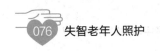

② 带有鞋带的鞋子对于失智老年人来说比较难以穿脱,可为其选择合脚的不系带鞋子或者带着拉链的鞋子,或者将鞋带换成松紧带。

③ 尽量避免穿非常紧身的长筒袜,因为它有可能导致血液循环问题。

④ 不应该持续穿着拖鞋超过 1 小时,以免脚部支撑不住。

⑤ 对女性来说,不戴胸罩外出可能会不舒服,选择前开襟胸罩会更容易穿脱。

⑥ 对男性来说,平角的贴身内裤可能会比三角内裤容易穿脱。

四、注意事项

① 为李奶奶穿衣过程中要循循善诱,保持耐心,观察李奶奶的情绪,不可强行拉扯衣服,动作需轻柔,以免伤害老人或引起更强烈的抗拒。

② 沟通时注意使用温和、简单、李奶奶熟悉的语言,避免使用复杂的词汇和句子。不要斥责或嘲笑李奶奶,也不要表现出不耐烦。

③ 尊重李奶奶的隐私和自尊心,尽量减少不必要的身体暴露。

④ 更换衣服时注意安全,防止李奶奶跌倒。

五、评价效果

① 运用有效的应对方法后,小张成功帮助李奶奶脱下了毛衣和红色短袖,李奶奶穿着大方得体。

② 李奶奶完成穿脱衣服后情绪较为稳定,未出现过度的烦躁或抗拒情绪。

牛刀小试

李奶奶上午洗完澡后,拒绝让护理员为其穿衣服,将护理员赶出浴室,自行将裤子当成了衣服,将手臂穿进了两个裤腿后不知所措。面对此种情况,应该如何处理?

必备知识

一、失智老年人穿脱衣服困难的表现

1. 认知方面的问题

（1）对衣物的认知出现混乱

无法正确区分衣物的种类和用途,以及对身体部位与衣物关系产生混淆。例如,将上衣误认为是裤子、袜子当成手套,或者将双脚同时伸入一条裤腿、把上衣袖子套在头上当帽子等情况。

（2）对穿衣环境的误解

在不适当的场合脱去衣物。例如,在公共活动区域或当他人在场时,他们可能误以为自己处于卧室等私人空间,开始穿脱衣服。

（3）频繁更换衣裤

错误判断衣物状态,频繁更换衣裤。例如,他们可能认为干净的衣服脏了,或完好的衣服破损了。即便被告知衣物并无异常,他们仍可能坚持要求更换。

2. 穿衣顺序混乱

对于失智老年人而言,正常的穿衣顺序可能变得难以理解,他们可能会先穿上外衣,然后再穿内衣。

3. 穿脱衣服动作迟缓或中断

（1）动作缓慢

穿衣与脱衣过程变得缓慢。例如,解开拉链的动作,他们可能需要耗费几分钟,而正常情况下只需几秒钟就可以完成。

（2）动作中断

在更衣过程中,他们有时会突然停下,进入恍惚状态,或是被周围的事物所吸引。他们可能会在脱到一半时忘记自己的动作,从而停止动作或反复执行同一脱衣动作。

4. 情绪和行为方面的问题

（1）抗拒更换衣服

失智老年人有时可能因为无法理解穿衣或脱衣的目的,或者对这些过程感到不舒服而表现出抗拒。他们可能会拒绝护理员或家人的帮助,甚至会出现攻击性的行为。

（2）情绪波动

在穿衣或脱衣的过程中,他们可能会因为动作上的挑战而感到沮丧、愤怒或焦虑。这些情绪反应可能会加剧他们的抗拒行为,使得整个过程变得更加困难。例如,失智老年人可能因多次扣纽扣失败而发脾气,进而扔掉衣服。

5. 身体机能方面的问题

（1）肢体配合困难

失智老年人在穿脱衣服时,可能出现双手不能很好地配合完成动作的情况。例如,无法准确地将纽扣对准扣眼、扣子扣错位置、手指难以弯曲来扣纽扣、拉链拉不上或者解不开等问题。

（2）身体平衡问题

他们在穿脱裤子等需要单腿站立或者弯腰的动作时,身体难以维持平衡。例如,在脱鞋时,单脚站立不稳,容易摔倒。

（3）肌肉力量减弱

肌肉力量不足会影响穿衣脱衣。例如,难以将衣服套上或脱下,因为这需要抬起手臂和伸展身体的力量。脱套头毛衣时,手臂无法举高,可能导致困难。

二、失智老年人穿脱衣服困难发生的原因

1. 认知功能障碍

（1）记忆力减退

失智老年人往往存在短期记忆受损的情况,这是因为大脑在存储和提取近期记忆信息方面出现了障碍,如忘记了穿衣的顺序和衣物的正确穿戴方法。

（2）空间认知能力下降

大脑中负责空间感知的区域受到失智症的影响,导致老年人在理解衣物与身体部位间空间关系方面遇到困难。

（3）物体识别困难

失智症可能会使老年人无法区分不同类型的衣物等,这是大脑中负责处理视觉信息和物体概念的区域受损所致。

2. 身体机能下降

（1）运动功能减退

失智老年人的肌肉力量、协调性和灵活性都会下降。大脑对肌肉的控制能力变弱，手部精细动作变得困难。

（2）视觉障碍

看不清衣服的细节和颜色，难以区分不同衣物。

3. 情绪因素

① 焦虑、恐惧情绪，担心穿脱衣服过程中的不适或失去自主性。

② 孤独感，因缺乏家人陪伴而情绪低落，对穿脱衣服等日常活动缺乏积极性。

4. 环境因素

① 环境嘈杂、光线不足或温度不适，影响老年人穿衣体验。

② 衣物放置杂乱，找不到要穿的衣服或找不到合适的衣物。

5. 心理因素

失智老年人可能会因为感到困惑、害怕或者不舒服而抗拒穿脱衣服。对他们来说，穿脱衣服的过程会带来心理上的压力。

视频

三、失智老年人穿脱衣服困难的照护方法

1. 环境优化

保持穿脱衣服环境安静、光线明亮，温湿度适宜；营造季节氛围。

2. 选择合适衣物

① 选择柔软、合适、轻便、简单、易穿脱的衣物，避免有复杂扣子、拉链或过多装饰的衣物。

② 考虑老年人的个人喜好和文化背景，选择他们熟悉和喜欢的款式和颜色的衣物。

3. 视觉提示与引导

（1）建立穿衣的固定流程和提示

例如，每天在同一时间、同一地点穿衣，使用简单的语言和手势提示老年人。

（2）分解示范

用简单、明确的语言和动作来帮助他们理解穿衣的步骤。例如，拿起内衣，做出要穿的动作，同时说"先穿这个"，让老年人能直观地看到正确的顺序。给他们足够的时间来完成每个穿衣步骤，不要催促他们。

（3）标签分类

在衣物的显眼位置贴上标签，注明衣物名称和用途，如"上衣""裤子""袜子"等，或者使用不同颜色的标签进行区分，便于老年人辨认。同时，可以在穿衣区域张贴穿衣步骤的图片提示，引导正确穿衣。

（4）调整衣物放置顺序

将老年人经常穿的衣物放在容易拿到的地方，按照穿衣顺序摆放，并贴上标签。同时，可以制作穿衣步骤的图片、卡片，按照顺序贴在衣柜或床边，让老年人可以对照图片、卡片完成穿衣，强化记忆和理解穿衣顺序。

（5）整理收纳

在老年人易接触的衣柜区域放置当季衣物。冬季时，将夏季衣物存放在较高或隐蔽处，只保留厚棉衣、毛衣和保暖裤；夏季时，则收起厚衣物，方便他们直接选取短袖、薄裤子等。

4. 老年人穿脱衣服时停止或重复动作的照护方法

（1）提醒下一步动作或分散注意力

护理员要用轻柔的语气提醒老年人下一步的动作或者分散老年人注意力，如"奶奶，我们现在要把衣服拉下来哦"，并辅助老年人完成相应动作，避免强行拉扯或催促。

（2）提供足够的时间和耐心

在穿衣过程中，不要催促他们，而要给予足够的时间让他们完成动作。当老年人出现情绪波动时，要及时安抚。例如，老年人因为扣不上纽扣而着急时，要轻声安慰说："没关系，我们可以慢慢扣。"

（3）重复动作和鼓励配合

通过重复示范和引导配合，可以强化他们的记忆，让他们逐渐熟悉穿衣的流程。这种身体上的引导和语言提示相结合的方式，能够更好地帮助他们完成穿脱衣服。

5. 提供情绪价值

（1）给予关注和陪伴

给予老年人足够的关注和陪伴，在他们穿脱衣服的过程中与他们聊天，缓解焦虑情绪。

（2）积极鼓励和肯定

使用温和、积极的话语鼓励老年人自己穿脱衣服，如表扬他们穿衣的每一个小成就，增强他们的自信和动力。对他们的进步，如成功扣扣子或拉拉链，给予及时肯定，通过微笑、点头或小奖励来强化这种积极行为。

6. 身体功能锻炼

① 根据老年人身体状况，进行适当的关节活动和肌肉力量训练，提高穿脱衣服能力。

② 根据老年人身体状况，进行适当的平衡与协调能力训练，对于老年人起身、转身等动作具有一定的积极辅助作用。

7. 抗拒穿脱衣服的应对方法

（1）观察和沟通

观察老年人穿衣脱衣时的困难动作，如抬手、弯腰或系扣子等，注意他们的表情和情绪，了解不适或困惑，耐心倾听并理解老年人的回应。

（2）改变方式和节奏

简化穿脱衣服步骤，将复杂的穿衣流程分解成一个个小步骤，每次只让老年人完成一个动作，如先穿上一只袖子，等老年人适应后再穿另一只。同时，调整穿衣的节奏。不要急于催促老年人，给他们足够的时间来完成每个动作。如果老年人在某个动作上停顿或犹豫，不要强行推进，可稍作等待或轻声提醒下一步骤，给予适当的鼓励和肯定。

（3）安抚情绪

应以温和的语气和轻柔的动作安抚他们，避免批评或指责。可以握住他们的手，拍拍他们肩膀或给予拥抱，让他们感受到关爱和安全。

（4）转移注意力

在穿脱衣服时，播放老年人喜爱的音乐或广播，有助于缓解他们的情绪，使穿脱衣服过程更顺畅。同时，房间内摆放他们熟悉或喜欢的物品，如照片或小摆件，可转移注意力，减少他们对穿脱衣服的抗拒。

8. 频繁更换衣服的照护方法

（1）建立规律的穿脱衣服习惯

① 固定穿脱衣服时间：制定一个固定的穿脱衣服时间表，让老年人逐渐适应规律的生活节奏。比如，

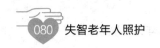

早上起床后、晚上睡觉前是固定的穿衣和脱衣时间。在这些时间之外，如果老年人要求更换衣服，可以用温和的方式引导他们，如"我们等一会儿再换衣服好吗？现在还没到换衣服的时候呢"。

② 固定穿脱衣服地点：选择一个安静、舒适、熟悉的地方作为穿脱衣服的场所，如在老年人自己的卧室或者有充足阳光的窗边。熟悉的环境可以让老年人感到安心，减少因为情绪因素而频繁更换衣服的可能性。

（2）分散注意力

① 活动转移：当老年人想要频繁换衣时，可引导他们参与其他活动，如共赏相册回忆往事或手工制作，帮助他们暂时忘记换衣需求。

② 提供零食：为老年人提供喜欢的小零食，如饼干、水果干，有助于转移注意力。在他们享用零食时，与他们谈论零食的味道或他们童年的美食，从而分散他们对更换衣服的注意力。

9. 避免不恰当的应对方式

（1）不要强行给老年人穿脱衣服

当老年人表示不愿意配合穿脱衣服时，护理员若强行拉扯其手臂塞入衣袖，或强行抬起其腿套入裤管，这种做法极易导致老年人因抗拒而挣扎，从而可能引发摔倒和受伤。此外，还可能引起双方矛盾，损害信任关系。

（2）不要责备或嘲笑老年人穿脱衣服的错误

当护理员对老年人说："您怎么连衣服都不会穿，这多简单啊，真笨！"责备或嘲笑老年人穿衣困难会伤害他们的自尊，影响心理健康。

📖 拓展训练

姓名：刘奶奶

年龄：83 岁

文化程度：大学

退休前职业：医生

兴趣爱好：唱歌

失智症程度：中度

情境：护理员小张观察到刘奶奶穿着一件过于单薄的衣服，这与当前的季节并不匹配。于是，小张取来一件更厚实的外套，打算为奶奶更换。然而，刘奶奶并不愿意更换，身体上表现出抗拒，同时在言语上抱怨护理员频繁地为她更换衣物。

任务：课后分组讨论情境脚本，写出应对方法，并进行角色扮演。

在线测验

📝 练一练

扫码进行在线测验。

任务 3　失智老年人睡眠照护

学习目标

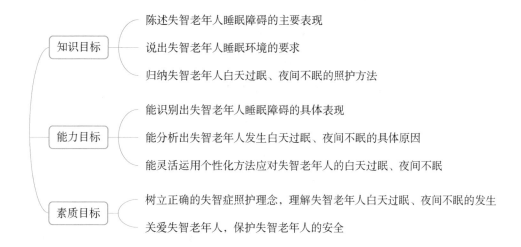

知识目标
- 陈述失智老年人睡眠障碍的主要表现
- 说出失智老年人睡眠环境的要求
- 归纳失智老年人白天过眠、夜间不眠的照护方法

能力目标
- 能识别出失智老年人睡眠障碍的具体表现
- 能分析出失智老年人发生白天过眠、夜间不眠的具体原因
- 能灵活运用个性化方法应对失智老年人的白天过眠、夜间不眠

素质目标
- 树立正确的失智症照护理念，理解失智老年人白天过眠、夜间不眠的发生
- 关爱失智老年人，保护失智老年人的安全

情境任务

　　张奶奶，1 个月前入住夕阳红养老机构。入住机构后出现日夜时序混乱。某天凌晨 1∶00，张奶奶在邻床老人起床如厕后醒来，之后一直在大厅转悠，想找到电梯回家，嘴里嚷嚷道：“我要回去，回去陪我女儿，她怕黑。”张奶奶一直吵闹，跟护理员说想要回去看女儿。夜班护理员小张告诉张奶奶电梯正在维修不能使用，明天再送她回家看女儿。经过干预后，张奶奶症状有所减轻，凌晨 4∶00 小张引导张奶奶回房间休息。由于夜间睡眠不足，张奶奶白天精神萎靡，大部分时间在睡觉，不愿活动。

视频

　　问题：

　　1. 张奶奶出现了什么情况？

　　2. 结合张奶奶日常生活中的表现，深入分析发生问题的可能原因有哪些。

　　3. 除了小张刚刚采用的方法，还有哪些应对方法？

健康档案

表 4-8　张奶奶健康档案

基本信息			
姓名	张奶奶	性别	女
出生年月	1956 年 5 月	文化程度	小学
身高/体重	164 cm/55 kg	入住机构时间	1 个月
婚姻状况	已婚	退休前职业	工人
经济来源	积蓄、儿女支持	家庭成员	2 个女儿，1 个儿子

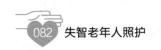
（续表）

性格特点	性格开朗、待人热情	家属探视频率	儿女工作繁忙,看望较少,仅在过节时看望
最自豪的事情	自己的手工作品被人夸赞		
个人不愿提及事件	儿女不经常来看自己		
其他	说山东话		
兴趣爱好	看报纸、做手工		
疾病史和服药情况			
疾病史	血管性失智症2年、高血压		
服药情况	石杉碱甲片、氢溴酸加兰他敏片、尼莫地平片		
日常生活			
饮食	软烂一点的食物,喜欢吃肉,吃饭需要协助		
排泄	需要提醒		
洗澡	不喜欢洗澡		
睡眠	睡眠质量较差,晚上不睡觉,一直在大厅转悠,白天精神萎靡,大部分时间睡觉		
失智症核心症状			
核心症状	(1) 记忆力下降:停留在过去和女儿一起生活的记忆中 (2) 定向力障碍:不能区分白天晚上		
失智症异常行为和精神症状（BPSD）			
异常行为和精神症状	(1) 晚上不睡觉,在大厅转悠,想找到电梯回家,嘴里嚷嚷,要回去,回去陪女儿,说女儿怕黑 (2) 白天精神萎靡,大部分时间睡觉,不愿活动 (3) 幻觉 (4) 妄想		
风险评估			
简易精神状态检查量表（MMSE）	轻度认知障碍		
日常生活活动能力（ADL）	轻度生活自理能力受损		
跌倒评估表	中危跌倒风险		
走失评估表	中危走失风险		

任务实施

一、了解和评估照护情形

根据张奶奶出现的情况,护理员进行详细了解,汇总情况如表4-9。

表 4‑9 张奶奶情况汇总表

问题	详细表现
1. 出现了什么情况?	张奶奶出现了日夜时序混乱的睡眠障碍,表现为夜间不睡觉,在大厅转悠,并吵闹着要回家看女儿,且由于夜间睡眠不足,导致白天精神萎靡、大部分时间都在睡觉、不愿活动
2. 什么时候发生的?	凌晨 1:00—4:00
3. 该行为一般发生的频率是多久一次?	每周发生 3~4 次
4. 在哪些情况下特别容易发生?	(1) 白天活动量不足,白天睡眠时间过长 (2) 夜间睡眠被干扰时
5. 护理员有没有进行干预?干预方法是否有效?	护理员小张进行了干预,告诉张奶奶电梯正在维修不能使用,明天再送张奶奶回家看女儿,张奶奶症状有所减轻
6. 是否存在风险/潜在的其他风险?	(1) 夜间不眠可能导致张奶奶跌倒、撞伤或走失,增加受伤的风险 (2) 睡眠不足会影响大脑功能,加速张奶奶的认知功能衰退 (3) 白天过眠可能导致张奶奶无法参与社交活动,增加孤独感,形成恶性循环 (4) 睡眠障碍可能导致张奶奶情绪波动,增加焦虑、抑郁和暴躁的风险

二、分析原因

护理员从生理/病理、精神心理、社会心理、环境等因素对张奶奶的情况进行分析,分析结果如表 4‑10。

表 4‑10 分析结果汇总表

因素	原因分析
生理/病理因素	1. 生理因素 (1) 生物钟紊乱:随着年龄的增长,张奶奶的褪黑素分泌减少,褪黑素是一种调节睡眠-觉醒周期的激素,这种变化会导致张奶奶入睡困难或睡眠颠倒 (2) 张奶奶可能存在夜间饥饿、口渴或需要大小便的需求,导致张奶奶会夜间醒来,躁动不安 (3) 张奶奶生活作息紊乱,白天过眠,活动量不足,夜间觉醒增多,如此反复,形成恶性循环 2. 病理因素 (1) 张奶奶大脑内负责睡眠-觉醒周期的神经中枢可能受到血管病变的损害,导致睡眠节律紊乱,使得张奶奶无法正确区分白天和黑夜 (2) 因患有失智症,存在幻觉和妄想
社会心理因素	1. 缺少人际交往 张奶奶白天过眠,缺乏人际交往,在机构内暂时没有交到好朋友 2. 与护理员不熟络 张奶奶来机构时间不长,尚未与护理员熟络,使得张奶奶对机构缺乏归属感,易产生焦虑、不安全感,从而影响睡眠 3. 缺乏陪伴,感到孤独 张奶奶儿女由于工作繁忙,很少来看望,张奶奶长时间未见到家人,牵挂家人且感到孤独,担心被遗弃
环境因素	(1) 邻床老人的起夜如厕影响张奶奶睡眠 (2) 张奶奶刚来机构 1 个月,生活环境的更改会加重她的紧张、焦虑,影响睡眠

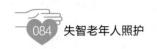

午睡与认知能力的关联

多项研究显示,过度午睡可能对老年人认知能力有不良影响。与午睡 30 分钟及以下的老年人相比,日均午睡 2 小时以上者,出现认知障碍的可能性高 66%,且每天午睡超 1 小时,患失智症风险增 40%。因此,午睡时间宜控制在 15~30 分钟。此时长既能有效恢复精力,又可防止进入深度睡眠,避免醒来后身体不适,有助于维持老年人较好的认知状态和精神状态。

光照疗法

光照疗法作为一种非药物干预手段,已广泛应用于抑郁症、季节性情感障碍及失智症等昼夜节律紊乱相关疾病的治疗中。通过使用如 LED 灯等设备,在不同时段以 300~2 000 Lux 不等的强度照射 30 分钟至 2 小时,作用于视交叉上核调节褪黑素分泌,稳定生理节律。可改善失智老年人睡眠、提升其认知、减少异常行为与缓解抑郁,干预形式包括强光、蓝白光照,模拟黎明-黄昏光照及褪黑素联合光照疗法。

三、应对方法

1. 温和接近

护理员小张以温和、缓慢的步伐走向张奶奶,避免突然出现吓到她。可以轻声说:"张奶奶,您怎么啦?我是小张呀,来,我们先坐一会儿。"

2. 保证周围环境安全

走向张奶奶及沟通过程中,要留意周围有没有可能导致她绊倒或受伤的物品。如果张奶奶在大厅的某个角落,要确保角落的光线充足,避免有阴影让她产生恐惧或摔倒。

3. 情感共鸣与安抚

当张奶奶说要回家陪女儿时,护理员小张可以拉着她的手说:"张奶奶,我知道您很担心女儿,您是个好妈妈呢。"通过理解她的情感来缓解她的焦虑。

4. 缓兵之计

遵从张奶奶的意愿找电梯。挽着张奶奶的手臂,告诉她和她顺路,和她一起坐电梯回她女儿家。走到门口,让张奶奶看到"电梯正在维修,明天开始使用"的标识,告诉她电梯暂时不能用,而且现在还是晚上,女儿还在睡觉,明天一早就带她去看女儿。

5. 了解是否存在未被满足的需求

了解张奶奶是否存在饥饿、口渴、疼痛或需要大小便等问题,及时满足需求。

6. 引导回房休息

用布偶娃娃安抚张奶奶的情绪。护理员可以这样说:"张奶奶,别着急哈,您看这是您女儿带来的布娃娃,您女儿说,您想她了就抱抱这个布娃娃,那现在您就让这个布娃娃陪着您睡觉好吗?"

7. 情感慰藉

通过读女儿的信,让奶奶感受到女儿对她的爱和关心,缓解因思念女儿而产生的不安情绪。

"奶奶,您女儿给您写了一封信,这里面都是满满的爱呢。我读给您听:亲爱的妈妈……(逐字逐句读完)您看,您和女儿有这么多美好的回忆呢。您对女儿的陪伴,她都记在心里呢。现在咱们就舒舒服服睡一觉。"一边读,一边轻拍老人肩部,促进其再次入睡。

8. 为张奶奶布置好睡眠环境

调节好温湿度,关闭大灯,开启夜灯。去除蚊虫、噪声,协助邻床老人如厕时注意拉好床帘,使用床头灯,注意说话、动作轻柔等,减少对张奶奶睡眠的影响。

四、注意事项

① 和张奶奶沟通时,注意音量,语言要简单、清晰,避免使用复杂的词汇和句子,同时安抚好张奶奶的情绪,避免影响到其他老年人。

② 护理员要充分了解张奶奶的病情、生活习惯、爱好等,采取个性化的应对方法,灵活变通,根据现场情况随时调整应对方法。

③ 不要强行制止张奶奶的行为或者话语。强行制止可能会引起她的反抗,导致她情绪更加激动,甚至可能出现攻击行为。

④ 在和张奶奶交流互动的过程中,要时刻注意周围的环境,确保没有障碍物或者摔倒的风险。

⑤ 在处理过程中,要维护张奶奶的尊严。不要把她当作小孩子一样对待,避免使用命令式的语气或儿语。

五、评价效果

通过以上应对方法,张奶奶情绪稳定,听从护理员小张的建议,回房间休息。

① 应对方法具体、有效。

② 张奶奶情绪恢复稳定,在护理员引导下回房间休息。

③ 对同楼层其他老人影响较小。

牛刀小试

张奶奶由于夜间睡眠不足,白天显得疲惫不堪,精神状态不佳,并出现白天过眠的情况,严重影响了生活质量。

任务:如果你是护理员,针对张奶奶白天过眠的情况,如何提供照护?

必备知识

一、睡眠的作用

1. 大脑修复与再生

清醒时大脑的代谢产物可能损伤细胞,睡眠时激活的淋巴系统清除这些物质,促进大脑修复和神经元生长,优化功能,提升认知能力。

2. 记忆巩固

睡眠期间,大脑会重新处理和巩固白天学习到的信息,帮助将短期记忆转化为长期记忆。睡眠时,大脑会清除无关紧要的信息,并将最重要的信息转移到确切的位置,形成稳定的记忆。

3. 情绪调节

良好的睡眠可以改善情绪,减轻焦虑和压力感,从而促进跨领域的创造性思维和激发想象力。睡眠不足则可能导致情绪波动、易怒和焦虑等问题。

4. 注意力与反应速度

良好的睡眠可以减轻大脑因过多信息输入而产生的负担,使大脑更有效地处理信息,从而提升注意力和反应速度。

二、睡眠障碍的主要表现

失智老年人由于退行性变,神经系统功能的适应性明显降低,对睡眠时间改变及时差的耐受性较差。不良的睡眠习惯、情绪调控、社会心理因素,睡眠环境的变化均可影响老年人的正常睡眠。表 4 - 11 是失智老年人睡眠障碍的主要表现。

视频

表 4 - 11　失智老年人睡眠障碍的主要表现

内容	主要表现
阿尔茨海默病引起的睡眠障碍	昼夜颠倒、睡眠周期改变
路易体失智症引起的睡眠障碍	引起快速眼动(REM)睡眠障碍和幻觉引发的躁动
失眠	最常见的睡眠障碍,表现为难以入睡、维持睡眠障碍或早醒
不宁腿综合征	表现为双侧下肢难以描述的虫蠕动感、刺痛感、麻木感、肿胀感或深部发痒,并引起全身不安的感觉,致使老年人需要通过不停地移动肢体来缓解不适
阻塞性睡眠呼吸暂停	阻塞性睡眠呼吸暂停(OSA)表现为睡眠时呼吸中断,可能导致日间疲劳和注意力不集中
异态睡眠	包括梦游、噩梦症、睡眠惊跳等,这些状况可能导致睡眠中断或日间功能障碍
睡眠过度	表现为过度困倦或日间睡眠过多,可能是由某些医疗状况或药物引起的
睡眠周期性肢体运动障碍	老年人在睡眠中会出现不自主的肢体运动,可能影响睡眠质量
睡眠障碍引起的过度嗜睡	如克莱恩-莱文综合征(KLS),老年人会出现反复发作的过度嗜睡和食欲增加
睡眠时相延迟综合征	这是一种生物钟紊乱,老年人的睡眠时间相晚于常规睡眠时间,导致晚上难以入睡,早晨难以醒来
焦虑和抑郁	心理健康问题可能导致睡眠障碍
夜间不眠	1. 夜间睡沙发 失智老年人坚持夜间睡沙发,不回床上睡觉 2. 夜间睡在地面上 失智老年人睡在地上,任凭劝说,执意不到床上休息 3. 失智老年人夜间在卫生间、床边、大厅来回走动,有时敲击马桶,有时敲击桌子,有时翻箱倒柜找东西,有时在大厅来回找电梯出口 4. 睡眠过程中突然觉醒,觉醒后拿着自己整理的包袱吵闹着要回家或吵闹着要去上班,或大声呼喊子女的名字,说害怕

三、营造舒适安全的睡眠环境

1. 营造温馨的睡眠环境,增加舒适度

① 加强失智老年人房间管理。在房间放置一些老年人熟悉的老照片,使用老年人在家里使用的床上用品及生活用品,增加熟悉感。

② 确保床垫舒适且支撑性好,适合失智老年人的睡眠姿势,床品厚薄适宜。

③ 对有跌倒风险的失智老年人,可以在床边安装防护栏,并在地板上铺设防滑垫。

④ 为失智老年人穿着宽松、舒适且纯棉材质的衣服,促进睡眠。

⑤ 调节好房间温湿度,注意去除蚊虫、噪声,关闭大灯开启夜灯。

2. 增加交流,减少陌生感

① 失智老年人入住机构后,护理员应以热情、亲切的态度与之交流,介绍机构环境,让老年人迅速消除不安,减少陌生感。

② 鼓励失智老年人向护理员及家人倾诉内心想法,消除陌生感和紧张、恐惧心理。

③ 按照年龄、失智症程度、文化程度、嗜好、睡眠有无鼾声等情况安排房间。

④ 鼓励和协助失智老年人积极参加日间活动,教会老年人心理调适技巧。

3. 合理调配失智老年人照护项目和时间

统筹安排照护时间与照护项目,为老年人创设安静、舒适且持续性的睡眠环境。

四、失智老年人白天过眠的照护方法

失智老年人白天过眠会影响夜间睡眠,影响身体健康及生活质量,护理员应及时采取有效照护方法。失智老年人白天过眠的照护要点及方法见表4－12。

表4－12　失智老年人白天过眠的照护要点及方法

要点	照护方法
调整室内光线	白天保持室内光线充足,有助于调整老年人的生物钟,减少白天过眠
引导规律作息	在固定时间引导老年人起床、就寝、用餐等,帮助他们养成规律的生活习惯
安排适当活动	白天多安排老年人进行户外活动,如散步、园艺等。这不仅可以增加老年人的活动量,还有助于他们接受自然光照,促进生理时钟的正常运转。如果天气不允许或老年人行动不便,可以安排一些简单的活动,如肢体类活动、认知功能活动、社交活动等
避免长时间午睡	尽可能让老年人在白天保持清醒的状态,并控制白天的睡眠时间。将老年人午睡时间控制在30分钟以内
提供社交互动	鼓励老年人参与社交活动,减少孤独感,提高日间的生活质量
鼓励家属探视	与老年人儿女沟通,让他们经常来看望老年人,或通过视频、语音等方式增加与老年人互动
避免影响夜间睡眠的因素	避免在临近睡觉的时间摄入咖啡、浓茶等,避免夜间过量饮水以减少夜间起夜次数
实施抚触保健操	通过实施特定的老年人抚触保健操(包括背部和双手的抚触),可以有效缓解夜间失眠问题,提高夜间睡眠质量,减轻白天过眠

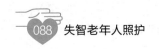

五、夜间不眠的照护方法

1. 了解原因,提供针对性照护

（1）寻找诱发因素

失智老年人的问题行为往往是由一些需求或心理问题引起的。通过交流,了解老年人的需求,如是否感到饥饿、口渴、疼痛或需要上厕所等。某些病理原因,如疼痛、抑郁或大小便失禁等,也会影响夜间睡眠。

（2）针对性解决

如果失智老年人饿了,可以给其吃一些简单的食物,如芝麻糊、饼干等。如果老年人因为大小便失禁而睡得不踏实,可以考虑使用纸尿裤。如果老年人是因为皮肤干燥而感到不适,可以涂抹适量的保湿霜。

2. 提供安全舒适的环境

（1）确保环境安全

老年人夜间不眠时可能会频繁起床活动。为防止跌倒受伤等意外情况,应提供安全的睡眠环境,如将房间内尖锐的物品收起来、将桌椅等物品靠墙放置,并防止老年人的走失。

（2）调整室内环境

增加室内的照明,减少阴影,让老年人感到安心。保持室内适宜的温度和湿度,让老年人感到舒适。

3. 情感安抚

如果老年人在黑暗中感到害怕或出现幻觉,可以打开灯陪他/她坐一会,轻声说话,以缓解其不安情绪。按摩老年人的手足,抚摸其背部,给予温暖和安慰,帮助其平静下来。

4. 认知刺激

通过与老年人交流,引导他/她回忆过去的事情,如童年的趣事、求学的经历等,有助于稳定情绪。播放老年人喜欢的音乐,让他/她感到放松和愉悦。

5. 调整作息习惯

（1）建立规律的作息

鼓励老年人在白天进行适量的活动,如散步、做操等,有助于消耗体力,改善夜间睡眠质量。将午睡时间控制在 30 分钟以内。

（2）减少刺激

在睡前减少噪声和其他刺激因素,如关闭电视、收音机等。避免给老年人饮用咖啡、浓茶等刺激性饮料。

6. 睡眠监测

为老年人佩戴睡眠手环,能够监测他们的睡眠质量和夜间活动情况。一旦老年人夜间起床活动,手环会及时提醒护理员,同时也可以通过分析数据了解他们的睡眠规律,以便更好地调整照护方法。

7. 定期健康检查

定期为老年人进行健康检查,动态掌握他们的身体指标的变化、记忆力的下降程度、心理健康状况等,以便动态调整照护方法。

📷 拓展训练

姓名:卢奶奶

年龄:72 岁

文化程度:小学

退休前职业:工人

兴趣爱好:跳舞

失智症程度:中度

情境:凌晨 2:00,卢奶奶仍然醒着。她开始出现幻觉和妄想,说看到一些东西(不存在),并且坚信有人要害她,这使她更加焦虑和紧张,无法入睡。早上 6:00,卢奶奶疲惫不堪,终于在天亮前入睡。然而,她只睡了两个小时就被早晨的阳光和鸟鸣声吵醒。她感到非常疲倦,整天都没有精神。

任务:课后分组讨论情境脚本,写出照护方法,并进行角色扮演。

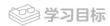 **练一练**

扫码进行在线测验。

在线测验

任务 4　失智老年人洗澡照护

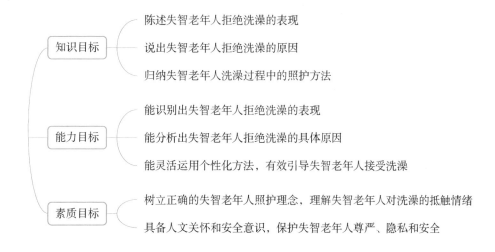

学习目标

知识目标
- 陈述失智老年人拒绝洗澡的表现
- 说出失智老年人拒绝洗澡的原因
- 归纳失智老年人洗澡过程中的照护方法

能力目标
- 能识别出失智老年人拒绝洗澡的表现
- 能分析出失智老年人拒绝洗澡的具体原因
- 能灵活运用个性化方法,有效引导失智老年人接受洗澡

素质目标
- 树立正确的失智老年人照护理念,理解失智老年人对洗澡的抵触情绪
- 具备人文关怀和安全意识,保护失智老年人尊严、隐私和安全

情境任务

视频

孙奶奶,2 个月前入住孝亲养老机构。今天又到了给孙奶奶洗澡的日子,孙奶奶却抱着自己的拎包说:"我不洗,待会被别人看到,可就不好了,太丢人了。我这么多宝贝得自己看着才行,放在这儿我不放心!"新任护理员小张告诉孙奶奶:"您已经一个星期没洗澡了,今天必须洗澡! 走,我带您去洗澡!"孙奶奶听了之后,更加不愿意洗澡,觉得小张就是被派来偷东西的。

问题:

1. 结合孙奶奶日常生活中的表现和刚刚发生的情境,分析孙奶奶不愿意洗澡的原因。

2. 在这种情况下,小张应该如何妥善地引导孙奶奶接受洗澡呢?

3. 在处理过程中,需要注意哪些事项?

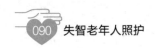 **健康档案**

表 4‑13 孙奶奶健康档案

基本信息			
姓名	孙奶奶	性别	女
出生年月	1944 年 8 月	文化程度	初中
身高/体重	165 cm/60 kg	入住机构时间	2 个月
婚姻状况	丧偶	退休前职业	服装店老板
经济来源	积蓄、女儿支持	家庭成员	1 个女儿，1 个外孙女
性格特点	性格外向、急躁、自尊心强	家属探视频率	女儿在省外上班，工作繁忙，看望较少
最自豪的事情	年轻时开了一家服装店，擅长做长衫		
个人不愿提及事件	过世的老伴		
其他	喜欢护理员称呼她为孙老板		
兴趣爱好	听戏、做衣服、养花		
疾病史和服药情况			
疾病史	额颞叶失智症、高血压		
服药情况	盐酸多奈哌齐片、盐酸美金刚片、苯磺酸氨氯地平片		
日常生活			
饮食	喜欢吃鱼、甜食，进食需督促		
排泄	需要提醒		
洗澡	不喜欢洗澡。提起上海硫磺皂的味道，孙奶奶会愿意沟通。洗澡需协助		
睡眠	晚上入睡前喜欢听越剧，22:00 左右入睡，起夜 2～3 次		
失智症核心症状			
核心症状	(1) 记忆力下降，记不住护理员的名字 (2) 注意力不集中，吃饭经常中断 (3) 语言表达能力下降，有时候表达词不达意		
失智症异常行为和精神症状（BPSD）			
异常行为和精神症状	(1) 被害妄想：经常向护理员抱怨，说其他老年人在背后说她坏话 (2) 被偷妄想：担心别人偷她东西，不愿意离开自己房间或洗澡		
风险评估			
简易精神状态检查量表（MMSE）	中度认知障碍		
日常生活活动能力（ADL）	中度生活自理能力受损		
跌倒评估表	中危跌倒风险		
走失评估表	中危走失风险		

任务实施

一、了解和评估照护情形

根据孙奶奶出现的情况,护理员进行详细了解,汇总情况如表4-14。

表4-14 孙奶奶情况汇总表

问题	详细表现
1. 出现了什么情况?	拒绝洗澡:担心洗澡时被别人看到,或别人偷她东西
2. 在哪里发生?	养老机构孙奶奶房间里
3. 与什么人在一起时发生的?	今天由新任护理员小张为孙奶奶提供洗澡照护时
4. 该行为一般发生频率是多久一次?	每月发生2~3次
5. 在哪些情况下特别容易发生?	(1) 有人进入她房间或整理其物品时:可能发生在护理员整理房间或更换床单等需要移动个人物品的场合。由于孙奶奶对物品的安全极为敏感,任何可能导致物品离开其视线的情况都可能引起她的抗拒 (2) 面对不熟悉的护理员或者机构出现不熟悉人员,如家属、志愿者、参观人员等时:之前是护理员小刘照顾孙奶奶,现在变成小张,不熟悉的护理员让她感到陌生、不信任 (3) 丢失或找不到物品的经历:孙奶奶之前有找不到自己身份证的经历,使其更加谨慎,担心会由于自己没有时时紧盯着自己的物品,再次发生丢失 (4) 周围有人讨论丢失物品等相关话题时:机构的其他老年人在议论丢了物品,孙奶奶听了之后担心自己如果看管不严密,也可能会丢东西,尤其是自己洗澡的时候更是担心东西会不见了 (5) 浴室的布置发生改变:机构浴室的格局、布置与孙奶奶家中的变化很大,虽然入住有2个月,但仍然无法适应。浴室隐私性不太好,孙奶奶担心洗澡时候被别人看到
6. 护理员有没有进行干预? 干预方法是否有效?	护理员小张未进行有效干预,只是一味地劝说老人洗澡,且语气强硬
7. 是否存在风险/潜在的其他风险?	(1) 跌倒的风险:在抗拒洗澡的过程中,孙奶奶可能会挣扎。她年纪较大,身体的协调性和平衡能力较差,挣扎过程中很容易失去平衡而跌倒 (2) 皮肤感染的风险:孙奶奶拒绝洗澡,不利于皮肤的清洁,有发生感染的风险 (3) 情绪方面:孙奶奶抗拒洗澡的过程中,情绪会变得更加焦虑、紧张和愤怒,可能会加重认知症的症状 (4) 其他老人:楼层其他老人听到动静可能会过来围观,嘈杂的声音也会让其他失智老年人感到焦虑不安

二、分析原因

护理员从病理、心理、社会、环境以及照护因素对孙奶奶的情况进行分析,分析结果如表4-15。

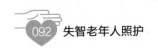
表4－15　分析结果汇总表

因素	原因分析
病理因素	疾病史:诊断为额颞叶失智症 孙奶奶出现了被偷妄想,在洗澡时,她会担心自己的重要物品被人偷走,所以抗拒洗澡
心理因素	(1) 不安全感:洗澡时需离开自己的房间和物品,使得孙奶奶感觉对自己的贵重物品失去掌控,担心有人偷她东西 (2) 羞涩感:担心洗澡时隐私曝光 (3) 戒备心:孙奶奶对陌生人员保持较高的戒备心理
社会因素	过去的经历强化观念:孙奶奶之前有找不到身份证,认为是被偷了的经历
环境	(1) 养老机构集体群居的生活环境,使孙奶奶缺乏足够的安全感 (2) 孙奶奶的房间未上锁,让孙奶奶觉得缺乏私密性,财产无安全保障;认为洗澡会让自己的物品处于无人看管的危险状态 (3) 洗浴室密闭性欠佳,且浴室门不能上锁,周边人员活动频繁,使得孙奶奶紧张、担心、害怕
照护因素	(1) 不熟悉的护理员:护理员小张是新手,且和孙奶奶不熟悉,使孙奶奶感到陌生 (2) 态度不耐烦:护理员小张态度不耐烦,没有结合孙奶奶的生活经历和兴趣爱好进行有效应对 (3) 服务不亲切:护理员小张语气比较强硬,用"必须洗澡"这种命令式的口吻让孙奶奶更加抵触和不信任

小贴士　　　　　　　社会文化背景:上海硫磺皂

上海硫磺皂是中国最早的硫磺皂之一,至今已有90多年的历史。上海硫磺皂伴随中国人走过了几代,且以便宜的价格和过硬的品质获得大众一致认可,也受到了很多医护人员的肯定。上海硫磺皂具有爽洁滋润、祛除异味的作用,已成为几代人的集体记忆。

三、即时应对方法

1. 建立信任关系

小张应当以温和而亲切的方式接近孙奶奶,确保不会引起她的反感。例如,面带微笑地问候:"孙老板,我来看您啦。听说您以前开服装店,好崇拜您呀。"

2. 转移注意力

小张可以先转移孙奶奶的注意力,暂时把洗澡这件事放到一边。当孙奶奶的情绪稍微缓和,不再那么强烈地抗拒洗澡时,再巧妙地将话题逐步引入到洗澡这件事情上。

(1) 利用职业

小张可以和孙奶奶聊她感兴趣的话题,像她年轻时开服装店做长衫的经历。可以这样说:"孙老板,我听说您以前做的长衫可漂亮啦,您能和我讲讲您做长衫的手艺吗?"

(2) 利用洗澡用品

孙奶奶喜欢硫磺香皂的味道,护理员小张可以准备一块硫磺香皂,说待会就用这个给奶奶洗澡,让孙奶奶易于接受。

（3）"唱双簧"

了解孙奶奶拒绝洗澡是因为害怕有人会趁她洗澡时去偷她房间的东西，所以比较抗拒洗澡，护理员小张可以邀请孙奶奶较为熟悉的护理员小刘采用"唱双簧"的方式，小张扮演"坏人"的角色，小刘扮演"好人"的角色。小刘过来帮忙，和孙奶奶表现得一样生气，面向着"坏人"说："你们坏人，别来惹我们孙奶奶。"也可以用老人喜欢的称呼"孙老板"，让孙奶奶感受到这个"好人"小刘是和自己站在同一条战线上的，会愿意配合这个"好人"。

3. 尊重和理解

小张要表达对孙奶奶感受的理解，比如："孙老板，我知道您是担心东西被别人拿走，您这么小心谨慎的态度是对的。"这种认同可以让孙奶奶感觉自己的担忧被重视，而不是被忽视或者否定。"您是不是觉得洗澡的时候衣服脱光光会不好意思呀？我理解您的感受，待会儿我们可以在您隐私部位盖一条毛巾，并且您自己清洗隐私部位可以吗？"

4. 解决顾虑，确保物品安全

① 小张耐心地和孙奶奶解释，衣柜的门是可以上锁的，机构里有监控，非常安全。小张带着孙奶奶一起，在其注视下，将包内的贵重物品拍照，放入孙奶奶的衣柜，并将衣柜锁好、房门关紧，说："孙奶奶，衣柜的门已经锁好了，没有人可以打得开，钥匙您来保管，可以先拿到浴室，等洗完澡拿钥匙打开衣柜，将物品取出来。"这样的安排，既保证了物品的安全，又让孙奶奶感受到了无微不至的关怀与尊重。

② 可以拿一个有拉链的小袋子，把孙奶奶的重要物品放在里面，然后当着她的面把袋子放在她能看到的安全地方，并且说："孙老板，您看，我把您的东西都放在这个袋子里啦，就放在您旁边，我们洗澡的时候它就在这儿，不会有人拿的。"

③ 保护好老人隐私：关闭好门窗，拉好窗帘，可指导奶奶自行清洗隐私部位，避免老人感到不安全。

④ 保障洗澡过程中的舒适感，避免不良感受：洗澡之前，提前调整好室内温湿度，为孙奶奶准备专属、且符合其喜好的洗浴用品，如防滑拖鞋、浴巾、香皂等，调控好水温，准备助洗浴椅等。护理时注意言语亲切，动作轻柔，使其感觉到方便舒适。

⑤ 洗完澡后及时为孙奶奶取出挎包，并与她一同核对包里的物品，确认物品无丢失，使老人安心，打消其担心。

四、注意事项

① 沟通时，需保持同理心，态度亲切和善，避免强硬，多倾听，让孙奶奶充分表达自己的想法。对孙奶奶表达的内容多认同，避免否认、批判，并有效解决孙奶奶的顾虑。

② 转移注意力的话题应结合兴趣爱好。当孙奶奶拒绝洗澡时，小张不能采取强硬的态度来对待，而应该先安抚情绪。同时，要注意把握转移注意力的时机，注意过渡自然。

③ 洗澡照护时注意保护老年人隐私，防止其受凉和跌倒，鼓励孙奶奶做力所能及的事情。

五、评价效果

通过护理员小张的有效应对，孙奶奶愿意将自己的挎包放到衣柜里，在小张的陪同下去洗澡。

① 应对方法具体、有效。

② 孙奶奶情绪恢复稳定。

牛刀小试

今天到了给孙奶奶洗澡的日子，当护理员小张去通知孙奶奶时，孙奶奶一脸疑惑且笃定地说道："不

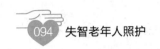

洗,我昨天才洗过澡,我身子干干净净的,哪还用得着再洗呢,我可不去。"于是,小张尝试直接带孙奶奶前往浴室,可这一举动瞬间激怒了孙奶奶,她情绪激动地抗拒着,嘴里还不停地嘟囔着对洗澡的抵触话语,这让小张深刻认识到在处理失智老年人的日常照护问题上,需要更加专业和巧妙的方法,不能只依赖常规流程和强硬态度。

任务:如果你是今天上班的楼层管家,应该如何帮助小张处理?

📝 **必备知识**

一、失智老年人拒绝洗澡的表现

1. 言语拒绝

当护理员告诉老年人要去洗澡时,老年人可能会说,"我才不洗呢,很干净的,不需要洗澡",或者说,"我刚才洗过澡了"。有的担心暴露隐私,会说,"我才不洗澡呢,会被别人看见的,多丢人呀"。

2. 行为抗拒

① 在被引导或带入浴室的过程中,老年人往往会向后退缩、挣扎,甚至试图摆脱护理员的搀扶。

② 在洗澡过程中,老年人可能会试图离开淋浴区。

③ 在护理员帮助老年人脱下衣物的过程中,老年人可能会表现出抵触的行为,身体变得僵硬,肌肉紧绷,对护理员的接触产生抗拒,并可能会问:"你为什么要脱我的衣服?"

3. 情绪变化

表现出焦虑的情绪,如变得紧张、烦躁不安。有些老年人出现愤怒情绪,大声叫嚷、哭闹,甚至可能表现出攻击性行为。例如,挥动手臂试图推开护理员,或者扔东西。

二、失智老年人拒绝洗澡的原因

失智老年人拒绝洗澡的原因如表 4-16。

表 4-16 失智老年人拒绝洗澡的原因

因素	原因分析
失智老年人自身因素	(1) 记忆减退:失智老年人忘记洗澡的目的和流程,对洗澡这件事缺乏正确的认知,有时候会认为自己不需要经常洗澡,或者认为自己已经洗过了,觉得自己身体很干净 (2) 不理解喷头、水龙头的使用方法:失智老年人对喷头、水龙头的形状、作用、使用方法、注意事项等认知存在障碍,害怕这些洗浴设施 (3) 异常行为和心理:有被害妄想症,觉得别人会偷他的贵重物品;有羞耻感,不想让别人看到自己的身体,尤其是异性的护理员;有自卑感,当有大小便弄到身上时,不想让别人知道 (4) 疲劳困倦:洗澡这件事涉及的流程比较多,如穿脱衣服、清洗身体、擦干身体等,这些烦琐的动作让老年人感到很疲劳,而且没有掌控感,也会加剧困倦感 (5) 疼痛问题:失智老年人如果身体存在不适,如肌肉酸痛、关节僵硬等,在洗澡过程中涉及肢体伸展、屈曲时,会有疼痛感,更不愿意洗澡 (6) 自尊心的驱使:老年人出于自尊心的考虑,往往不愿意接受他人的帮助进行个人卫生护理 (7) 害怕感冒:认为脱了衣服会冷,怕感冒,比较在乎自己的身体健康 (8) 隐私顾虑:他们可能认为,接受他人协助洗澡,涉及脱衣和身体接触,是对个人隐私的一种侵犯 (9) 安全担忧:老年人可能由于怕水或者害怕听到水的声音而认为洗澡不安全,容易受伤
环境因素	(1) 浴室温度过低、水温过低 (2) 浴室内有镜子、摆设杂乱无序;浴室灯光过暗或过亮

（续表）

因素	原因分析
	（3）寒冷的冬季,浴室内的助浴椅温度较低,给老年人带来了不适感。不熟悉洗澡用品或者洗澡用品有陌生气味 （4）洗澡过程中水的压力过大,冲在身上不舒服或者刺痛 （5）洗澡空间过于密闭或者不够私密
照护因素	（1）护理员为异性或者不熟悉的护理员 （2）护理员与老年人沟通不到位,态度生硬、催促老年人,动作粗鲁 （3）护理员未协助老年人将身体清洗干净或者未将洗发水、沐浴液等冲洗干净,老年人不满意
以往的经历	（1）老年人有曾经在浴室跌倒过、因水温过高烫伤等经历,害怕再次发生 （2）曾在洗澡后受凉感冒,对身体造成较大的损害,并让老年人记忆犹新

三、安全浴室环境的营造

1. 照明、保暖设备完善

需要保证浴室照明充足,避免昏暗。淋浴区应设置带有加热、排风和照明功能的浴霸,在老年人入浴前后和洗浴时及时调整室内温度,避免老年人着凉。及时排走室内潮气,以免引起憋闷感。

2. 干湿隔离设备齐全

准备防潮设备,以免洗澡过程中水外溅,导致地面湿滑容易摔倒。铺设防滑地砖,放置防滑垫,并保持地面干燥、无积水。

3. 无障碍设施

根据老年人的自理程度、身高等,安装合适的扶手、浴凳,方便老年人抓握,保持身体的平衡性。淋浴喷头的高度应为可调节式,能够满足坐姿和站姿时的淋浴需求。

4. 安装收纳盒或置物架

为了有足够空间放置老年人的物品,应安装防水收纳盒或置物架,可以考虑利用吊柜、置物架等,储藏毛巾、洗涤剂等物品。

5. 安装紧急呼叫器

为了防止老年人摔倒或发生其他意外时,无法发出声音呼救,需在合适位置安装紧急呼叫器。同时,面板应设置在淋浴区附近不易被水淋湿的位置。

6. 提前调整好水温

老年人洗澡前,护理员结合老年人的习惯,提前将水温调整好,提高老年人洗澡的舒适感。在冬天预先使用热水淋湿助浴椅,确保椅子表面温度适宜,避免给老年人带来不适的凉意。

7. 妥善处理浴室中的镜子

为了避免老年人看到镜子中未穿衣服的自己而有羞耻感,或者因镜子而产生幻觉,建议将浴室的镜子和能反光的物品遮挡起来。

四、失智老年人洗澡的照护方法

1. 制定规律的洗澡计划表

① 当老年人对洗澡时间没有印象时,建议协助其建立规律的洗澡时间,制定洗澡计划表,在洗澡时间之前和当天经常提醒老年人,加深其对洗澡的印象。

②　选择老年人一天中精神状态较好、情绪较稳定的时段作为洗澡时间。例如,上午或下午刚睡醒后一段时间比较合适,避免在饭前或饭后立即洗澡,以防老年人出现不适。

2. 打消顾虑

①　当老年人表现出害怕洗澡收费的顾虑时,护理员要及时安抚,如"没事的,我们不会收您的钱,好好洗个澡,会很舒服的"。

②　当老年人担心因洗澡而感冒时,护理员应结合浴室环境进行疏导,如"您放心,我刚才已经把浴室的温度调整好了,水温也是合适的,还为您准备了加热助浴椅,坐上去很温暖,您来试试"。洗澡后,及时帮助老年人擦干身体,吹干头发,穿好衣服,动作轻柔。

③　当老年人担心跌倒问题时,应及时有效地打消老年人的顾虑,如"您看一下这个浴室,地上放了垫子,是防滑的,地上也很干燥的,没有水渍,扶手也方便您抓握,这些都可以帮助到您,让您洗澡过程很安全"。

④　当老年人表现出对洗浴方式不满意时,护理员应耐心倾听老年人的想法,结合他们的生活习惯,及时调整洗澡的方式,如盆浴、坐浴、擦浴等,还可以适当使用智能洗澡机。

3. 尊重个人物品选择

允许老年人选择自己熟悉和喜欢的洗澡用品,如使用偏好颜色的毛巾、某种香味的沐浴露等,有些老年人不喜欢用沐浴露,喜欢用特定的香皂洗澡,就可以选用这种香皂。

4. 保护自尊和隐私

(1)同性别照护

洗澡时应尽量安排同性别的护理员,以保护个人尊严和隐私,让老年人感到安全和舒适。

(2)遮挡隐私部位

脱衣服后用浴巾遮挡老年人的隐私部位,当清洗到隐私部位时鼓励和指导老年人自己清洗。

(3)洗澡时的站位

护理员从侧面协助老年人洗澡,减少正面接触带来的不安和抵触。

5. 引导失智老年人洗澡的技巧

(1)建立情感联结法

护理员需敏锐捕捉老年人过往的职业、兴趣爱好、喜欢的孙辈等背景信息,这些信息可以作为沟通的切入点。通过交流这些话题,可以与老年人建立情感上的联系,并有效地转移老年人对洗澡的抗拒感。

(2)奖励激励法

根据老年人的喜好准备其爱吃的小点心,或者承诺在洗澡后陪他们进行喜爱的活动,以此作为一种奖励,让老年人明白配合洗澡可以获得自己喜欢的物品,从而增加他们对洗澡行为的接受度和配合意愿。

(3)玩偶助力洗澡

在洗澡前,让老年人接触喜欢的玩偶,并通过口头描述和肢体示范,手持玩偶模拟洗澡动作,使用玩偶转移他们对洗澡的焦虑,增强心理安全感。

(4)运动引导法

通过带老年人外出散步,让其适度运动出汗,这时候顺势提出洗澡的建议,因为出汗后的不适感会让他们更愿意接受洗澡这样的安排,以恢复舒适。

(5)情绪引导法

在老年人心情好的时候建议洗澡,利用他们积极情绪的正面影响,使他们更愿意接受洗澡。例如,老年人刚欣赏完喜欢的节目或者与家人进行了愉快的通话后,护理员及时引导其洗澡,成功率会更高。

(6)怀旧洗澡票引导法

护理员准备有年代感的洗澡票,以唤起老年人对过去生活的记忆,减少他们对洗澡的抵触,帮助他们逐渐适应。

（7）图片、视频引导法

护理员运用图片、视频等直观的方式,向老年人描述洗澡的过程和目的,并强化洗澡是件让身体感到舒服、心情得到愉悦的事情,引发老年人洗澡的动机。

6. 洗澡过程中的照护

（1）适时的表扬

在洗澡过程中,护理员通过言语和肢体动作,对老年人为完成洗澡所付出的努力和表现出的配合给予赞赏,如"您刚才毛巾拧得非常好,动作也很顺畅""奶奶,您自己擦身体的动作真利索"。

（2）保持耐心

对于老年人洗澡过程中的动作迟缓或停顿,要保持耐心等待,不催促,让他们按照自己的节奏完成洗澡流程。

（3）动作轻柔

洗澡过程中,护理员的动作要轻柔,根据老年人的喜好,在洗澡过程中适当按摩皮肤,提高洗澡的舒适感,让老年人有愉快的洗澡体验。

（4）关注身体状况和情绪变化

洗澡过程中,护理员注意观察老年人的面色、呼吸、表情等,及时识别异常情绪和行为。如果老年人有不适应先暂停,不要强行继续洗澡,关切地询问老年人的感受,不要将老年人独自留在浴室。

五、人性照护法

人性照护法是指在照护老年人的过程中充分维护他们的尊严,营造一个既不限制老年人行动,也不强制其接受护理的舒适环境。充分尊重老年人的主观意愿,以老年人为中心,发挥其残存功能,提供适度的协助,促进健康,维持自立,防止失能。

人性照护法的实施可以从语言、肢体语言等方面着手,结合老年人的生活经历、兴趣爱好,制定个性化方案,提供全员、全程、全方位的照护。

1. 眼神交流

与失智老年人沟通前,建议先进行短暂的目光接触,如可以先对视 2 秒左右,然后再进行语言交流。尽量从正面接近老年人,不可以从后方突然靠近,以免造成老年人的困惑和惊吓。沟通时,充分尊重老年人,视线与老年人保持同一水平线,表情自然,保持微笑。

2. 语言交流

采用合适的方法与失智老年人建立融洽互信的关系,使用老年人喜欢的称呼,如张老师、李主任等。避免惊扰和生硬的方式,如从背后说话、语气生硬,或者说:"你怎么不认识我啦?"在与失智老年人沟通时,语气要温和、语速要缓慢、语调要清脆,使用积极、正向的语言,避免引起老年人的不适。沟通过程中,给老年人足够的反应时间,耐心等待回应。沟通内容需要有具体指向或尽量采用实物指示、说明,避免抽象描述和逻辑问题。

3. 肢体抚摸

适当增加触感的刺激。护理员面对老年人时,可轻轻抚摸其非敏感部位,如背部。需要注意的是,实施抚摸前应先征得老年人同意,避免突然触碰其敏感部位,使其感到不安,引发紧张和恐惧情绪。

4. 发挥残存能力

充分发挥老年人的残存能力,如有站立功能的老年人,尽量去鼓励老年人站立及行走,过程中给予适当协助,而非全部代替。

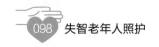

📖 **拓展训练**

视频

姓名:毛奶奶

年龄:82 岁

文化程度:高中

退休前的职业:教师

兴趣爱好:聊天

家庭成员:1 子 1 女,儿子是公务员,女儿是大学教师

失智症程度:中度

情境:毛奶奶入住机构一周,喜欢护理员叫她毛老师。某日下午,护理员按照洗澡安排表要协助毛老师去洗澡,并告知衣服已准备好。然而,毛老师表现出强烈的抗拒,双腿夹紧,右手紧抓裤头,表情不自然,明确表示不愿意洗澡。

任务:请扫码观看视频后,分组讨论视频中护理员所采用应对方法有哪些,是否还能提出其他应对方法。

在线测验

📝 **练一练**

扫码进行在线测验。

任务 5　失智老年人排泄照护

📖 **学习目标**

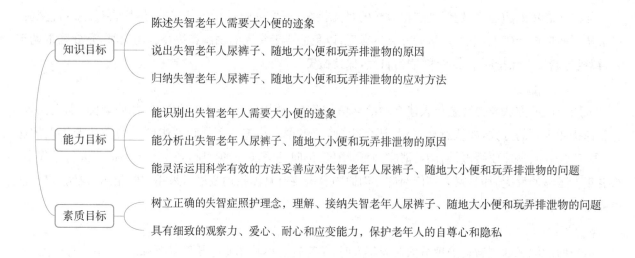

📖 **情境任务**

　　李爷爷,入住爱守护失智症照护中心 1 楼。上午 10:00,社工小肖正与老人们一起进行卡片分类配对活动。突然,李爷爷从座位上起身,开始在大厅内来回踱步,同时手不停地拉扯着裤头,脸上露出焦虑的

神情。他先是走向温奶奶的房间门口,透过玻璃窗向内张望,随后又走向崔奶奶的房间门口,重复着同样的动作,准备开门进去。今天上班的护理员是小杨。

问题:

1. 李爷爷出现了什么情况?
2. 结合李爷爷的日常表现和刚刚发生的情境,深入分析发生的原因是什么。
3. 护理员小杨应该如何正确应对?

健康档案

表 4-17　李爷爷健康档案

基本信息			
姓名	李爷爷	性别	男
出生年月	1948 年 10 月	文化程度	高中
身高/体重	153 cm/60 kg	入住机构时间	3 年
婚姻状况	已婚	退休前职业	电厂干部
经济来源	退休金,子女补贴	家庭成员	配偶,1 个儿子,1 个女儿
性格特点	性格外向、待人热情	家属探视频率	女儿、儿子都在外地,工作繁忙,看望较少。老伴同住
最自豪的事情	多次获得先进工作者荣誉		
个人不愿提及事件	无		
其他	使用长沙方言交流		
兴趣爱好	乒乓球、下棋、排球、篮球		
疾病史和服药情况			
疾病史	阿尔茨海默病、糖尿病、高血压、心脏病		
服药情况	苯磺酸氨氯地平片、螺内酯片、阿卡波糖胶囊		
日常生活			
饮食	能自行进食,食欲好		
排泄	大小便需要提醒和引导,有时候会尿裤子		
洗澡	需要协助		
睡眠	睡眠欠佳,晚上起夜 3～4 次		
失智症核心症状			
核心症状	(1) 记忆力障碍:常忘记自己上过厕所 (2) 定向力障碍:有时找不到厕所、自己房间,无法辨别卧室和卫生间 (3) 理解、判断能力障碍:不能很好地理解语言、图标、图案的意义 (4) 失语:无法理解复杂的语言,有时候答非所问,只能进行简单的交流 (5) 失用:不能自行完成如厕、洗澡等		

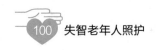
（续表）

失智症异常行为和精神症状（BPSD）	
异常行为和精神症状	（1）随意大小便：会在墙角、电梯口、窗帘旁、他人房间、门口，以及垃圾桶等处随意大小便 （2）焦虑：四处徘徊游走 （3）妄想：感觉总有人要害他
风险评估	
简易精神状态检查量表 （MMSE）	重度认知障碍
日常生活活动能力（ADL）	中度生活自理能力障碍
跌倒评估表	高危跌倒风险
走失评估表	高危走失风险

任务实施

一、了解和评估照护情形

根据李爷爷出现的情况，护理员进行详细了解，汇总情况如表4-18。

表4-18　李爷爷情况汇总表

问题	详细表现
1. 出现了什么情况？	焦躁不安，四处寻找厕所
2. 什么时候发生的？	上午10:00
3. 在哪里发生？	爱守护失智症照护中心活动厅
4. 当时的情况是怎样的？（事情发生的前后经过）	楼层社工正在组织老人们进行卡片分类配对活动，李爷爷突然站起来离开座位
5. 该行为一般发生的频率是多久一次？	白天3～4次，夜间2～3次
6. 在哪些情况下特别容易发生？	（1）易发作时间：9:00—10:00、12:30—13:00、15:00—16:00、17:30—18:30、22:00—23:00、2:00—3:00、5:30—6:30 （2）冬季更频繁 （3）吃完螺内酯片后
7. 如何识别大小便迹象？	焦躁不安、东张西望、四处游走、手拉扯裤头、不停踱步
8. 是否存在风险/潜在的其他风险？	（1）老年人自身：尿湿地面有跌倒风险；找不到厕所不能及时排空大小便可能导致泌尿系感染和肠道问题；尿湿裤子容易导致局部皮肤感染、感冒等 （2）其他老人：李爷爷尿湿地面可能导致其他老人跌倒；在其他老人房间排便可能引发矛盾冲突 （3）护理员：若不及时解决李爷爷的问题，护理员将需投入更多时间和精力应对可能的后续情况，包括清理卫生、安抚其他老人等，增加了护理员的工作压力和心理压力；同时，也存在未及时发现地面尿渍导致跌倒的风险

二、分析原因

护理员从生理/病理、药物、心理、环境以及护理员因素对李爷爷的情况进行分析,分析结果如表4-19。

表4-19 分析结果汇总表

因素	原因分析
生理/病理因素	1. 疾病史 (1) 阿尔茨海默病导致李爷爷定向力下降,找不到厕所;记忆力下降,导致李爷爷忘记去卫生间的路径,并常忘记上过厕所,容易出现重复如厕的行为;语言能力下降导致李爷爷不能正常表达如厕意愿;理解和判断能力下降,导致李爷爷不能识别路标和卫生间标志,不能区分卧室和卫生间,错把温奶奶和崔奶奶的房间当作厕所 (2) 有糖尿病,血糖控制不佳易导致小便增多 2. 膀胱功能减退 李爷爷年龄较大,膀胱肌肉萎缩,弹性变差,容量减少,支配膀胱的自主神经系统功能障碍,导致老人膀胱贮尿、排尿及控制能力下降
药物因素	螺内酯片有一定的利尿作用,增加李爷爷排尿次数
心理因素	(1) 李爷爷因不能很好地表达,当有排便需求时羞于向他人求助 (2) 李爷爷因定向力障碍找不到厕所焦虑和不安,又担心尿湿裤子麻烦别人而更加焦虑,同时焦虑会加重其便意和引起其重复行为
环境因素	(1) 卫生间距离过远,不利于找到 (2) 卫生间的路径指引在地面,不易被李爷爷发现 (3) 卫生间门关闭,不易识别
照护因素	(1) 社工不熟悉李爷爷的情况:小肖对李爷爷的情况不了解,没能及时观察到李爷爷的焦躁、四处寻找、拉扯裤头等行为及识别其行为背后的需求,也不了解李爷爷的排泄规律 (2) 未做好活动前准备,活动前护理员未提醒李爷爷如厕

小贴士　　老年痴呆,竟与我们的"肠道微生物"有关

近年来的科学研究揭示了老年痴呆与肠道微生物群落之间存在着紧密的关联性。在相关实验探究中发现,富含膳食纤维的饮食摄入能够有效调节肠道微生物的组成结构,进而促使肠道细菌通过发酵作用生成具有抗炎效能的短链脂肪酸。这一过程对于减轻大脑的炎症反应具有积极意义,并在动物实验模型中展现出提升记忆力的潜力。

三、即时应对方法

1. 及时识别大小便迹象

李爷爷有便意时常表现为神情焦虑、坐立难安、四处寻找、拉扯裤头等,当老人出现上述表现时,护理员小杨可上前轻声询问:"李爷爷,是不是要解手(上厕所)?"

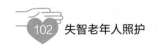

2. 安抚李爷爷的情绪

"李爷爷,您别着急,我带您去厕所。"同时轻轻握住他的手或搀扶他的手臂,给予身体上的安抚。

3. 引导至厕所

护理员小杨可以一边搀扶着李爷爷,一边指导:"爷爷,您看,我们顺着地上这个箭头就走到厕所了,厕所的门上有个马桶的标志。"

4. 指导老人正确如厕,满足生理需求并观察状态

到厕所后可指导李爷爷:"李爷爷,上厕所的时候您将双脚放在这两个蓝色的脚印上,脱下裤子,抓住扶手慢慢坐在马桶上就可以了。"过程中注意保护他的隐私和安全。上完厕所完后,观察李爷爷的情绪和状态是否有所缓解,并询问他是否感到舒适。

5. 尿湿裤子的处理

如果李爷爷尿湿了裤子,不可责备,先带李爷爷完成排泄,然后再协助李爷爷清洁会阴和身体,更换干净的裤子,并注意查看地面有无尿渍,及时处理,防止地面湿滑和异味产生。

6. 后续处理与沟通

① 若李爷爷状态稳定,询问他是否还想继续参加活动。如果愿意,可以陪伴他回到活动区域,继续参与卡片分类配对活动,并给予适当的鼓励和帮助。若李爷爷感到疲乏可以协助他回房间休息。

② 厕所须及时冲洗,必要时可使用艾条熏或空气清新剂。

③ 小杨要及时将李爷爷的情况记录下来,包括发生的时间、具体表现、采取的措施等,以便后续和其他护理员沟通,共同关注李爷爷的病情变化和需求,制定更个性化的照护计划。同时,与社工小肖沟通,告知李爷爷的情况,以便小肖在后续组织活动时能更好地关注到李爷爷的表现和需求。

四、注意事项

① 告知其他护理员、社工、康复师、医护人员李爷爷的排便规律,及时识别李爷爷排便迹象。

② 协助排便过程中不要强行拉扯李爷爷,要耐心引导,注意保护他的隐私。

③ 若李爷爷不慎尿湿裤子,应避免斥责或辱骂,以保护他的自尊心。

④ 是否在排便后继续参与活动,要尊重李爷爷的个人意愿。

五、评价效果

通过以上应对方法,李爷爷跟随护理员小杨到卫生间解小便,没有尿湿衣裤。

① 应对方法具体、有效。

② 李爷爷情绪恢复稳定,排尿及时解决,未发生跌倒、冲突等风险事件。

🏠 牛刀小试

在某天午休时间,李爷爷提着裤子在大厅内徘徊。护理员小杨注意到李爷爷走向活动大厅的窗帘后,并拉扯窗帘,迟迟未现身。小杨走上前去询问情况,结果发现李爷爷已经将小便排在了地上。

任务:如果你是今天上班的护理员小杨,应该如何处理?

📝 必备知识

一、什么是异常排泄

异常排泄包括异常排尿和异常排便。异常排尿包括多尿、少尿、无尿、膀胱刺激征、尿潴留和尿失禁;

异常排便包括便秘、腹泻、排便失禁、粪便嵌塞和肠胀气。失智老年人常见的异常排泄为尿裤子、随地大小便及玩弄排泄物。

二、失智老年人异常排泄的常见表现形式

1. 尿裤子

（1）毫无察觉型

失智老年人排尿不受意识控制，对排尿没有感觉。例如，老年人在参加活动时，尿液慢慢流出，自己却没有感觉，直到护理员发现才知晓。

（2）来不及反应型

老年人在感觉到有尿意时可能无法及时找到厕所或者脱去裤子。例如，老年人可能在从卧室走向厕所的途中就尿在了裤子里，或者他们正在做某件事情时，老年人感觉到有尿意，但还没等他们起身去厕所，就已经尿裤子了。

（3）抗拒辅助用品型

一些老年人因病情恶化导致大小便失禁，但他们可能因心理因素或对纸尿裤舒适度不满而拒绝使用。他们可能认为使用纸尿裤有损尊严和自主性，即使照护人员为他们穿上成人纸尿裤，他们也可能自行扯掉，导致裤子弄湿。

2. 随地大小便

（1）场所认知混乱型

他们可能会在卧室或者客厅的窗帘、沙发后面等处排便，也可能会将大小便解到形似马桶的花盆、垃圾桶里面。

（2）无法控制型

失智老年人神经系统和身体机能衰退，会影响其排便和排尿的控制能力，失智老年人感觉到有便意可能会就近蹲下开始排便。

3. 玩弄排泄物

（1）用手接触排泄物

有些失智老年人有时会将排泄物用纸包裹后丢入垃圾桶，或直接用手拿着，甚至还会不当地涂抹在自己身上。

（2）藏匿排泄物

有些失智老年人排便后可能会把排泄物放到房间的角落、抽屉、柜子等地方藏起来，还有些会将擦拭排泄物的卫生纸或者用过的纸尿裤等，藏到被子里面或枕头下面。

（3）把排泄物当作其他物品

失智老年人可能失去了对排泄物正常的认知。例如，把粪便当作泥土玩弄，甚至有些老年人试图把粪便放到嘴里，认为那是可以吃的东西。

（4）反复涂抹排泄物

失智老年人可能会把排泄物涂抹在墙壁、家具的表面，床单、窗帘或者床挡上，这可能是老年人表达某种情绪或者需求的方式，也可能是一种无意识的行为。

三、失智老年人尿裤子、随地大小便和玩弄排泄物的原因

失智老年人尿裤子、随地大小便、玩弄排泄物的原因如表 4-20。

视频

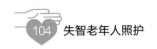

表4-20 失智老年人出现异常排泄的原因

因素	原因分析
生理/病理因素	1. 身体机能的原因 （1）由于感官功能衰退，对膀胱充盈感和排便的感知变得迟缓。同时，肌肉力量减弱导致无法有效控制排尿和排便，加之行动不便，往往无法及时到达厕所 （2）尿道感染、前列腺增生、糖尿病、中风等问题导致尿频尿急 2. 药物副作用 药物和利尿饮料的服用，导致老年人排尿的增加，安眠药和抗焦虑药也会使膀胱肌肉松弛 3. 认知功能下降 （1）不能理解马桶是可以排便的地方 （2）找不到厕所或无法辨别马桶的位置高低 （3）忘记该如何使用马桶、如何穿脱裤子 （4）对尿意或者便意不知道如何反应，或有便意时无法快速做出反应 （5）语言表达能力受限，不能准确告知他人自己的需求 （6）排完大便后不知道如何善后 （7）可能不理解排泄物的性质，感到很好奇
社会/心理因素	（1）对厕所环境没有安全感，害怕别人会突然进来，抗拒去厕所 （2）之前在厕所摔倒过，抗拒去厕所 （3）缺少人际交往、或碍于面子，又不愿意求人帮助 （4）被忽视、被嫌弃 （5）有些老年人可能会通过玩弄排泄物等异常行为来引起他人的注意，或者是一种自我安慰的方式，在混乱的认知状态下表达内心的情绪
环境因素	（1）卫生间使用不便或让老年人恐惧：卫生间光线太暗了，温度不适宜（冬天马桶太凉了、夏天温度太高），厕所有异味或者异物 （2）卫生间、马桶无醒目标识或路线指引 （3）卫生间门关闭，不易打开或关闭 （4）卫生间距离过远，远离老年人活动区域，不利于找到 （5）活动现场的环境可能对老年人产生了刺激，如活动的声音、周围人的互动等 （6）马桶的冲水装置不明显，老年人找不到冲水装置处理大小便，将排泄物用手或者纸包着拿出来 （7）陌生感：对所处环境陌生
照护因素	（1）观察不到位：照护人员未能察觉和识别老年人的活动或表现 （2）态度问题：护理员没有耐心 （3）沟通技巧问题：护理员没有获得老年人的信任，或不能理解失智老年人的肢体语言和话语，不能和老年人有效沟通 （4）护理员不了解老年人情况，如生活经历、生活习惯和身体状况、疾病和治疗情况等 （5）护理员协助老年人排泄操作不当，导致老年人不适 （6）护理员没有及时处理排泄物

四、失智老年人尿裤子和随地大小便的照护

1. 评估老年人排泄情况

评估老年人排便方式，白天和夜间排便次数、间隔时间，发生失禁的次数、量，有无尿痛、尿不尽感，有无排尿时间延长、排尿困难，以及有无并发症。

2. 识别大小便的迹象

护理员需及时通过观察失智老年人的肢体语言或表情，识别其如厕需求，并准确引导至卫生间。常见的如厕信号包括：

① 坐立不安、在椅子上或轮椅上动来动去、坐在椅子上揉搓自己的裤子。

② 慌慌张张、来回踱步、拉扯裤头或试图脱下裤子。

③ 用手按住下腹部、扭扭捏捏无法站直、两脚交叉在厕所前面走来走去。

④ 特殊语言的表达：及时发现老年人想上厕所的专属词汇，如"找亮""找水"；老年人有时候会词不达意，可能会说我想出去或者回家，这些话可能都在表达想去上厕所。

⑤ 躲在角落里（如家具、窗帘后面），情绪急躁，发出不寻常的声音或者出现不寻常的面部表情，甚至出现攻击行为等。

⑥ 四处寻找形似马桶且带有孔洞的容器，诸如花盆、垃圾桶、脸盆等。

3. 营造安全便利的排泄环境

（1）保持卫生间光线充足，通道畅通

卫生间和通道需保持良好照明，方便老年人夜间行动。房间内应安装起夜灯，自动感应亮起。确保通道无阻碍，卫生间门和马桶盖应打开，以便老年人识别。

（2）卫生间设施安全便利，标识明显

① 坐便器安全舒适：使用高度合适的坐便器，方便老年人起身和坐下，一般高度以 40～45 cm 为宜，避免使用蹲便器，在马桶侧边安装有颜色的扶手，防止老年人在上厕所的过程中发生摔倒。

② 卫生间布局合理：卫生间门应向外开启，使用平开或推拉式门，门锁应内外均可操作。移除或封堵门内板旋转锁，以防老年人被困。选用木制加玻璃材质，便于发现跌倒情况。安装紧急呼叫器和拉绳，拉绳距地面 10 cm。保持地面干燥防滑，使用防滑地砖或垫子，并及时清理水渍。厕纸应放置在易于被老年人发现和取用的位置。

③ 标识明显，方便辨认：

一是卫生间标识明显。在卫生间门上和门旁使用鲜艳的图片或文字（如橙色、黄色）作为标识，确保标识高度适合或略低于老年人视线。利用不同颜色区分卫生间墙面和地面，创造强烈视觉对比，帮助老年人快速找到卫生间。

二是马桶标识明显。可以安装彩色马桶座圈以帮助辨识。同时，在马桶前贴上两个颜色鲜明的脚印标识，引导男性老年人在此站立排尿，也方便老年人正确地坐到马桶上。

（3）去除干扰，定制如厕路线

将可能被误认为马桶的垃圾桶、花盆、脸盆等物品移开，并确保洗衣机和灭火器的盖子及时盖好，以预防老年人误入可能被当作厕所的区域。为老年人制定如厕路线，引导老年人按固定路线去卫生间排便。

4. 观察排便规律

细致地观察并记录失智老年人的饮食及排泄情况，以便掌握他们如厕的规律。基于这些记录，为老年人制定一个详尽的如厕时间表。

5. 合理膳食

老年人白天应多饮水，确保每日 2 000 mL 摄入，睡前则减少饮水，以避免夜尿多影响睡眠。饮食上应多吃富含膳食纤维的食物，如蔬菜、水果和全谷物，避免辛辣和生冷食物，以预防便秘和腹泻。

6. 开展认知功能训练，督促和训练大小便

（1）认知功能训练

对老年人开展形式多样的认知功能训练，延缓老年人认知功能减退，反复带老年人熟悉去卫生间的路线，指导识别卫生间标识、马桶标识，并掌握如厕方法。

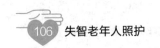

（2）督促和训练大小便

① 定时提醒：在老年人可能需要排便的前15～30分钟提醒他们去厕所。白天每两小时或每小时提醒一次，夜间根据习惯设定提醒时间。睡前、晨起，饭前、饭后一小时也应引导他们上厕所。饮水多时增加上厕所次数，规律的如厕安排有助于减少尿裤子的尴尬。

② 适当协助：对于肢体活动不便的失智老年人，护理员可在老年人排泄时给予一定的协助。应对老年人尿频和反应迟钝，应在排泄前准备好所需物品，并给予足够时间，避免催促。排泄后，检查老年人是否排泄正常。

7. 简单有效的沟通方式

一是鼓励老年人用简单的词语、声音或表情来表达需求，当老年人能发出特定的声音或表情表示要上厕所时，护理员要及时给予回应和强化。

二是护理员要听得懂老年人如厕的语言表达，如"我要解手""我要拉屎""我要出去"。若老年人语言表达能力受损，可用简语手势，指向厕所，询问老年人是否有如厕需求。

8. 使用如厕辅助用品

（1）使用便携式坐便器

对于行动不便的老年人，若厕所距离较远，可在其房间内配备便携式坐便器、尿桶、尿盆等设施，以便他们能及时解决大小便问题。同时，应锁好抽屉和衣柜，防止男性老年人在这些地方小便，也可为其提供专用小便桶。

（2）运用智能化设备

可以采用一些辅助设备和智能化设备，如马桶增高垫、如厕辅助器，也可为老年人安装智能马桶，方便老年人便后清洁。

（3）使用纸尿裤

在获得家属同意后，可为老年人使用纸尿裤或拉拉裤，并确保及时更换，维持会阴部干燥清洁，预防皮肤问题。同时，应根据老年人的排便习惯，定期引导其使用厕所，以训练其排便能力。

9. 突发情况应对

（1）外出应对

护理员应随身携带备用衣裤，选择易穿脱、合体宽松的衣物，避免复杂或紧身款式。外出时，先了解卫生间位置，尽量避免无卫生间的场所，必要时使用成人纸尿裤。

（2）尿湿裤子和随地大小便的应对

① 尿裤子的应对：及时识别老年人尿裤子。如闻到大小便的异味、老年人脚下一摊水、裤腿湿了、自己把裤子褪下一半等情况，先安抚老年人情绪，可以说："奶奶，我注意到您的裤腿好像湿了，这样穿着会让您不舒服，我们一起换一条干净的裤子。"征得老年人同意后，及时给予清洁更换，保持皮肤清洁干燥。不要责怪、训斥老年人，维护好他们的隐私和自尊心。

② 随地大小便的应对：当老年人把大小便拉到地上时，应立即将老年人移至安全区域（通过谈论其感兴趣的话题或提出帮助更换衣物等方式转移老年人注意力，使其离开现场）。随后迅速清理污物，以减少异味和污渍，避免给环境和其他人带来不适。

10. 加强团队协作，持续改进照护

（1）加强团队协作

将老年人情况及时通报给照护小组成员，如排便习惯、规律，以及有便意后的行为反应等，以便团队成员能有效掌握老年人排便时间及征兆。

（2）持续改进照护

定期评估照护方案效果,观察并记录老年人失禁和随地排泄的频率变化,分析原因以优化方案。同时,监测老年人的身心健康,及时解决异常排泄可能带来的身体和心理问题。

五、失智老年人玩弄排泄物或者误食排泄物的照护

1. 密切观察

密切观察有玩弄或误食排泄物倾向的失智老年人,特别是在排便后。对于无法自控的老年人,全程陪同如厕,指导或协助清洁,并及时处理排泄物以防接触。

2. 正确应对

（1）温和告知

温和地向老年人指出这种行为不卫生,并主动帮助他们清洁双手,更换衣物,引导他们参与其他活动以分散注意力。避免责备或羞辱老年人。

（2）心理安抚

护理员应充分关怀老年人,及时响应需求,并通过言语和肢体动作提供安慰,让他们感受到关爱。

（3）做好健康监测

密切关注老年人的身体健康状况,因为玩弄排泄物或误食排泄物可能会导致感染或其他健康问题。定期为老年人进行身体检查,出现不适及时就诊。

3. 增加社交活动

安排老年人一起散步、唱歌、聊天、打牌等,增加他们的社交互动和情感交流,减少不良行为的发生。

拓展训练

姓名:刘奶奶

年龄:78 岁

文化程度:中专

退休前职业:教师

兴趣爱好:唱歌、书法

失智症程度:重度

情境:一天深夜,值班护理员小张听到刘奶奶房间里有动静,进去查看时发现她正蹲在床边,将大便拉在了地上,并用手去触摸。小张轻声询问,刘奶奶却无法回答,只是重复着一些听不懂的话语。

任务:课后分组讨论情境脚本,写出照护方法。

练一练

扫码进行在线测验。

在线测验

项目五

失智老年人异常行为和精神症状应对

任务 1　失智老年人重复行为应对

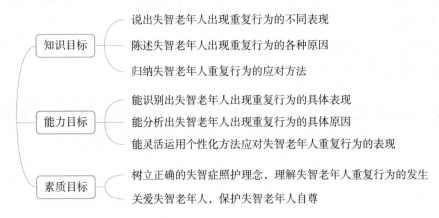

学习目标

- 知识目标
  - 说出失智老年人出现重复行为的不同表现
  - 陈述失智老年人出现重复行为的各种原因
  - 归纳失智老年人重复行为的应对方法

- 能力目标
  - 能识别出失智老年人出现重复行为的具体表现
  - 能分析出失智老年人出现重复行为的具体原因
  - 能灵活运用个性化方法应对失智老年人重复行为的表现

- 素质目标
  - 树立正确的失智症照护理念，理解失智老年人重复行为的发生
  - 关爱失智老年人，保护失智老年人自尊

情境任务

洪奶奶，目前居住在某失智症照护中心的 3 楼。某日中午，在用餐前，洪奶奶看到护理员在忙碌地准备午餐，她便开始不断打扰护理员，坚持要乘坐 121 路公交车回家为女儿做饭。她在楼层的走廊上走来走去，口中不断重复着想要回家，要坐 121 路公交车。中午时分，护理员本就忙得不可开交，对洪奶奶的请求只能草率回应，这反而使洪奶奶的情绪越来越激动。

问题：

1. 洪奶奶出现了什么情况？

2. 结合洪奶奶的日常表现和刚刚发生的情况，深入分析发生的原因有哪些。

3. 应该如何正确应对？

健康档案

表 5-1　洪奶奶健康档案

基本信息			
姓名	洪奶奶	性别	女
出生年月	1947 年 5 月	文化程度	初中

（续表）

身高/体重	160 cm/45.5 kg	入住机构时间	1 年
婚姻状况	丧偶	退休前职业	麻将馆老板
经济来源	女儿补贴	家庭成员	2 个女儿
性格特点	性格外向、急躁、待人热情	家属探视频率	1 周 1 次
最自豪的事情	（1）在学生时代,她的成绩总是班级中最为出色的,经常获得双百分的优异成绩 （2）女儿教育得很好		
个人不愿提及事件	无		
其他	喜欢护理员称呼她为洪班长;使用长沙方言交流		
兴趣爱好	打麻将、唱歌		

疾病史和服药情况	
疾病史	失智症 3 年
服药情况	盐酸多奈哌齐片、盐酸美金刚片

日常生活	
饮食	不喜欢吃蔬菜,不吃辣椒,吃饭需要协助
排泄	需要引导协助,会自行排泄、清洁、冲厕所
洗澡	喜欢淋浴,洗澡需要哄劝协助
睡眠	睡眠情况良好,夜尿 1～2 次

失智症核心症状	
核心症状	（1）记忆力下降:经常忘记自己吃过东西 （2）语言表达能力下降,不能充分表达自己的想法 （3）定向障碍:分不清当下场所和时间 （4）计算力障碍:不能进行复杂的计算

失智症异常行为和精神症状（BPSD）	
异常行为和精神症状	（1）重复行为:重复说要吃东西,说要坐 121 路公交车回家,要做饭给女儿吃 （2）徘徊游走:喜欢在楼层走廊上走来走去,去其他老人房间 （3）日落综合征:傍晚时分,说要回家,焦虑不安 （4）错认:把居住在同一个房间的彭奶奶当成自己的奶奶 （5）被害妄想:有时候会向护理员哭诉,声称陌生男子进到她的房间,在她的尿桶里拉尿（其实是她自己的小便）,她还坚称该男子伤害了她的肩膀,肩膀痛得非常厉害

风险评估	
简易精神状态检查量表 （MMSE）	中度认知障碍
日常生活活动能力（ADL）	中度生活自理能力受损
跌倒评估表	中危跌倒风险
走失评估表	高危走失风险

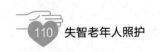 **任务实施**

一、了解和评估照护情形

根据洪奶奶刚出现的情况,护理员进行详细了解,汇总情况如表5-2。

表5-2　洪奶奶情况汇总表

问题	详细表现
1. 出现了什么情况?	重复行为:要坐121路车回家做饭给女儿吃
2. 什么时候发生的?	某日中午吃饭前
3. 在哪里发生?	失智症照护中心三楼
4. 当时的情况是怎样的?(事情发生的前后经过)	洪奶奶看到护理员在准备午餐,她便开始不断打扰护理员,坚持要乘坐121路公交车回家为女儿做饭,并在楼层的走廊上走来走去
5. 一般会持续多长时间?	洪奶奶这次发作持续了30多分钟
6. 该行为一般发生的频率是多久一次?	一周1~2次
7. 在哪些情况下特别容易发生?	(1) 特定的时间点,在中午吃饭前 (2) 特定的场景刺激,洪奶奶看到护理员在准备午餐 (3) 需求未被满足,护理员敷衍回应时
8. 护理员有没有进行干预?干预方法是否有效?	护理员敷衍地回应洪奶奶,但方法无效,洪奶奶反而越吵越厉害
9. 是否存在风险/潜在的其他风险?	(1) 心理风险:护理员的敷衍回应可能会让洪奶奶感到被忽视和不被理解,加重她的焦虑和不安情绪,长期下去可能会对她的心理健康产生负面影响,进一步加重失智症的症状 (2) 安全风险:洪奶奶频繁地在走廊上走动和询问同一个问题,会消耗洪奶奶大量的体力,增加了身体受伤的潜在风险 (3) 走失风险:洪奶奶一直念叨要坐公交车回家,可能会在护理员不注意的时候自行离开失智症照护中心去寻找公交车,从而发生走失的情况 (4) 护理员:洪奶奶不断重复说同一件事情,在一定程度上增加他们的工作压力

二、分析原因

护理员从病理、性格、环境以及照护因素对洪奶奶的情况进行分析,分析结果如表5-3。

表5-3　分析结果汇总表

因素	原因分析
病理因素	疾病史:失智症3年 (1) 记忆力减退:因为大脑的颞叶、海马体等与记忆相关的区域出现病变,洪奶奶对当前的生活环境出现认知模糊,忘记自己已经入住失智症照护中心,而执着于过去要回家给女儿做饭的记忆 (2) 定向力障碍:洪奶奶可能无法准确判断自己所处的位置和时间,所以会在看到护理员准备午餐这个特定情境时,产生要回家的强烈愿望

（续表）

因素	原因分析
性格因素	洪奶奶性格急躁,一旦有了回家的念头就难以控制自己的情绪和行为,不断重复表达要回家的诉求,并且在护理员敷衍回应后更加激动,表现出越吵越厉害的情况
环境因素	洪奶奶看到护理员准备午餐这个与家庭生活有相似之处的场景时,更加引发了她对家的思念,从而产生要回家的行为
照护因素	护理员对洪奶奶的需求敷衍回应,没有给予足够的关注和理解。这种不当的照护方式不仅不能缓解洪奶奶的情绪,反而让她感到更加焦虑和不安,加重了她的重复行为

三、即时应对方法

1. 安抚情绪

护理员可用温和的语气与洪奶奶交流,表达对她的关心和理解。例如,可以说:"洪奶奶,别急啊,我们知道您想赶紧回家给女儿做饭,您对女儿可真贴心。但是您放心,您女儿刚给我们打电话,说今天她要和同学出去吃,让您别忙活午饭了。"可以轻轻握住洪奶奶的手或给她一个拥抱,让她感受到身体上的安慰。

2. 转移注意力

（1）地点转移

正值中午时分,工作异常繁忙,为了确保工作的顺畅进行,护理员可以向楼层管家寻求协助。楼层管家可以这样说:"洪奶奶,您女儿最喜欢吃什么菜呀,您做的肯定特别好吃。您教教我好不好？我怕待会儿我忘记了,我们现在一起去大厅用本子记下来吧。"转移到大厅后,楼层管家可以让洪奶奶做手工活动,从而达到忘记刚才发生的事情。

（2）活动转移

当洪奶奶吵着要回家做饭时,护理员可以说回家当然要换一身漂亮的衣服,紧接着可以带着洪奶奶到餐厅,可以跟洪奶奶说这里正好缺人做帮手,从而可以安排洪奶奶做一些力所能及的事情,如摆椅子、放碗筷等。

（3）兴趣转移

① 洪奶奶以前读书时成绩非常好,有"双百分班长"的称号。可以让洪奶奶最信任的护理员前来和洪奶奶交谈,闲聊几句后,可以说:"洪班长,我刚才下课后有几题数学题还没算出来,您可以帮帮我吗？"

② 洪奶奶喜欢唱歌,有自己的专属歌本,护理员可以用洪奶奶最喜欢的歌曲转移其注意力。例如,可以这样说:"洪奶奶,这是您的歌本,您拿着去找彭奶奶一起唱歌哈,待会儿就一起吃中午饭了。"

四、注意事项

① 当洪奶奶重复表达要回家的诉求时,不要强行制止或批评她,而是以温和的方式回应,让她感受到被理解和尊重。

② 洪奶奶在走廊上活动时,须确保其安全。若她情绪不稳定,防止她伤害自己或他人,并移除周围危险物品,保障环境安全。

③ 与洪奶奶交流时,应使用简洁易懂的语言,避免复杂词汇和长句。多用正面和鼓励性语言,提升她的自信和安全感。

④ 注重团队协作。照护人员之间要密切配合,共同应对洪奶奶的情况。若护理员无法平息洪奶奶的情绪波动,应立即向其他同事求助。

五、评价效果

通过以上应对方法,洪奶奶拿着歌本去找彭奶奶,两个人坐在大厅唱歌。
① 应对方法具体、有效。
② 洪奶奶情绪恢复稳定。
③ 洪奶奶和楼层其他老人未发生意外事件。

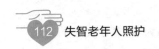 **牛刀小试**

下午两点半,洪奶奶走到护理员面前说:"我问你一件事哦,我们吃过中饭了吗?"护理员点头。过了不到10分钟,奶奶又走过来问是否吃过中饭,护理员一手搂着洪奶奶的肩膀,一手将洪奶奶的手指向护理站前的电子钟,说:"奶奶您看,现在是下午的14:40,我们已经吃过中饭了。""哦,我记性不好,谢谢你哦。"下午15:00,洪奶奶又找到护理员问:"我问你一件事哦,我们还吃中饭吗?"过了半个小时,洪奶奶又重复相同的问题。

任务:如果你是今天上班的楼层管家,应该如何处理?

必备知识

一、失智老年人重复行为的常见表现形式

1. 言语重复

不断重复相同的词语或句子,如反复说"我要回家""这是什么"等;追问相同的问题,如不停地问"现在几点了""我儿子什么时候来"等。

2. 动作重复

反复进行某个特定的动作。例如,不停地开关门、整理衣物、摆弄物品等,无目的地踱步或走来走去。

3. 行为模式重复

① 每天在固定的时间进行相同的活动。例如,总是在某个时间点去某个地方坐着,或者定时进行洗漱等日常活动,即使时间不合适也会坚持进行。

② 对特定的人或事物有重复的反应。例如,一直把某个人错认为另一个人,或者对某个物品表现出过度的关注,过度摆弄。

二、失智老年人重复行为发生的原因

失智老年人重复行为发生的原因如表5-4。

表5-4 失智老年人重复行为发生的原因

因素	原因分析
病理/生理因素	(1)随着失智症的发展,大脑会出现萎缩,神经元大量丢失。海马体等与记忆相关的脑区受损严重,这使得老年人难以形成新的记忆或者提取已有的记忆。老年人可能忘记自己刚刚做过的事情,从而不断重复相同的行为。例如,忘记自己已经问过"现在几点了",于是反复询问

（续表）

因素	原因分析
	（2）对过去的记忆片段印象深刻，不断试图通过重复行为来回忆或确认某些事情。例如，曾经的家务习惯让他们反复进行整理衣物等动作 （3）定向力障碍使得他们对时间、地点和人物的认知出现混乱，重复行为可能是一种试图找回方向感的方式 （4）某些神经递质的失衡也可能影响大脑的正常功能，促使老年人出现重复行为
心理因素	（1）焦虑和不安：失智老年人可能因为对新环境不适应、对自身状况的担忧等产生焦虑情绪，重复行为成为一种缓解焦虑的方式 （2）孤独和无聊：缺乏社交活动和娱乐方式，容易感到孤独和无聊，重复行为可以在一定程度上填补内心的空虚 （3）难以理解周围的环境和事物，通过重复行为来获取安全感和熟悉感。例如，不断开关门试图确认自己所处的空间是否安全
环境因素	（1）噪声和干扰过多：过多的环境噪声和干扰会刺激到失智老年人敏感的神经系统，导致感官过载，从而引发重复行为；此外，嘈杂环境还可能引起情绪波动、焦虑和认知混乱，导致失智老年人通过重复行为来寻求情绪上的缓解 （2）日常活动变化：由于大脑的认知功能受损，他们难以快速调整和重新建立新的活动秩序。在这种情况下，他们可能会通过重复某些行为来试图找回那种熟悉的节奏和秩序感
照护因素	（1）缺乏有效的沟通回应：如果照护人员缺乏耐心去倾听老年人的话语和需求，可能会导致他们的诉求被忽略。例如，当老年人表达食物偏好时，若照护人员未能给予足够的关注和回应，他们可能反复提及以求关注和满足 （2）照护疏漏：饥饿、口渴，或身体不适没有被及时发现和处理，他们可能会反复做出寻找食物或水的动作，如打开抽屉、橱柜等 （3）频繁更换护理员：如果失智老年人经常面对不同的护理员，他们会很难建立起熟悉感和信任感。每个护理员的照护方式、说话语气等都有所不同，这会让老年人感到困惑。例如，老年人可能对固定护理员的喂食习惯产生依赖，换人后他们可能会因为不适应而拒绝进食，或者反复要求找原来的护理员，出现重复行为

三、失智老年人重复行为的照护方法

1. 寻找原因

评估老年人的基本需求是否得到满足，如食物、如厕、身体不适等。未满足的需求可能是重复行为的诱发因素。

2. 规避风险

当老年人出现重复行为时，护理员需要快速地做出评估。例如，需判断这些重复行为对老年人自身是否存在潜在风险，以及周围的环境和物品是否对老年人构成安全威胁。如果评估没有风险，那就顺其自然地接受他们的这种重复行为。

3. 保持冷静和耐心

即便老年人反复重复相同的动作和言语，护理员仍需保持耐心，每次都要以简洁、温和的方式给出回应。

4. 安排活动转移注意力

组织老年人参与手工艺活动、音乐活动、五感体验等，有助于他们把精力集中于活动之中，转移注意力，从而放松身心，减少重复性行为。

5. 使用辅助工具强化老年人记忆力

（1）大型纸质日历

这种日历格子大，便于记录和查看。护理员可在日期格子中用不同颜色笔标注每日重要事项，如家人探访和活动安排。早晚引导老年人查看，帮助他们记住近期计划。

（2）彩色便签

鲜艳的便签能吸引老年人注意，适合贴在他们常去的地方，如桌旁或床头。便签上可写简单提醒，如"保健操时间"或"打电话给子女"。不同颜色便签可区分提醒类型，如黄色用于日常事务，蓝色用于社交活动。

（3）个人照片相册

制作一本包含家人和朋友照片的相册，并在每页标注人物姓名、与老年人的关系以及照片的拍摄时间和地点。例如，一张全家福照片旁边可以写着"×年春节，和儿子、女儿、孙子一起拍的全家福"。协助老年人一起回忆照片中的场景，帮助他们巩固记忆。

（4）事件记忆卡片

对于近期发生的事件，制作卡片来记录。卡片上可以写事件的简单描述、时间、地点等。例如，"昨天下午15：00点，和王奶奶在活动大厅聊天"。定期让老年人回顾这些卡片，强化对事件的记忆。

6. 不恰当的应对方法

（1）忽视或制止

忽视或制止老年人的重复行为可能导致他们感到焦虑、困惑和受挫，这反而可能加剧这些行为。

（2）过度约束身体自由

老年人可能会因自由受限而产生恐惧和愤怒等情绪反应，这可能会加剧他们的认知障碍和行为问题。

小贴士　　　　　　　　　　**程序性记忆**

程序性记忆又被称为内隐记忆，它存在于人的潜意识当中，指导人的行为和运动。这些"行为"和"运动"是通过重复练习而习得的，在人们需要执行的时候，程序性记忆会被自动唤起，但很难用语言表达出来。

 拓展训练

姓名：陈爷爷

年龄：80岁

文化程度：高中

退休前职业：列车乘务长

兴趣爱好：下棋、看书、种花草

失智症程度：中度

情境：陈爷爷每天早上起来做完活动后，就会反复询问护理员小王今天的日期，或者问现在几点了，一天起码要问10遍，小王多次劝说无果，束手无策。

任务：课后分组讨论情境脚本，写出无效应对和有效应对的方法，并进行角色扮演。

练一练

扫码进行在线测验。

任务 2　失智老年人徘徊行为应对

学习目标

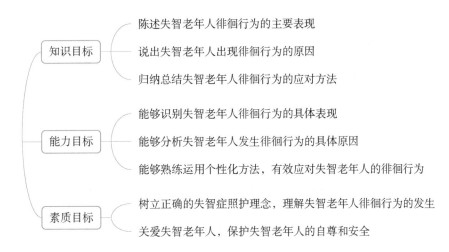

情境任务

　　王奶奶，入住幸福苑养老机构 2 个月。某日晨操结束后，楼层其他老人坐在沙发上休息，王奶奶开始在楼层内不停地来回走动，显得坐立不安。她有时会进入其他老人的房间，即使步伐已经显得不稳，她仍旧不愿停下来休息。护理员小李多次尝试劝说并引导王奶奶坐下休息，但王奶奶似乎无法安静下来，每次刚坐下不久便又起身继续走动。

　　问题：

　　1. 王奶奶出现了什么情况？

　　2. 王奶奶出现这种情况的原因是什么？

　　3. 护理员小李应该如何正确应对？

健康档案

表 5-5　王奶奶健康档案

基本信息			
姓名	王奶奶	性别	女
出生年月	1944 年 4 月	文化程度	专科
身高/体重	156 cm/56 kg	入住机构时间	2 个月
婚姻状况	丧偶	退休前职业	体育老师

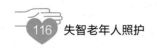

(续表)

经济来源	退休金、女儿支持	家庭成员	3个女儿
性格特点	性格外向、急性子	家属探视频率	女儿逢年过节才来探望
最自豪的事情	自己教出的学生教师节来给她送鲜花		
个人不愿提及事件	和老伴的关系		
其他	喜欢护理员称呼她为王老师;说普通话		
兴趣爱好	喜欢唱歌、跳操		
疾病史和服药情况			
疾病史	失智症3年		
服药情况	盐酸多奈哌齐片		
日常生活			
饮食	软烂饮食,喜欢吃酸奶、吃水果		
排泄	需要引导、协助		
洗澡	需要协助,有时候不喜欢更换衣服		
睡眠	晚上入睡需要开小夜灯,易醒,醒来后喜欢在楼层走来走去		
失智症核心症状			
核心症状	(1) 定向力障碍:不认识自己房间、厕所,不认识自己或他人的物品 (2) 记忆力障碍:经常忘记自己吃过饭 (3) 注意力障碍:经常在吃饭、做操时起身活动 (4) 理解和表达能力障碍:不能理解复杂言语,不能正确表达自己想法或需求 (5) 失用:经常反穿左右脚鞋子		
失智症异常行为和精神症状(BPSD)			
异常行为和精神症状	(1) 徘徊,一直在楼层走来走去 (2) 坐立难安 (3) 有乱拿他人物品和藏物的行为 (4) 随地大小便 (5) 会在其他老人床上休息		
风险评估			
简易精神状态检查量表 (MMSE)	重度认知障碍		
日常生活活动能力(ADL)	重度生活自理能力受损		
跌倒评估表	高危跌倒风险		
走失评估表	高危走失风险		

📋 任务实施

一、了解和评估照护情形

根据王奶奶刚出现的情况,护理员进行详细了解,汇总情况如表5-6。

表5-6 王奶奶情况汇总表

问题	详细表现
1. 出现了什么情况?	(1) 徘徊:在走廊里走来走去 (2) 坐立难安
2. 什么时候发生的?	上午做完晨操后
3. 在哪里发生?	幸福苑养老机构
4. 该行为持续多久?	30分钟
5. 护理员有没有进行干预?干预方法是否有效?	护理员小李几次将王奶奶带回座椅休息,王奶奶不配合
6. 是否存在风险/潜在的其他风险?	(1) 跌倒风险:王奶奶走来走去时间较长,可能发生跌倒 (2) 行走时间过长导致过度劳累 (3) 出入其他老人房间容易引发冲突

二、分析原因

护理员从生理/病理、心理以及照护因素对王奶奶的情况进行分析,结果如表5-7。

表5-7 分析结果汇总表

因素	原因分析
生理/病理因素	(1) 疾病史:王奶奶患有失智症,存在记忆力、定向力、注意力及语言障碍,导致王奶奶可能分不清现在和过去的生活,现在在哪里,对目前所处的环境无法正确地辨别,也无法表达自己的想法 (2) 药物不良反应:王奶奶服用盐酸多奈哌齐片,导致出现幻觉、焦虑等不适症状,可能会引起王奶奶出现徘徊 (3) 王奶奶可能有其他的生理需求,如排便、喝水的需求等,但无法正常表达和解决,如找不到厕所和水杯,从而引发徘徊
社会/心理因素	(1) 孤独和无聊:王奶奶存在语言障碍,不能和其他老人互相交流,故易产生孤独感,觉得无聊,用徘徊来排解 (2) 王奶奶性格开朗,喜欢交流。她可能觉得坐在沙发上的休息方式很无聊,因此通过在楼层内走动来吸引护理员和其他老人的注意 (3) 她喜欢唱歌和跳操,晨操后可能仍想继续类似的活动,因此来回走动寻找熟悉的感觉
照护因素	(1) 小李暂未与王奶奶建立亲切感、信任感 (2) 小李缺乏专业知识:对徘徊行为了解不足,可能无法了解其原因和动机,与王奶奶的沟通缺乏技巧,不能有效应对

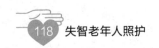

三、即时应对方法

1. 确保安全

① 小李要密切关注王奶奶行动轨迹,一旦发现她靠近楼梯口、电梯间等危险区域,应立即、轻声地将其引至安全处,确保她始终处于安全活动范围。

② 全面排查王奶奶徘徊路径,清理桌椅、杂物等障碍物,保证地面干燥、光线明亮,让走道宽敞无阻碍、视线清晰,预防跌倒。

③ 在楼梯口、走廊安装安全门或防护栏,既能阻拦王奶奶进入危险区,又确保不会对她造成磕碰损伤。

④ 查看王奶奶所穿鞋子、裤子是否合身舒适,防止因穿着问题致使行走不便,甚至跌倒。

2. 满足生理需求

小李要细心观察王奶奶徘徊时有无上厕所的迹象,如拉扯裤头、双腿夹紧、面露焦急等,或者肚子饿的表现,如手摸肚子、眼神紧盯餐饮区等,及时满足其需求。

发现王奶奶有如厕迹象,可以说:"王老师,您是不是想去厕所啊? 我带您去,别忍着,舒服了心情才会好,对吧。"

3. 进入其他老人房间的处理

(1) 处理方法一:兴趣引导

首先说明环境情况,避免强行带离引发情绪问题。接着,提及与王奶奶经历相关且能吸引她的事物,促使她自愿离开。最后,带王奶奶到合适区域,并用活动或事物继续转移她的注意力。

可以说:"王老师,这是别的老师休息的地方,咱们先别打扰他们了。我带您去看看学生给您寄来的鲜花,怎么样?"

(2) 处理方法二:食物吸引

小李温和地引导老年人:"王奶奶,您女儿给您带了好吃的过来,我们去吃酸奶好吗?"可以用王奶奶喜欢的事物引导她离开其他老人的房间。

(3) 处理方法三:旧物引导

小李迅速从王奶奶的房间取出一本她平日里特别珍爱、带有学生签名的旧笔记本,在门口轻轻摇晃,以吸引她的注意,引导她跟随自己走出房间。

另外,小李应做好向其他老人解释的工作,取得他们的理解和包容,避免王奶奶与其他爷爷奶奶发生冲突。

4. 安排个性化的活动

① 旧物触摸:小李将旧算盘、儿时玩具等旧物放在托盘里,引导王奶奶触摸。

② 音乐律动:播放经典老歌,鼓励王奶奶及其他老人一起随着音乐律动,从而转移注意力。

③ 固定式乒乓球体验:活动室内安装了乒乓球训练设备,小李在示范之后,指导王奶奶进行击球练习。

5. 将情况告知其他照护人员

小李将王奶奶的情况告知楼层其他照护人员,以便大家都能密切关注王奶奶的状况,并在发现她有危险时迅速采取干预措施。

6. 向家属反馈情况

小李及时向家属反馈王奶奶的情况,以及她徘徊行为可能带来的风险,并告知机构所采取的相应干预措施,确保家属充分了解情况。

四、注意事项

① 与王奶奶沟通时,语言简洁明了,避免使用复杂的句子和抽象的词汇,以免激发或加重其不良情绪。

② 确保环境安全,并注意危险物品的管控,收起刀具、剪刀、药品、消毒液等危险物品,防止王奶奶在徘徊过程中误拿、误食。

③ 保持耐心恒心:多次劝说无果很正常,不能急躁,持续温和陪伴,不断尝试不同方法。

④ 观察王奶奶徘徊出现的时间,徘徊时的路线、行为、情绪和身体动作,以便及时识别,并采取个性化应对方法。

五、效果评价

通过采取以上应对方法,王奶奶暂时停止了徘徊,未发生跌倒、走失、矛盾冲突等情况。

小贴士　　　　　　　　　　**记忆角打造**

在失智老年人居住的楼层打造记忆角,是有效减少失智老年人徘徊行为的途径。记忆角打造可参考如下要求:

① 选择一个安静、相对独立的空间,面积5～8平方米。避免噪声和干扰,让老年人能安心地待在这个角落。

② 融入怀旧元素:摆放一些有年代感的摆件,如旧花瓶、老式钟表等,或者一些老照片或老物件,如旧收音机、算盘、粮票等,唤起他们的情感记忆。

③ 营造舒适的氛围:采用柔和、温暖的色彩和灯光,如米黄色、淡粉色等,营造出温馨、宁静的氛围。

④ 柔软装饰:铺上柔软的地毯,摆放舒适的靠垫,让老年人可以随时坐下休息,放松身心,减少因身体不适而引发的徘徊行为。

⑤ 增加互动元素:设置一个小型留言板,鼓励老年人在上面画画或留言,增强他们的参与感和归属感。

牛刀小试

午餐后,王奶奶在大厅里不停地徘徊,显得有些焦虑不安。护理员小张在安顿其他老年人午休时,注意到王奶奶的状况。小张建议王奶奶也去休息,但王奶奶似乎并不愿意,她挣脱了小张的搀扶,径直走向走廊的尽头。她口中喃喃自语着"学生""上课",然后又转身走向电梯门口,如此循环往复。

任务:如果你是小张,应该如何处理?

必备知识

一、失智老年人徘徊行为的表现

1. 无目的走动

失智老年人常在居住空间内,如居室、走廊、大厅等徘徊,他们从一端走到另一端,反复折返,当被询

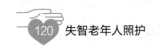

问目的地时,往往无法给出合理回答。这种徘徊时间不定,短至几分钟,长至数小时,有时仅限于特定区域。

2. 追寻往昔记忆而徘徊

(1) 寻觅记忆中的场所

失智老年人可能会努力寻找曾经熟悉的地方,如工作过的单位、儿时的家园等。例如,一位曾在糕点厂工作许久的失智老年人,可能会念叨着要回糕点厂,随后便走出家门或从养老院房间出发,朝着记忆里糕点厂的方向行进。

(2) 找寻重要的人

当家人不在身旁时,他们就会四处探寻。例如,一位老年人午睡醒来不见女儿,便在房间、走廊乃至整栋楼里寻找,边走边呼喊女儿名字,吵着要护理员给女儿打电话。

3. 情绪不安引发的徘徊

(1) 情绪触动式徘徊

身处陌生环境,或环境有所变动(如房间重新布置)时,失智老年人易产生焦虑情绪,进而借助徘徊舒缓内心不安。

(2) 生物钟错乱导致的徘徊

部分失智老年人睡眠-觉醒周期紊乱,夜间醒来后,因困惑与不安,会在室内或楼道游走。例如,有些老年人深夜醒来可能会感到迷茫和缺乏安全感,在居室或养老院走廊徘徊,有时会自言自语或表现出烦躁。

4. 错觉、幻觉导致的徘徊

失智老年人可能会对着空气言语,随后朝着某个方向前行,仿佛被无形之物牵引。例如,有的老年人产生幻觉,看见已故亲人在角落召唤,就会朝着那个方向徘徊。

5. 习惯动作引发徘徊

失智老年人常根据过去的生活习惯行动,即便环境已改变。例如,他们可能在居住处模拟买菜路线,从房间走到门口,再到走廊尽头,好像在完成买菜准备。这种行为通常有规律,好像大脑设定了固定程序,并且会在特定时段进行。

6. 感官刺激引发的徘徊

受到外界声音、光线等感官刺激时,失智老年人可能会走向刺激源。例如,听到外面汽车喇叭声,会走向窗户或门口;看到光线闪烁,会朝着光源所在地徘徊。

二、失智老年人徘徊行为的原因

1. 认知功能受损

(1) 空间定向困难

失智症致使大脑空间感知与定位能力衰退,老年人难以精准辨别方向、距离与自身所处位置。例如,可能误将走廊尽头当作另一房间入口,或分不清左右,从而在室内或有限空间内徘徊,试图寻找正确路线。

(2) 记忆障碍

失智老年人可能遗忘自己的行动目的或已去过之处。例如:本想去厨房取水,半路却忘却目的,随后在房间之间徘徊;反复寻觅已见过的人或物,因记忆无法及时更新信息,导致在寻找过程中不断徘徊。

2. 情绪与心理因素

(1) 焦虑与不安

失智老年人因大脑功能变化,对周围环境与自身状况认知减弱,处于陌生环境(如养老院)或面临日常生活变动(如照护人员更替)时,易产生焦虑情绪,他们通过走动缓解内心不安,进而出现徘徊行为。

（2）孤独与无聊

许多失智老年人因行动不便或家人陪伴有限而感到孤独。缺乏社交活动与精神寄托时,无聊感袭来,他们可能在室内外徘徊。

3. 身体因素

（1）药物不良反应

失智老年人常需服用多种药物控制症状或治疗其他疾病,部分药物可能产生副作用,引发躁动、不安等症状,导致徘徊行为。

（2）身体不适

疼痛、饥饿、口渴、尿急等身体不适会令失智老年人坐立难安。可能无法准确表达需求,便会通过徘徊,缓解不适或引起他人关注以获得帮助。

4. 环境因素

（1）环境变动

生活环境改变,如房间重新布置、入住养老机构等,会使失智老年人因不熟悉而徘徊。例如,新家具摆放位置可能令他们困惑,从而在房间里徘徊,试图重新熟悉空间布局。

（2）感官刺激

外界声音、光线、气味等刺激可能吸引失智老年人注意,促使他们游走。例如,听到汽车喇叭声或看到窗外灯光闪烁,会吸引他们走向刺激源,过程中出现徘徊。

（3）习惯与本能

部分失智老年人患病前有散步、巡查等习惯,患病后这些习惯仍留存于行为模式。例如,一位退休保安,患病后仍会在居住区域依循以前巡逻路线行走。

三、失智老年人徘徊行为的照护方法

1. 创建舒适生活环境

（1）维持熟悉环境稳定

尽量让老年人生活在熟悉环境,避免频繁变更居住场所或房间布局。若需装修,或调整家具位置,应提前告知老年人,并让其参与调整过程,协助老年人适应新环境。

（2）营造安全舒适空间

对老年人居住环境进行安全改造,包括在楼梯口、窗户等危险区域安装防护栏,清除绊倒风险物品,保持通道畅通。同时,调整室内温湿度和光线,营造舒适环境。

2. 布置明晰空间标识

运用简单直观的标识与提示协助老年人识别不同区域。例如,在卧室门上张贴床的图案,在卫生间门上张贴马桶图案,在走廊和房间内用彩色胶带或地标贴纸标记行走路线,引导他们正确行走。

3. 构建规律作息时间表

（1）固定日常活动时间

制定作息时间表,包括起床、洗漱、用餐、散步、休息、睡眠等时间。规律作息有助于老年人建立稳定生物钟,减少因生物钟紊乱导致的徘徊行为。

（2）丰富娱乐活动

安排各类适宜老年人的活动,如手工创作、唱歌、下棋等,充实他们的生活。这些活动既能转移老年人注意力,又能锻炼其认知能力。

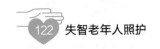

4. 给予情感支持与贴心陪伴

家人和照护者应经常与老年人进行情感交流,倾听他们的想法和感受。共同回忆过去的美好时光有助于加强情感联系。例如,定期拿出家庭相册,一起看照片并分享故事。

5. 做好健康管理与监测工作

身体不适可能致使老年人通过徘徊表达不安或寻求帮助。安排老年人定期进行身体检查,及时察觉并治疗可能引发身体不适的疾病,如疼痛、泌尿系统问题等。例如,定期检查老年人口腔健康,预防与治疗牙痛,因为牙痛可能使老年人坐立难安而开始徘徊。

6. 合理管控用药情况

关注老年人用药情况,某些药物可能产生副作用,引发老年人躁动、焦虑等情绪,进而导致徘徊行为。在医生指导下,协助老年人规律服药,避免漏服或误服,确保药物治疗安全有效。

7. 避免不恰当的应对方法

(1) 切勿大声斥责或强行阻止老年人徘徊

例如,不要说:"别再走来走去了,烦死了!"这类负面话语会使老年人恐惧、委屈或愤怒,加剧不安情绪,使徘徊行为恶化。

(2) 严禁使用暴力或过度限制老年人行动自由

例如,不能通过捆绑或用力拉扯等方式阻止老年人徘徊。这不仅会伤害他们的身体,还会严重损害其自尊心与心理健康,引发更强烈的反抗与情绪问题。

📖 拓展训练

姓名:黄爷爷

年龄:78 岁

文化程度:初中

退休前职业:棉纺厂退休工人

兴趣爱好:唱歌、听戏曲

失智症程度:中度

情境:儿子因工作繁忙无力照护,今日将黄爷爷送到幸福之家颐养园。待儿子走后,黄爷爷就出现了神情紧张、焦虑的情况,在养老机构的活动大厅里游走徘徊,叫喊着要回家。护理员小王前来劝说,黄爷爷情绪非常激动、抵触,并有攻击倾向。

任务:课后分组讨论情境脚本,写出无效应对和有效应对的方法,并进行角色扮演。

📝 练一练

在线测验

扫码进行在线测验。

任务 3　失智老年人日落综合征应对

学习目标

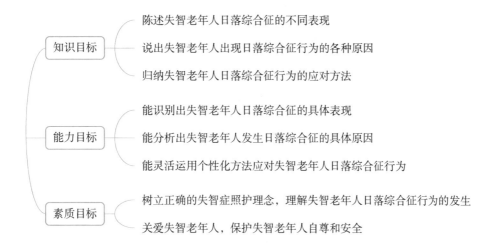

知识目标
- 陈述失智老年人日落综合征的不同表现
- 说出失智老年人出现日落综合征行为的各种原因
- 归纳失智老年人日落综合征行为的应对方法

能力目标
- 能识别出失智老年人日落综合征的具体表现
- 能分析出失智老年人发生日落综合征的具体原因
- 能灵活运用个性化方法应对失智老年人日落综合征行为

素质目标
- 树立正确的失智症照护理念，理解失智老年人日落综合征行为的发生
- 关爱失智老年人，保护失智老年人自尊和安全

情境任务

盛奶奶，入住某失智症照护中心 2 楼。某天下午 17:00 左右，盛奶奶听到隔壁朱爷爷说下班要吃饭的话语，随即回到自己的房间，将衣服装进袋子里，提起桶和盆，拿着袋子在楼层内焦急地寻找出口，并站在电梯门口，恳求护理员小卢帮她开电梯门，说要回家帮女儿做饭之类的话语。小卢向她解释，她目前居住在一家失智症照护中心，她的女儿和儿子都已经工作多年，而她自己也已经退休，家中无人需要照看。为了她的安全，小卢阻止了盛奶奶的离开，盛奶奶对此感到非常生气，踢打电梯门，甚至试图用手强行拉开电梯门。

视频

问题：

1. 盛奶奶出现了什么情况？

2. 结合盛奶奶日常表现和刚刚发生的情境，深入分析发生的原因是什么。

3. 护理员小卢应该如何正确应对？

健康档案

表 5-8　盛奶奶健康档案

基本信息			
姓名	盛奶奶	性别	女
出生年月	1947 年 2 月	文化程度	高中
身高/体重	155 cm/45 kg	入住机构时间	1 周
婚姻状况	丧偶	退休前职业	会计
经济来源	退休金、子女补贴	家庭成员	1 儿 1 女，2 个孙子、1 个外孙女和 1 个外孙

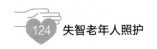

（续表）

个人重要经历 （工作、婚姻等）	供销社上班，做财务工作
兴趣爱好	打跑胡子，看电视，做家务，喜欢数钱（盛奶奶对钱非常看重），参加手工类活动
个人不愿提及事件	老伴生病去世
其他	喜欢工作人员称呼其为盛姨、盛会计；说长沙话；和女儿关系很好

疾病史和服药情况	
疾病史	阿尔茨海默病、糖尿病、高血压、高血脂
服药情况	阿托伐他汀钙片、阿司匹林肠溶片、利格列汀片、苯磺酸氨氯地平片、盐酸多奈哌齐片

日常生活	
饮食	不挑食，更喜欢清淡、软烂一点的食物
排泄	需要提醒和引导
洗澡	可以进行淋浴，护理员调好水温、准备好衣物，可以自行洗澡。有时候担心感冒不愿意洗澡
睡眠	晚上入睡需要开夜灯，晚上 21:00 左右睡，起夜次数 3~4 次，起夜后拿着毛巾、牙刷去洗漱

失智症核心症状	
核心症状	（1）记忆力下降：常常忘记自己吃过饭；忘记刚吃过的食物名称；忘记自己想要做的事情；奶奶总是说自己只有 40 多岁，还在上班 （2）定向力下降：会走错房间，有时候找不到厕所 （3）判断力下降：会把零食（糕点、饼干、水果等）用卫生纸或者报纸包起来放到衣柜里 （4）失用：不知道使用电视机遥控器；有时候会扣错衣服扣子 （5）注意力下降：做康娱活动的时候，很容易分神，会离开座位去做其他事情 （6）计算力下降：只会计算简单两位数的加减法 （7）语言障碍：可以表达自己的一些想法，但是表达单调，不如以前丰富；语言组织能力下降，会重复说一些话

失智症异常行为和精神症状（BPSD）	
异常行为和精神症状	1. 徘徊游走 （1）老人会随身带一串钥匙（非常在意这串钥匙）从房间走到客厅、电梯口，再走回房间，如此反复，路线重复 （2）老人会一边游走一边自言自语、嘟嘟囔囔，有时候会说起女儿的名字，有时候会说找钥匙 2. 日落综合征/焦虑不安 （1）入机构后，到了傍晚 17:00 左右，老人会把自己的衣服用袋子装好，提着桶和盆站在电梯门口，拿着袋子在走廊走来走去，找出口，焦躁不安 （2）老人有时候说要坐车去单位加班，有时说要回家帮小孩做饭，有时说有事要回家 （3）老人会去踢电梯门，或者用双手去拉电梯门，恳求护理员开门让她出去，如果护理员拖着她的手，不允许她出去，她会抓、挠护理员的手 3. 想离开 不愿意住在机构，说自己没有工作人员的服装，不愿意在这边工作 4. 被偷妄想 总是怀疑楼层其他老人拿了她的东西，认为楼层的公共物品都是她个人的物品

（续表）

风险评估	
简易精神状态检查量表（MMSE）	中度认知障碍
日常生活活动能力（ADL）	中度生活自理能力受损
跌倒评估表	高危跌倒风险
走失评估表	高危走失风险（曾在家里走失过3次）

任务实施

一、了解和评估照护情形

根据盛奶奶刚出现的情况,护理员进行详细了解,汇总情况如表5-9。

表5-9　盛奶奶情况汇总表

问题	详细表现
1. 出现了什么情况?	（1）日落综合征:傍晚盛奶奶收拾东西想要回家,说回家帮女儿做饭之类的话语、不停找出口 （2）情绪焦躁不安
2. 什么时候发生的?	下午17:00左右
3. 在哪里发生?	某失智症照护中心二楼
4. 当时的情况是怎样的?（事情发生的前后经过）	盛奶奶听到隔壁朱爷爷说下班要吃饭的话语,回房间收拾好衣物装袋,提着桶、盆,寻找出口想要回家,显得焦虑不安。护理员小卢安抚她,解释她现在在失智症照护中心,家人无法照顾她,小卢阻止了她离开,盛奶奶因此生气,试图强行打开电梯门
5. 一般会持续多长时间?	盛奶奶这次发作持续了20分钟左右
6. 该行为一般发生的频率是多久一次?	每天1次
7. 在哪些情况下特别容易发生?	（1）隔壁有其他失智老年人收拾东西时 （2）天渐渐暗下来时,阴天、室内光线不好时 （3）在窗外看到有小朋友放学回家时 （4）护理员下班收拾东西时
8. 护理员有没有进行干预?干预方法是否有效?	护理员采用讲道理及阻止的方式进行了干预,未满足盛奶奶的需求,问题没有得到解决
9. 是否存在风险/潜在的其他风险?	1. 老人自身 （1）盛奶奶在楼层间焦急地寻找出口,这种行为增加了她摔倒的风险。她尝试拉扯和踢打电梯门,这样的行为有可能导致她自身受伤 （2）情绪激动可能会引发盛奶奶其他潜在的疾病,如可能会导致血压升高,进而引发心脑血管疾病

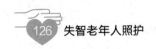

（续表）

问题	详细表现
	（3）小卢阻止盛奶奶离开可能造成盛奶奶对小卢和照护中心的不信任 （4）盛奶奶目前的焦虑情绪如果得不到及时有效的缓解，可能会进一步恶化 2. 护理员 盛奶奶目前出现踢打电梯门、试图强行拉开电梯门等行为可能会误伤护理员小卢，增加了小卢的照护压力 3. 对周围环境和他人的风险 盛奶奶的激动行为，如大声说话、踢打电梯门等，会产生噪声，干扰到同楼层其他失智老年人的生活和情绪，甚至被诱发类似的行为问题

二、分析原因

护理员从病理、社会、环境以及照护因素对盛奶奶的情况进行分析，分析结果如表 5 - 10。

表 5 - 10　分析结果汇总表

因素	原因分析
病理因素	疾病史：诊断为阿尔茨海默病 盛奶奶大脑颞叶、海马体等区域的神经细胞退化，影响了她的记忆和时间认知能力。她无法正确判断自己所处的生活阶段，还停留在过去工作和照顾孩子的记忆场景中
社会因素	盛奶奶曾在供销社上班（一名会计），有每天早出晚归固定的工作模式
环境因素	（1）物理环境：傍晚光线不好，盛奶奶对周围环境识别能力差。刚入住照护中心 1 周，可能还未适应环境，陌生环境让她感到不安和焦虑。过去的工作和家庭责任是她的心理寄托，因此她渴望回到熟悉的生活以缓解不安 （2）自由受到限制：照护中心有门禁（指纹锁），盛奶奶不能自由出入户外 （3）听到隔壁朱爷爷说下班要吃饭的话语，这一外部刺激触发了她过去的日常工作和家庭生活模式
照护因素	（1）态度不耐烦：护理员小卢态度不耐烦，试图去说服并阻止盛奶奶 （2）不恰当的非语言表达：护理员小卢拖着盛奶奶，并挡在电梯门口

三、即时应对方法

1. 稳定情绪

护理员小卢应保持冷静和耐心，以温和、亲切的语气安抚盛奶奶，如："盛会计，别着急，我们先在这儿坐会儿好不好？"通过肢体接触，如轻轻握住她的手或轻拍肩膀，让盛奶奶感受到关心和支持，逐渐平静下来，并尝试引导盛奶奶到一个相对安全且安静的区域进一步稳定情绪。

2. 共情倾听

耐心地倾听盛奶奶的诉说，同时抓住她话语中的关键词。例如，当她提到"单位加班""小孩""女儿""做饭"等词语时，可以适当重复这些关键词，以表示正在关注她所关心的问题。当她说要回家给孩子做饭时，可以回应"您真的是个很爱孩子的妈妈呢，一直惦记孩子，您平常的拿手菜是什么？"或者说，"您的女儿是在市区上班吧？我看到她每周都会来找您，其他爷爷奶奶们都很羡慕您呢，您的女儿真是个孝顺的孩子",并向盛奶奶竖起大拇指。

3. 认同感受

不要直接反驳盛奶奶的想法,而是认同她的感受,可以顺着她说,"盛会计,您真是勤劳呀,一直想着帮家里做事呢。不过现在天还没黑透,我们等会儿再去呀",让盛奶奶觉得自己被理解,减少抵触情绪。

4. 个性化转移焦点

(1) 职业转移

① 可以这样引导话题:"您能跟我讲讲当时那个年代供销社是卖一些什么物品吗? 我很想听听您在供销社当会计的事情。"通过这种方式,可以转移盛奶奶的注意力,让她从当前的情绪中走出来,同时也能让她感受到自己的价值和被尊重。

② 盛奶奶对钱非常看重,可以这样说:"盛会计,您以前是非常厉害的会计师,现在我们正好要发工资了。这里有一些钱(模拟钱币),您能帮我们算一算,然后给我们发工资吗? 我们正式聘您为我们楼层的财务负责人。"这样,盛奶奶在参与这个活动的过程中,会逐渐忘记之前的困扰,同时也能感受到自己的价值和被尊重。

(2) 代入工作角色

应对方法一:"盛会计,您看现在五点钟了,您在这上班,我也在这上班,要是提前下班是会被扣工资的,正好我买了点菜,想请您帮我核实一下数目对不对好吗?"(把灯打开)结束后给予盛奶奶肯定、表扬。

应对方法二:"盛会计,我们正好准备做饭了,米里面有花生米、红豆、绿豆,想请我帮我拣出来好吗? 您看,这是花生米,这是绿豆,这是红豆,米就放在这个碗里面不动,等下我们煮着吃好吗?"

5. 提供充足照明

改善光线环境,天黑前打开灯,关闭窗帘,保证室内照明充足。这样,在明亮的环境中,盛奶奶会感到更加安全和舒适。

四、注意事项

① 护理员在照护盛奶奶的过程中,需要深入了解她的生活背景、兴趣爱好、生活习惯等,以便采取更加个性化的应对方法。

② 在与盛奶奶交流的过程中,要特别注意避免否定她所说的事情。即使有些事情听起来不太合理,也要尽量保持耐心和理解,不要与其争论。

③ 在沟通过程中,要注意避免对盛奶奶的家庭关系做出任何随意的评判。

④ 避免引发冲突的话题并避免纠正:不要与盛奶奶就工作、回家等话题进行争论或强行纠正她的现实认知。这类纠正通常会激发她更强烈的抵触情绪。

⑤ 在应对过程中,当盛奶奶出现攻击行为,如抓、踢等动作时,护理员要保持一定的安全距离,避免受到严重伤害,要时刻注意盛奶奶的安全和自身安全。

⑥ 措辞要简单易懂,符合她的认知水平。避免使用复杂的词汇、长句子等,不要使用带有刺激性的语言或者语气。

五、评价效果

通过采取上述一系列具体的应对措施,盛奶奶将行李、桶、盆自行搬回了房间,并且仔细地将房间门锁好。跟随护理员小卢到客厅,她安心地坐在客厅里数钱。

① 这些应对方法不仅具体而且非常有效。

② 盛奶奶的情绪逐渐恢复了稳定。

③ 盛奶奶所在楼层上的其他老人也未发生任何意外事件,整个楼层的氛围保持了和谐与安全。

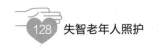 牛刀小试

下午17:00左右,护理员小卢正陪伴盛奶奶在餐厅享用晚餐。突然,盛奶奶停止进食,开始在餐厅内不安地来回踱步,情绪显得格外焦虑。她急切地指向窗外,声称:"我得去接我的孩子放学。"紧接着又焦虑地说:"我忘记我要乘坐哪路公交车回家了,请你们帮帮我。"盛奶奶因此情绪失控,开始哭泣和吵闹。

任务:如果你是今天上班的楼层管家,应该如何处理?

必备知识

一、日落综合征的概念

日落综合征,亦称"黄昏综合征"或"日落现象",是指患有失智症的老年人在傍晚时分出现的一系列情绪和行为异常症状。通常在下午或傍晚,随着日照减弱,失智老年人会变得焦躁不安、情绪波动大等,出现来回踱步、试图离开居住场所、无端叫嚷等行为表现,这些症状可能持续数小时甚至整个夜晚。

视频

二、日落综合征的行为表现

1. 情绪波动

失智老年人会表现出焦虑、烦躁、抑郁、易激惹等,会因一点小事就大发脾气,有的老年人会情绪低落,默默哭泣等。

2. 行为改变

(1)徘徊不止

在日落前后,在房间、走廊或者公共区域来回走动,坐立不安。这种徘徊行为可能会持续很长时间,而且没有明确的目的。

(2)收拾物品

有些老年人会把自己衣服、被子打包,或者把生活用品放到脸盆、桶里面,拿着这些物品到处找出口。

(3)试图离开

有些老年人会试图寻找出口,可能会拉门、按电梯按钮等。如果被阻止,可能会出现反抗行为,如推搡护理员、拍打门窗等,对自身及周围人造成伤害。

3. 认知混乱

在认知方面,会产生时间、地点和人物的定向障碍。他们可能会把傍晚当作清晨,已经退休多年的老年人会反复说要去单位上班。他们可能会四处寻找出口,想要离开现在的地方去他们认为应该去的地方。例如,在养老院里,老年人把走廊当作回家的路,不停地寻找电梯或者大门。

三、日落综合征发生原因

1. 神经生物学因素

老年人可能因下丘脑视交叉上核病变或褪黑素水平下降出现昼夜节律紊乱。下丘脑视交叉上核是

控制昼夜节律的关键区域,而褪黑素是调节睡眠和昼夜节律的重要激素。失智老年人的褪黑素分泌异常,导致睡眠问题和情绪、行为异常(尤其是傍晚时分)。

2. 生物钟紊乱

人体内的生物钟调节睡眠-觉醒周期,受光照、温度、食物等因素的影响。失智老年人的生物钟可能因大脑病变而受到影响,导致老年人分辨白天和黑夜的能力下降,从而在傍晚或夜晚出现意识混乱。

3. 其他身体方面的异常

睡眠障碍、营养不良、疼痛、感染等问题都有可能加重或诱发日落综合征。

4. 心理社会因素

(1) 孤独感

傍晚时分,失智老年人可能会因家人、朋友不在身边而感到孤独,这种孤独感会加剧其心理上的不安和焦虑,促使日落综合征的症状表现更为明显。

(2) 对黑暗的恐惧

失智老年人可能对黑暗存在本能的恐惧,随着夜幕降临,这种恐惧心理会逐渐增强,导致情绪和行为失控。

5. 环境变化

(1) 光线变化

傍晚光线逐渐变暗,视觉信息的减少可能使失智老年人产生认知混乱,无法准确判断时间和环境,从而引发焦虑、不安等情绪和行为异常。

(2) 噪声干扰

傍晚环境中的噪声增多,如家人下班回家的声音、小区内的嘈杂声等,这些噪声可能刺激失智老年人,使其更容易出现烦躁、激动等情绪反应。

四、日落综合征行为的照护方法

1. 保持生活规律

(1) 固定作息时间

建立规律的作息时间表,每天在固定时间安排起床、吃饭、活动、休息等,帮助老年人形成稳定的生物钟,减少因生活节奏紊乱引发的不适。

(2) 适量活动安排

在下午和傍晚时段,安排一些轻松愉快的活动,如听音乐、做简单的手工、翻看旧照片等。这些活动可以帮助老年人转移注意力,消耗他们的体力和精力,从而减少日落综合征的发生。

(3) 饮食调整

饮食上保证营养均衡,晚餐适量进食,避免过饱或过饥导致肠胃不适影响情绪,可适当增加一些有助于睡眠的食物或饮料,如小米粥、香蕉、菊花茶等,但要注意食物的安全性和易消化性。

2. 环境优化

(1) 营造温馨氛围

营造一个熟悉、舒适、安全的居住环境,减少焦虑情绪。在房间内摆放老年人熟悉的物品,如照片、纪念品、喜欢的家具等。

(2) 减少噪声和干扰

减少周围的噪声干扰,如关闭电视、拉上窗帘以降低外界的嘈杂声。

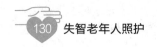
（3）光线控制

在傍晚时分,适当增加室内光线强度,采用柔和、明亮的灯光,以防止环境的突然变暗引起老年人的不适。可以安装具备亮度调节功能的灯具,以便随着自然光线的逐渐减弱,相应地增强室内照明。

3. 光照疗法

（1）规律光照

在白天,尽量让老年人接受充足的自然光照。可以安排他们在室外安全的区域散步等。例如,每天上午和下午各安排 30 分钟左右户外活动时间。

（2）模拟日光

在傍晚时分,当日光逐渐减弱时,使用模拟自然日光的灯具来补充光照。这种灯具可以发出明亮且柔和的光线,避免室内光线突然变弱引发老年人的不适。

4. 情感支持

（1）陪伴与倾听

护理员以温和、耐心的态度与老年人交流,多陪伴、倾听,给予情感上的支持和安慰,让他们感受到关爱和安全,缓解其孤独感和焦虑情绪。

（2）鼓励社交

鼓励家人和朋友在傍晚时分多与老年人通电话、视频聊天或到现场探望,增加社交互动,减轻其心理压力。

5. 转移注意力

（1）情感交流法

根据老年人的经历,和他们一起回忆过去的美好时光。可与老年人一起翻看相册、讲述职业故事、家庭故事等。通过回忆愉快的经历,缓解他们的情绪。

（2）兴趣爱好引导法

借助老年人的兴趣爱好分散他们的注意力。给喜欢音乐的,播放熟悉的老歌;给喜欢手工的,提供简单材料,邀请他们一起制作。

（3）感官刺激法

播放轻松音乐和自然声音有助于放松。讲故事或读报可吸引老年人注意力,激发兴趣。触摸柔软物品或做手工活动,如捏橡皮泥、折纸,可分散注意力。

6. 安全防护

（1）防跌倒

移除可能导致老年人摔倒、受伤的障碍物,在楼梯口、卫生间等地方安装扶手,方便他们行走和抓扶,减少跌倒的风险。

（2）防走失

确保居住环境的安全出口有适当的防护措施,如安装门禁系统、在电梯口设置障碍物等,防止老年人走失。

7. 避免不恰当的应对方法

① 避免强行限制或约束老年人的行动,如用力拉扯、阻挡等。

② 避免对老年人大声呵斥、责备、纠正认知等。

视频

五、失智老年人走失的预防和应急处理流程

走失是失智老年人出现日落综合征时要防范的重点。

1. 环境设计

(1) 隐蔽式出入口

对养老机构的大门进行隐蔽式处理,使其与周围环境融为一体,减少老年人的走失风险。

(2) 特殊标识

在失智老年人居室门口设置独特图案或颜色的标识,加强老年人对自己居室的印象,防止走错房间。

2. 身份识别与定位

(1) 定位设备

为老年人佩戴定位手表或身份识别腕带,以便在走失时迅速定位。

(2) 醒目衣物

让老年人穿上颜色鲜艳的衣服,便于在人群中辨认。

(3) 紧急联系卡片

在衣服内侧放置包含姓名、住址、联系人及紧急联系方式的卡片。

3. 人员管理与社区合作

(1) 避免独自外出

确保失智老年人不在无人陪伴情况下外出。

(2) 与物业、保安沟通

与养老机构的物业、保安等工作人员沟通,让他们了解老年人的情况,以便在紧急情况下提供帮助。

(3) 邻里关系

与邻居建立良好关系,让他们了解老年人的情况,以便在需要时提供帮助。

4. 安全教育与演习

(1) 安全教育

定期组织安全教育活动,提高安全意识和自我保护能力。

(2) 走失演习

模拟走失情况,让工作人员和老年人熟悉应对措施,提高应急处理能力。

5. 安装监控与门禁系统

(1) 安装监控摄像头

在重要区域和出入口安装监控摄像头,实时监测老年人的活动轨迹。

(2) 安装门禁系统

安装门禁系统,限制老年人出入的时间和地点,确保安全。

6. 紧急响应机制

① 快速报警:确保在发生失智老年人走失时能够迅速报警,并启动紧急响应机制。

② 监控调取:迅速调取监控,确定走失地点和行动轨迹,缩短搜救时间。

③ 事后结果反馈:分析老年人走失原因,并强调后续处理措施。

7. 应急处理流程

失智老年人走失的应急处理流程,见图5-1。

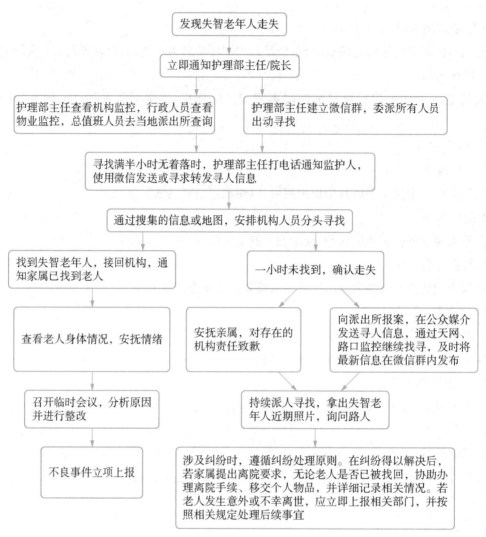

发现失智老年人走失

↓

立即通知护理部主任/院长

↓

护理部主任查看机构监控，行政人员查看物业监控，总值班人员去当地派出所查询

护理部主任建立微信群，委派所有人员出动寻找

↓

寻找满半小时无着落时，护理部主任打电话通知监护人，使用微信发送或寻求转发寻人信息

↓

通过搜集的信息或地图，安排机构人员分头寻找

↓

找到失智老年人，接回机构，通知家属已找到老人

一小时未找到，确认走失

↓

查看老人身体情况，安抚情绪

安抚亲属，对存在的机构责任致歉

向派出所报案，在公众媒介发送寻人信息，通过天网、路口监控继续找寻，及时将最新信息在微信群内发布

↓

召开临时会议，分析原因并进行整改

持续派人寻找，拿出失智老年人近期照片，询问路人

↓

不良事件立项上报

涉及纠纷时，遵循纠纷处理原则。在纠纷得以解决后，若家属提出离院要求，无论老人是否已被找回，协助办理离院手续、移交个人物品，并详细记录相关情况。若老人发生意外或不幸离世，应立即上报相关部门，并按照相关规定处理后续事宜

图 5-1　走失应急处理流程图

📖 拓展训练

视频

姓名：朱奶奶

年龄：83 岁

文化程度：初中

退休前职业：物价局副局长

兴趣爱好：看书、养生

失智症程度：中度

情境：下午 16：00 点，朱奶奶在走廊上来回踱步，显得焦虑不安。她站在电梯旁，不断重复着："回家……我要回家看崽崽……"每当有照护人员乘坐电梯，她便试图跟随进入，频繁地表达着想要回家的愿望。

任务：课后分组讨论情境脚本，写出无效应对和有效应对的方法，并进行角色扮演。

在线测验

✍️ 练一练

扫码进行在线测验。

任务 4 失智老年人储藏、翻弄物品应对

学习目标

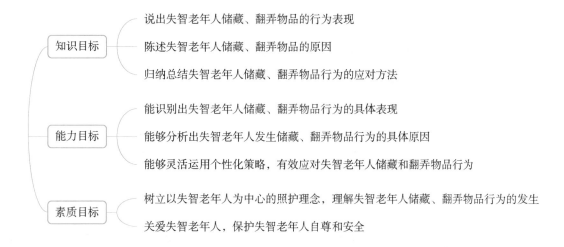

知识目标
- 说出失智老年人储藏、翻弄物品的行为表现
- 陈述失智老年人储藏、翻弄物品的原因
- 归纳总结失智老年人储藏、翻弄物品行为的应对方法

能力目标
- 能识别出失智老年人储藏、翻弄物品行为的具体表现
- 能够分析出失智老年人发生储藏、翻弄物品行为的具体原因
- 能够灵活运用个性化策略，有效应对失智老年人储藏和翻弄物品行为

素质目标
- 树立以失智老年人为中心的照护理念，理解失智老年人储藏、翻弄物品行为的发生
- 关爱失智老年人，保护失智老年人自尊和安全

情境任务

周奶奶，入住某失智症照护中心1周。周奶奶经常翻找柜子，这儿翻翻，那儿看看，一旦发现糖果或甜点，就会偷偷藏起来或独自享用。她特别偏爱红色的衣服，也会把喜欢的衣服藏起来。当照护人员进入她的房间时，她有时会误以为他们拿走了自己的东西，甚至会责怪照护人员。她会趁照护人员不注意时就去翻找他人的柜子，这让照护人员非常烦恼。照护人员要求周奶奶归还那些被她误认为是自己的物品，然而，周奶奶对此感到很生气。

问题：

1. 周奶奶出现了哪些行为表现？

2. 周奶奶为什么会出现这种情况？

3. 护理员的应对方法合适吗？如果你是照护人员，会怎么应对？

健康档案

表 5-11 周奶奶健康档案

基本信息			
姓名	周奶奶	性别	女
出生年月	1942 年 5 月	文化程度	小学
身高/体重	160 cm/60 kg	入住机构时间	1 周
婚姻状况	已婚	退休前职业	工人
经济来源	积蓄，儿女支持	家庭成员	配偶、1 个女儿、1 个儿子、1 个外孙女、2 个孙子

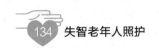

性格特点	性格外向、急躁	家属探视频率	每周探望 1 次
兴趣爱好	吃零食、跳舞		
疾病史和服药情况			
疾病史	阿尔茨海默病 4 年、高血压 20 年		
服药情况	盐酸多奈哌齐片、硝苯地平缓释片		
日常生活			
饮食	软烂一点的食物。喜欢吃肉，喜欢吃糖果和甜品		
排泄	需要提醒、引导		
洗澡	不喜欢洗澡		
睡眠	晚上入睡需要开夜灯，晚上 22:00 左右入睡，要起夜 4～5 次		
失智症核心症状			
核心症状	（1）记忆力障碍：忘记刚发生的事情，如吃饭等；不记得自己的物品放在哪里 （2）定向力障碍：容易误把别人的东西当成自己的，找不到自己的房间 （3）判断力障碍：看到一个不常见的物品可能无法判断是否为食物，有时候会搞不清楚什么东西能吃，什么东西不能吃 （4）语言表达能力下降		
失智症异常行为和精神症状（BPSD）			
异常行为和精神症状	（1）乱拿东西：喜欢到处翻东西，看见好吃的马上拿走，在护理员疏忽之际，会悄无声息地翻动柜子 （2）收藏物品：喜欢红色衣服，并藏于房间，或将翻找的东西藏匿起来 （3）易激惹、骂人：护理员踏入周奶奶的房间时，常常会遭遇责骂，周奶奶指责护理员拿她的私人物品		
风险评估			
简易精神状态检查量表（MMSE）	中度认知障碍		
日常生活活动能力（ADL）	轻度生活自理能力受损		
跌倒评估表	中危跌倒风险		
走失评估表	中危走失风险		

任务实施

一、了解和评估照护情形

根据周奶奶出现的情况，护理员进行详细了解，情况汇总如表 5 - 12。

表 5-12　周奶奶情况汇总表

问题	详细表现
1. 出现了什么情况？	（1）储藏、翻弄物品：翻弄他人的柜子，看见零食和喜欢的物品就会藏起来或者吃掉 （2）骂人：护理员进入房间后，指责护理员拿了她的东西，骂护理员
2. 什么时候容易发生？	看见喜欢的物品、食物；护理员进入周奶奶房间后
3. 在哪里发生？	某失智症照护中心
4. 护理员有没有进行干预？干预方法是否有效？	护理员要求奶奶归还那些被她拿走的物品，但是周奶奶不愿意归还
5. 是否存在风险/潜在其他风险？	（1）消化系统问题：频繁摄入零食和过度进食可能会加重消化系统的负担，引发消化不良或胃痛 （2）摔倒/撞伤风险：周奶奶在藏东西和翻找东西的过程中，可能会因为行动匆忙、注意力不集中而摔倒受伤。此外，不慎的撞击或碰触也可能导致身体受伤 （3）物品损坏风险：周奶奶在翻找过程中可能会损坏家具、柜子等物品 （4）照护压力：周奶奶的这些行为增加了照护难度，可能损害双方信任，导致护理员感到委屈和无奈，影响其工作积极性 （5）老人之间的矛盾：翻弄其他老人房间的物品会造成和其他老人之间的矛盾

二、分析原因

护理员从病理、环境、心理、社会等因素对周奶奶的情况进行分析，分析结果如下表 5-13。

表 5-13　分析结果汇总表

因素	原因分析
病理因素	疾病史：诊断为阿尔茨海默病 　阿尔茨海默病会引起记忆力、判断力减退，认知混乱，以及情绪失控。周奶奶可能不记得自己已经拿了零食或者衣服，她可能会不断寻找自己记忆中的某些物品。她觉得自己的行为是合理的，当护理员进入房间，她会认为是在侵犯她的"领地"和"财产"
环境因素	（1）周奶奶入住养老机构才 1 周，对新环境还很陌生 （2）周奶奶对周围的人和环境存在不信任感，试图通过这种方式来熟悉环境和确保自己的东西安全。这些藏起的零食和衣物仿佛她的小宝藏，心理上给她带来安慰
心理因素	1. 缺乏安全感 （1）周奶奶藏东西可能是为了自我保护，通过藏零食和衣服来获得安全感 （2）护理员进入周奶奶的房间时，她会认为自己物品受威胁。她通过责骂表达不满和焦虑，试图保护自己的领地和财产，这显示了她对安全感的强烈需求 2. 对物品的情感依赖 （1）周奶奶偏爱红色衣物，这可能源于她的过往经历或情感。在她逐渐模糊的记忆和意识中，红色衣物有着特殊的情感价值 （2）翻找行为可能反映了她对物品的情感依赖，她不断寻找它们，仿佛在追寻过去的美好或熟悉感，这些物品在某种程度上成为她与过去自我联系的纽带
社会因素	周奶奶可能亲历了食物短缺和物资匮乏的艰难时期，这些经历在她心中留下了深刻的印象。在她混乱的认知中，把东西藏起来就像是在储存珍贵的物品，来应对可能出现的"物资匮乏"情况

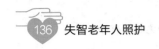

三、即时应对方法

1. 安抚情绪

安抚周奶奶的情绪，可以这样说："周奶奶，怎么啦，别着急，发生了什么事情，您告诉我，我来帮您解决。"

2. 个性化转移焦点

（1）及时发现迹象，安排"事情"给老人做

当周奶奶徘徊到自己房间门口，或者到其他老人房间门口张望时，护理员可以安排"事情"给周奶奶做，让老人忙碌起来，就不会去翻箱倒柜了。

正确做法一："周奶奶，麻烦您过来帮个忙呗，我这里实在是忙不过来了。您看这些垃圾袋，能不能帮我折成方块儿，然后放进这个盒子里？我知道您最好了，弄完之后，我请您吃好吃的哈。"

正确做法二："周奶奶，快过来看看，这儿有好多好看的贴纸呢！跟您的衣服特别搭，贴上去肯定好看。这些贴纸我都给您，别人都不给哦，就只给您一个人。您赶紧把它们都贴上吧，我怕一会儿被别人拿走了。"

（2）以"票"换物

用"食物券""餐券"和奶奶交换储藏的食物。

正确做法一："周奶奶，东西放久了会坏掉，吃了可能会肚子不舒服，还得花钱买药。我这有几张'零食票'，您拿着，随时都能用这些票来换好吃的零食哦！"

正确做法二："哇，奶奶您有这么多好吃的啊！放外面会发霉的，咱们就吃不成了！正好我这儿有个冰箱，我帮您放进去，还能防着别人拿您的零食。我给您开个票，以后您拿着这个来找我，我立马给您拿出来。"

（3）完美配合，适当清理囤积物品

周奶奶非常喜欢跳舞，喜欢别人夸赞她，一名护理员可以带周奶奶出去跳舞，另外的护理员再"偷偷整理"她的房间，清理过期食物。

正确做法一："奶奶，今天有小朋友来表演，咱们一起去跳舞吧！记得穿上女儿小丽给您买的新衣服，那件真的特别好看！对了，房间门的钥匙您自己放在口袋里。"

正确做法二："奶奶，您看外面来了好多学生呢！他们在唱歌跳舞，我们也去凑个热闹，好不好？如果您担心别人会进来，就把门锁上，这样别人就进不来了！他们玩得可开心了，我们也一起去玩吧。"

（4）满足需求，加餐零食

告诉周奶奶小零食、小点心吃完还有，肚子饿了就可以来找上班的护理员，或者给奶奶一点保质期长的、独立包装的小零食放到房间抽屉里，让她安心。

正确做法："咱们现在国家政策这么好，吃喝不缺，每天的饭菜和零食都吃不完。每个人都有个贴着自己名字的零食箱子，我们统一管理。除了每天固定的吃点心时间，您要是饿了，随时都可以来找我们哦！"

（5）主动创造探索空间

在确保重要物品妥善放置并保障安全的基础上，预留一个柜子、箱子或抽屉，里面摆放各种具有不同触感、色彩、形状和材质的物品，供周奶奶自由探索和翻弄。

四、注意事项

① 避免强行阻止、强行拿走周奶奶储藏的物品，这样会引起她更强烈的情绪反应，如愤怒、焦虑等。

② 不要急于在周奶奶情绪激动时讲道理或者纠正她的行为。

③ 检查周奶奶储藏的物品,确保没有危险物品混入,如过期食品、尖锐物品、易燃物品等。

④ 在检查周奶奶的房间或者帮助她整理东西时,要先征得她的同意。如果她不愿意,不要强行进行。

⑤ 所有的护理员在与周奶奶沟通和处理问题时,要保持信息的一致性,如关于零食的发放规则或者房间物品的管理规则等。

五、评价效果

① 通过采用个性化策略,周奶奶的物品储藏和翻弄行为减少。

② 护理员与周奶奶建立了信任关系,有效稳定了她的情绪波动,避免了攻击性行为的发生。

③ 护理员能够顺利清理和整理周奶奶房间内的物品,有效避免了物品变质和过期风险。

牛刀小试

某日,护理员小李陪同周奶奶参与了一场活动。在活动进行中,周奶奶将她那副带有红色边框的眼镜放在护理站的抽屉内,并在放置的同时叮嘱护理员务必将其妥善放好,以免被其他老人拿走。活动结束后,周奶奶却突然指责护理员小李拿走了她的眼镜,她还将其他老人的红色外套带回了房间。护理员小李上前劝说无效,周奶奶大发脾气,吵得其他老人不得安宁。

任务:如果你是今天上班的楼层管家,应该如何处理?

必备知识

一、失智老年人储藏、翻弄物品的行为表现

1. 储藏物品

(1) 特定物品收集

一些老年人特别喜欢收集特定物品,如扣子、硬币、小珠子和卫生纸等。他们常将这些物品藏在枕头下、床垫缝隙或抽屉中。

(2) 无目的收集

他们可能会把各种各样的东西收集起来,如把用过的纸巾、小的塑料碎片、旧报纸等收集在抽屉、柜子角落或者口袋里。

(3) 储藏不当

一些老年人习惯频繁改变物品的存放位置,有时会选择不适宜的地方储存。例如,他们可能把食物藏在床下,或者把餐具打包放进衣柜里,声称要带回家给子女。

(4) 隐藏物品

在自己房间、其他老年人的房间,甚至在公共区域,他们可能会拿走别人的物品,如衣物、食品和日常用品等,并藏于房间的隐蔽角落,或藏于口袋、袜子内,甚至塞入裤腰带中。老年人通常不希望他人发现其私人物品,当照护人员接近其藏物的柜子时,他们可能会表现出紧张或抗拒,试图阻止照护人员打开柜子。

(5) 囤积食物

老年人有时会将食物(如饼干和水果)藏在房间各处,如将香蕉藏在枕头下,还会忘记这些藏匿的食物,导致食物变质。

(6) 储藏无价值物品

一些老年人喜欢收集并隐藏无用或无价值的物品,如废垃圾袋、用过的牛奶袋、瓜子壳、果皮、剩饭和

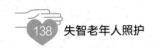

用过的卫生纸,甚至变质食物,并且不允许他人清理。

(7) 乱藏物品

老年人有时会将物品藏到各种意想不到的地方,导致他们难以找回自己的物品。即便找到了,他们可能否认是自己的,或认为物品少了,怀疑被盗。

2. 翻弄物品

(1) 翻找旧物品

有些老年人可能会频繁翻找过去的物品,如旧照片、信件或纪念品,这可能是因为他们试图通过这些物品找回过去珍贵的记忆。

(2) 反复查看个人物品

频繁地翻弄自己的钱包、手提包等个人物品。他们可能会把钱包里的钱、卡、证件等拿出来又放进去,反复多次。

(3) 翻找抽屉和柜子

不断翻找房间抽屉和柜子内的物品,即使不记得具体寻找什么,也会将衣物和杂物取出,随意放置后又杂乱地放回。

(4) 翻弄他人物品

老年人有时会翻动他人的私人物品,尤其在养老机构中,他们可能误将他人物品视为己有。

二、失智老年人储藏和翻找行为发生的原因

1. 大脑结构变化

失智症会影响大脑神经结构和功能,脑区特异性下降,影响判断、执行功能等方面的能力,从而导致老年人对物品的管理能力下降。

2. 短期记忆受损

老年人常忘记物品位置,记不起收集的物品和存放的地点,导致他们频繁寻找。找不到东西时,会担心物品被盗,怀疑他人,导致频繁更换藏物地点,形成恶性循环。

3. 空间认知能力下降

老年人可能会对环境的空间布局感到困惑,难以找到物品的确切位置。

4. 固有的行为习惯

一些老年人在年轻时可能就有储藏和整理物品的习惯,随着认知功能的下降,这种行为可能会变得更加频繁。

5. 未满足的心理需求

储藏亲人的纪念品、遗物等有意义的物品,对这些物品特别依恋,有时仅是想通过这些物品重温往昔回忆。更换储藏位置并反复翻找,可能是为了释放情感,寻找稳定与安全感。

6. 社会因素

对经历过的物质匮乏年代记忆犹新,总担心生活中会缺东少西,把储藏物品作为对安全感的填补。

7. 社会交往的缺乏

社交互动的缺失可能会让老年人感到孤独,他们有时会通过翻弄物品来缓解这种空虚感。这种行为可能是出于渴望引起他人注意、寻求陪伴和关怀的目的。

8. 焦虑与不安

老年人有时会因为对周围环境的不确定性感到焦虑,他们可能会通过翻弄物品来寻求安全感。

三、失智老年人储藏、翻弄物品的照护方法

1. 理解并安抚情绪

① 护理员应该理解并认同。理解这种行为可能是失智老年人寻求安全感或情感寄托的表现。

② 通过肢体接触，如握手或拥抱，给予老年人安全感，并承诺协助他们寻找，一起解决问题。

2. 创造安全的环境

（1）清理杂物

保持居住环境整洁，减少不必要的物品，避免干扰老年人。

（2）固定物品位置

将常用物品放在固定的位置，并使用标签标明，以便老年人能够轻松找到。

（3）合理规划

合理规划储物区域，减少不必要的储藏空间，避免老年人无意识地重复储藏。可以设置一些明显的标记或指示，帮助他们识别物品存放位置。

（4）物品安全放置

将危险物品如刀具、药品、尖锐工具等放置于老年人无法触及的、带锁的、高处柜子中，以防止意外。同时，检查房间内电线、插座等是否安全，避免他们接触可能造成危险的电器。

3. 细心观察，帮助老年人解决问题

① 老年人往往有固定的藏物处，照护人员应留意这些地方，包括柜子角落、窗边、枕头下、床底和口袋等。

② 通过"假装"和"故意"提示等，引导老年人自己把东西找出来。如果照护人员迅速找回或拿出"丢失"的物品，可能会引起老年人的怀疑，他们会觉得物品是被故意藏起后才被迫归还的。

4. 妥善保管和备份

① 入住时需要告知家属，贵重物品需要家属带回，或者经过家属同意并签署知情同意书，方可暂时替老年人保管。

② 提前多制作几个备份，以便找不到时备用。同时，在老年人的物品上做好标签，贴好他们的名字或者标识。

5. 采用个性化方法转移注意力

① 为转移老年人的注意力，可适量提供他们喜欢的零食，并与他们交流感兴趣的话题或邀请他们参加相关活动。

② 选取一个与老年人所寻求的类似物品代替，或向老年人询问对该物品的具体需求，以满足他们的实际需求。

③ 尝试用其他安全、有益的活动替代，如制作"记忆盒"，收藏对他们有正面情感价值的物品。

6. 适时清理和解释

① 护理员应引导老年人妥善存放无异味、非他人之物，提供储藏空间，以获得信任。

② 为避免物品腐烂造成卫生问题，必须及时进行清理。请勿在未征得老年人同意的情况下，擅自进入他们的房间进行清理或搬移物品。

③ 如果老年人询问物品的去向，可以提前与家属进行沟通，并用善意、温柔的语言向他们解释："奶奶，为了把东西保管得更安全，我们已经把它们放在您大女儿家里了，您就别担心啦。"如果他们确实不愿意接受，可以将物品归还，并告知是在何处无意中拾得，或者向他们表达歉意，向他们示好，以求得他们的谅解。

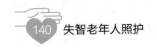

7. 主动提供翻弄空间

可设置一个安全有序的柜子、箱子或抽屉,内含多种触感、色彩、形状和材质的物品,供他们探索。此外,协调柜子颜色与墙体颜色,以减少视觉杂乱,降低他们翻找物品时的焦虑。

8. 满足失智老年人的需求

老年人常因缺少必需品(如卫生纸或零食)而翻找物品。为便于他们及时获取所需,应将常用物品放在显眼易取的位置。

9. 避免不恰当的应对方法

(1)避免责怪和阻止

护理员不要去试图责怪或说服老年人,也不要在他们翻找东西或者藏东西的时候强行阻止,如:"那个东西就是你自己藏起来的,明明你自己放房间去了,我可没有拿你的东西,老是说我拿了你的东西。""你又开始乱翻东西了,我们每天都要帮你收拾好几遍呢。""这些都是不要的垃圾,你藏起来干吗?"这样的话语不仅会加剧他们的不安,还可能激起情绪的波动。

(2)避免争论和说服

护理员试图通过争论或说服来解决问题往往无效,反而可能激怒他们,引发攻击行为。比如说:"这些东西不能要了。""这些东西不属于你。""这个东西是别人的,得还给人家。"

📖 拓展训练

姓名:刘奶奶

年龄:69 岁

文化程度:本科

退休前职业:教师

兴趣爱好:热爱跳舞、戏曲、玩手机

失智症程度:重度

情境:某天中午午休时间,护理员听到了张奶奶的房间传来一阵窸窸窣窣的声音,护理员小王走过去,就看见房间里面的柜子都被打开了,房间里面到处都是东西,刘奶奶在张奶奶房间里,一脸焦急地翻着东西,口袋里面、裤头那里都是鼓鼓囊囊的。小王询问:"奶奶,您在张奶奶的房间里找些什么?"然而,刘奶奶并未回应,只是继续翻找着。

任务:课后分组讨论应对方法,并进行角色扮演。

在线测验

✏️ 练一练

扫码进行在线测验。

任务 5　失智老年人异食行为应对

学习目标

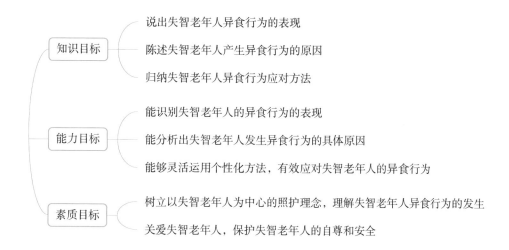

知识目标	说出失智老年人异食行为的表现
	陈述失智老年人产生异食行为的原因
	归纳失智老年人异食行为应对方法
能力目标	能识别失智老年人的异食行为的表现
	能分析出失智老年人发生异食行为的具体原因
	能够灵活运用个性化方法,有效应对失智老年人的异食行为
素质目标	树立以失智老年人为中心的照护理念,理解失智老年人异食行为的发生
	关爱失智老年人,保护失智老年人的自尊和安全

情境任务

周爷爷入住幸福家园养老机构。某天晚上查房,护理员小李看见周爷爷还没有睡觉,坐在床上,背对着护理员,还时不时扯一下。护理员小李意识到不对劲,打开房间的灯,就看见周爷爷咬着一块袖子布料在咀嚼。小李马上上前阻止周爷爷,并要他把布料吐出来,周爷爷摇头表示不愿意,并且往后躲。

问题:

1. 周爷爷出现了什么情况?

2. 请深入分析周爷爷发生此种情况的原因。

3. 面对周爷爷这种情况,护理员小李应该怎么处理?

健康档案

表 5-14　周爷爷健康档案

基本信息			
姓名	周爷爷	性别	男
出生年月	1940 年 6 月	文化程度	本科
身高/体重	175 cm/72 kg	入住机构时间	2 年
婚姻状况	已婚	退休前职业	教师
经济来源	退休金、儿女支持	家庭成员	配偶、1 个女儿、1 个儿子
性格特点	性格温和	家属探视频率	每周探望 1 次

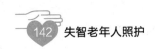

（续表）

最自豪的事情	无
个人不愿提及事件	周爷爷再婚期间与原家庭联系渐少，患病后再婚妻子因故离去，他陷入经济困境。儿子得知情况后，将身无分文的父亲接回家中照顾
兴趣爱好	看电影、喜欢聊天
疾病史和服药情况	
疾病史	高血压病史 30 年、失智症 3 年
服药情况	硝苯地平缓释片、盐酸多奈哌齐片
日常生活	
饮食	软烂一点的食物，喜欢吃肉，喜欢吃水果、蛋糕
排泄	需要提醒
洗澡	不喜欢洗澡
睡眠	晚上入睡需要开夜灯，晚上 22:00 左右入睡，要起夜 2～3 次
失智症核心症状	
核心症状	（1）定向力障碍：不认识身边的护理员 （2）语言表达困难 （3）失认：错把布料当成食物
失智症异常行为和精神症状（BPSD）	
异常行为和精神症状	（1）破坏行为：喜欢拆物品，有时甚至会将床单和被套撕裂，偶尔也会拆卸马桶盖 （2）异食行为：有吞食衣物、卫生纸和塑料袋的倾向，有时会吃彩色小球、水果道具和卡片等活动用品 （3）易激惹：当试图阻止异食行为时，周爷爷会发脾气
风险评估	
简易精神状态检查量表（MMSE）	中度认知障碍
日常生活活动能力（ADL）	中度生活自理能力受损
跌倒评估表	中危跌倒风险
走失评估表	中危走失风险

任务实施

一、了解和评估照护情形

根据周爷爷出现的情况，护理员进行详细了解，汇总情况如表 5-15。

表5-15　周爷爷情况汇总表

问题	详细表现
1. 出现了什么情况?	异食行为:周爷爷正在吃衣服袖子
2. 什么时候发生的?	晚上睡觉前,查房时
3. 在哪里发生?	幸福家园养老机构
4. 当时的情况是怎样的?	周爷爷坐在床上,背对护理员,不时拉扯衣物。小李进入房间,看到周爷爷正在咀嚼袖子布料,立即上前制止并要求吐出,但周爷爷摇头表示不愿意,并且往后躲
5. 护理员有没有进行干预? 干预方法是否有效?	小李阻止了周爷爷,但周爷爷并没有将布料吐出来,问题没有得到解决
6. 是否存在风险/潜在的其他风险?	(1)窒息风险:当周爷爷咀嚼并吞咽布料时,布料可能会堵塞呼吸道,导致窒息 (2)感染风险:当周爷爷咀嚼布料时,衣服上的细菌、病毒、微生物可能会进入口腔,进而引发口腔感染、呼吸道感染等 (3)周爷爷在被阻止咀嚼布料后可能会产生情绪上的抵抗,如焦虑、愤怒等。这种情绪反应可能会进一步加剧他的认知障碍症状 (4)照护压力:周爷爷出现的异食行为会增加护理员的压力和负担

二、分析原因

护理员从病理、药物、心理、环境等因素对周爷爷的情况进行分析,分析结果如表5-16。

表5-16　分析结果汇总表

因素	原因分析
病理因素	疾病史:失智症3年 (1)周爷爷的认知功能下降,他可能无法正确辨别可食用和不可食用的物品,把袖子布料错认为食物,并放到嘴里咀嚼 (2)周爷爷或许已经忘记了正常的进食规范和物品的用途。他可能不记得袖子是用来穿在手臂上的,而不是用来咀嚼的 (3)周爷爷可能对布料的质地、味道产生了错误的感知,感觉它像某种可以咀嚼的食物
药物因素	药物不良反应:周爷爷目前正在服用药物盐酸多奈哌齐片,该药有副作用,可能会引起胃肠道不适、幻觉、睡眠障碍等。周爷爷的异食行为有可能是药物副作用导致的异常行为表现,虽然这种情况相对较少,但也不能忽视
心理因素	周爷爷性格温和,喜欢聊天,可能由于晚上感到孤独、无聊,或者情绪有些焦虑。在这种情绪状态下,他通过咀嚼布料来自我安抚,当作一种缓解情绪的方式
环境因素	养老机构的环境可能相对单一,缺乏足够的刺激来吸引周爷爷。如果白天的康乐活动不够充实,到了晚上,他可能会表现出一些不适当的行为。他可能在寻找一些事情做,而咀嚼布料成了他的选择

三、即时应对方法

1. 保持冷静

护理员小李发现周爷爷正在咀嚼衣服布料时,首先要保持冷静,不要表现出惊慌的表情,否则会增加周爷爷的紧张和焦虑。避免突然的动作或大声呵斥惊吓到爷爷,比如说:"你不能吃这个,快吐出来。"可以温和地说:"周爷爷,您在吃东西呀,能让我看看是什么好吃的吗?"

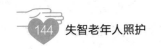
2. 确保安全

观察周爷爷是否有被布料噎住或呛到的迹象,如呼吸困难、咳嗽等。若有异常,需立即采取急救措施,如海姆立克急救法。

3. 积极倾听和回应

① 即使周爷爷无法清晰地表达自己的想法,小李也应认真聆听他含糊的话语并尝试理解他的意图。

例如,周爷爷若发出模糊声音,小李应关切地询问:"您是想吃东西吗?""您是哪里不舒服吗? 告诉我,我们一起解决。"

② 表达陪伴与解决问题的意愿:"周爷爷,是不是有什么事情让您不开心或者不舒服呀? 您放心,我会一直在您身边的,我们一起把问题解决。""周爷爷,我看您咬着布料,心里可着急了。您有什么需求都可以告诉我,我会帮您的。咱们先把布料放下,一起想想办法,好不好呢?"

4. 转移注意力

(1) 兴趣爱好

例如:"周爷爷,您最喜欢看电影,我们一起看一会儿啊。看完后,您可以给我讲讲您年轻时当老师的故事吗? 我特别想听您说那些过去的事情。"

(2) 玩偶娃娃

拿一个柔软的、安全的物品,如一个小毛绒玩具,递给周爷爷,并说:"周爷爷,您看这个多好玩呀,我们来玩这个吧,把袖子布料放下好不好呀?"

(3) 引导刷牙

可以用牙刷或提出帮助刷牙等方法,巧妙地让爷爷张开嘴,同时避免直接冲突。

5. 给予替代食物

若周爷爷因饥饿或想吃东西而吃异物,可以给他一些适合的小零食,轻声告诉他:"周爷爷,这里有您喜欢的面包,比袖子布料好吃,吐出布料,吃面包吧。"

6. 寻求帮助

① 如果周爷爷仍然不愿意吐出布料且情绪失控,护理员小李应立即呼叫其他同事前来协助。

② 向其他护理员简单说明情况,共同商量应对措施,如是否需要联系医生或采取强制措施(在确保周爷爷安全且不伤害到他的前提下)来取出布料。

7. 记录和观察

在事件处理后,小李要及时记录整个事件的细节,包括发现周爷爷异食行为的时间,周爷爷的状态(如情绪、是否有挣扎等),采取的措施以及周爷爷的反应等。这些记录对于后续评估周爷爷的病情、分析异食行为的原因,以及调整照护计划都非常重要。

小贴士　　　　　　　　　　　　**诊断异食癖的标准**

诊断异食癖可参照《中国精神障碍分类与诊断标准(第 3 版)》(CCMD - 3)和《国际疾病分类(第 10 版)》(ICD - 10)的诊断标准:

(1) 经常吃一些非营养性物质,如泥土、生米、毛发等。

(2) 反复多次异食,每周至少 2 次,至少持续 1 个月。

(3) 不是由于其他精神障碍引起,不符合当地的习惯及传统。

(4) 可伴有营养不良、贫血、肠道梗阻等并发症。

四、注意事项

① 保持冷静,不能大声叫嚷、命令或强行拉扯周爷爷,以免引起他的反抗情绪。

② 小李在沟通时要使用简单、直接的语言,避免使用复杂的词汇和句子。

③ 小李在接近周爷爷时要注意保护自己,避免被抓伤或咬伤。

五、评价效果

① 运用有效的应对方法后,小李成功引导周爷爷吐出了咬在嘴里的袖子布料。

② 周爷爷在吐出布料后的情绪逐渐恢复平静,未出现焦虑、烦躁或抗拒情绪。

牛刀小试

护理员小张注意到周爷爷坐在客厅,忽然,他从鼓鼓的裤子口袋中取出一团纸,开始将其撕成小片并送入口中。小张立刻上前,一边劝阻:"周爷爷,您不能再吃纸了,这是不安全的,吐出来。"一边迅速取走了爷爷手中的纸片。然而,爷爷拒绝吐出纸片,小张感到非常焦虑,情急之下,她尝试用手掰开爷爷的嘴巴,试图取出纸片。

任务:如果你是今天上班的楼层管家,应该如何处理?

必备知识

一、异食行为的表现

异食行为指患有失智症的老年人吞食非食物类物质的一种行为现象,并不是所有失智老年人都有这种行为表现。常见的表现形式如下:

1. 食用纸张

食用纸张包括食用书页、报纸、卫生纸等。老年人可能会将纸张揉成一团后放入口中咀嚼和吞咽。

2. 食用药品和洗洁剂

老年人可能会将药物当作糖果等食物来吃。有些老年人会把洗涤剂当成饮用水饮用。

3. 食用生米、生菜等

除了食用生的谷物(如大米)、未煮熟的饺子等面食,生豆类、蔬菜(如生菜叶)以及水果(如未剥皮的香蕉)等也可能成为他们的选择。

4. 吮吸手指上的异物

老年人有时会不自觉地吮吸手指上的异物,如胶水、涂料等。此外,他们可能会吮吸、咀嚼衣物的布片。

5. 会吃活动道具

如水果模型、乒乓球、彩色塑料球、串珠、毛线等。

二、异食行为发生的原因

1. 认知能力下降

① 失智老年人往往难以判断某物品是否可食用,尤其是面对仿真模型时,由于他们可能无法理解物品的实际功能,或者物品与他们记忆中的食物极为相似,他们可能会误将非食物物品当作食物来食用。

② 失智老年人对于物体的形状、质地和颜色等特征的识别出现错误,也是导致异食行为的因素之一。

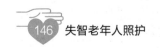

2. 口腔感觉异常

失智老年人可能感到口腔麻木、刺痛或瘙痒,通过咀嚼缓解不适,导致异食行为。

3. 环境因素

若养老机构中有一些易于获取的小物件,如桌面上的文具或活动用具等,这些物品的存在,无形中成了诱发异食行为的潜在因素。

4. 情绪方面

失智老年人常常会出现焦虑、孤独、无聊等情绪。这些情绪可能会促使他们通过异食行为来寻求安慰或发泄。

5. 未被满足的需求

① 失智老年人在感到口渴时,可能难以表达这一需求或寻求他人帮助,因此他们可能会四处找水以解渴。这种情况下,他们容易误饮非饮用水,如洁厕剂或消毒液等。

② 失智症对老年人的影响之一是导致其胃饥饱感觉功能的退化,使得他们难以感知饥饿与饱足,从而倾向于不断进食。在这种情况下,如果失智老年人周围存在看似可食用的物品,他们可能会不自觉地将其取用并放入口中。

6. 缺乏监督和陪伴

当失智老年人处于无人监督或者陪伴不足的情况时,他们更容易出现异食行为。例如,在自己房间独处时,如果没有护理员及时发现和制止,他们可能会尝试吞食非食物物品。

7. 营养缺乏方面

(1) 矿物质缺乏

如缺乏锌和铁,可能导致异食行为。缺乏锌会影响味觉,使失智老年人味觉下降,可能寻求其他物质满足味觉。缺铁可能引起异食,影响大脑功能和代谢,可能导致贫血,引起身体异常感觉和行为。

(2) 其他营养物质缺乏

维生素特别是B族维生素的缺乏可能损害神经系统,导致失智老年人出现感觉、情绪问题,从而可能引起异食行为。同时,蛋白质不足也可能影响身体和大脑功能,导致失智老年人食欲异常,增加异食行为的风险。

三、异食行为的危害与风险

1. 窒息风险

当失智老年人吞食非食物物品,如硬币、纽扣、纸张、布料等时,这些物品可能会堵塞气管,导致窒息。

2. 消化道损伤

非食物物品进入消化道后,可能会刮伤食管、胃和肠道的黏膜。

3. 中毒风险

如果失智老年人吞食了有毒物质,如清洁剂、消毒剂等,可能会引起中毒。

4. 营养不良

如果失智老年人经常吞食非食物物品,就会减少正常食物的摄入量,从而导致他们摄入的营养物质缺乏,影响身体健康。

5. 饮食习惯紊乱

异食行为会干扰失智老年人正常的饮食习惯。他们可能会对正常食物失去兴趣,或者在进餐时间出现异常行为,如拒绝进食、把食物和非食物物品混合在一起等,进一步影响营养的吸收和身体健康。

6. 口腔健康问题

咬嚼非食物物品(如电池、金属等)可能会导致牙齿折断、磨损或松动,还可能会损伤口腔黏膜,导致口腔溃疡、黏膜出血等问题。

四、失智老年人异食行为的照护方法

1. 环境调整

对老年人的居住环境进行全面的安全检查,移除所有可能被吞食的小物件,如硬币、纽扣、小珠子等。可以使用收纳盒将小物品集中放置在高处或者带锁的柜子里。同时,要注意避免在老年人能够触及的地方放置可能被误认成食物的非食物物品,如肥皂、水果道具等。

2. 行为观察

① 护理员要密切观察老年人的行为习惯和情绪变化,了解他们在一天中不同时间的行为模式。如果发现他们有触摸非食物物品并将其放入口中的迹象,要及时进行制止和引导。

② 对于观察期间出现的任何疑似异食行为的迹象,都要进一步分析其触发因素并进行记录。例如,观察到老年人在晚餐前的某个时段有咬衣袖的行为,这可能暗示着饮食时间的安排需要作出适当的调整。

3. 满足需求

了解老年人的感受和需求,用简单易懂的语言和他们沟通,询问他们是否口渴了、是否想吃东西、是否感觉不舒服等。

4. 规律进餐

采用三餐二点制或三餐三点制,定时提供营养丰富的小点心,避免老年人因饥饿而寻找非食物物品食用。注意食物的色香味形,提高食物的吸引力,适应老年人的味觉、视觉变化。

5. 替代物品

可以提供一些安全的、可咀嚼的替代物品,如无糖口香糖、专为老年人设计的口腔按摩棒等。这些物品可以满足他们的口腔咀嚼需求,同时避免他们吞食有害物品。选择替代物品时,要考虑他们的个人喜好和身体状况,确保物品的安全性和适用性。

6. 口腔清洁

每天带老年人养成刷牙的习惯,如果发生误食,也可以让他们形成条件反射,及时把非食物的东西吐出来。

7. 认知功能训练

组织认知训练活动,如简单的拼图、搭积木、回忆往事、读书看报等。这些活动可以锻炼老年人的大脑,延缓认知功能的衰退,同时转移他们对非食物物品的注意力。

8. 培养新的兴趣爱好

帮助失智老年人培养新的兴趣爱好,如听音乐、绘画等。这些活动可以让他们的双手和大脑都得到充分的利用,减少他们接触和吞食非食物物品的机会。

9. 避免不恰当的应对方式

（1）大声呵斥或责备

例如,护理员对老年人严厉地说:"你怎么又乱吃东西! 这不能吃,你不知道吗?"这种责备的语气会让他们感到害怕、委屈或者生气。

（2）不给予回应机会

护理员只是一味地要求老年人吐出口中的物品,而不倾听他可能想要表达的想法或感受。例如,不停地说,"快吐出来,别咬了",却不询问他们是不是因为饿了、难受或者其他原因才出现这种行为。

（3）强行抠取

从老年人口中直接取物可能引起他们的恐慌,导致他们紧咬牙关,增加窒息风险。这种做法还可能

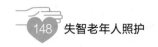
伤害他们的口腔、牙齿或喉咙,并可能导致护理员手指受伤。

(4)过度限制身体动作

避免采取激烈措施,如强行紧握或抱住,以免被误解为攻击,引发挣扎和反抗。这可能导致失智老年人受伤和情绪波动加剧,使异食行为更难管理。

 拓展训练

姓名:张奶奶

年龄:72 岁

文化程度:大学专科

退休前职业:统计师

兴趣爱好:热爱唱歌、舞蹈、弹奏乐器和编织毛衣

情境:张奶奶入住某失智症照护中心 1 年,某日下午,护理员小李带领奶奶进行认知功能的训练,展示的水果模型非常逼真。小李临时离开了一会儿,回来时惊讶地发现奶奶正在咀嚼着某物。经过仔细观察,小李发现原本完整的泡沫梨子模型上出现了一个缺口。她惊慌失措,迅速阻止了张奶奶,并大声要求她将口中的物品吐出。

任务:课后分组讨论无效和有效的应对方法,并进行角色扮演。

在线测验

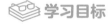 **练一练**

扫码进行在线测验。

任务6 失智老年人攻击行为应对

学习目标

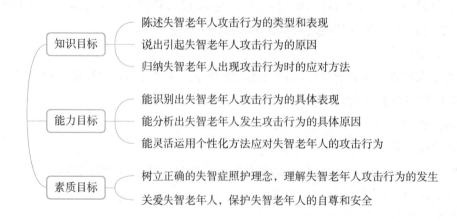

知识目标 —— 陈述失智老年人攻击行为的类型和表现
—— 说出引起失智老年人攻击行为的原因
—— 归纳失智老年人出现攻击行为时的应对方法

能力目标 —— 能识别出失智老年人攻击行为的具体表现
—— 能分析出失智老年人发生攻击行为的具体原因
—— 能灵活运用个性化方法应对失智老年人的攻击行为

素质目标 —— 树立正确的失智症照护理念,理解失智老年人攻击行为的发生
—— 关爱失智老年人,保护失智老年人的自尊和安全

情境任务

李爷爷,入住某失智症照护中心 1 楼。他日常喜欢独自一人在客厅里徘徊,同时口中不断念念有词,偶尔会说一些骂人的话语。一天下午,新来的护理员小张在楼层为老人们播放一部战争题材的影片。李

爷爷坐在客厅中,突然间他情绪激动,手指乱舞,并且开始大声斥责。护理员小张走上前去询问李爷爷发生了什么事,并试图安抚他不要继续骂人。然而,李爷爷的情绪变得异常激动,他指着小张大声说:"打你,你害我。"接着站起身来,挥拳向小张打去。楼层管家小杨注意到李爷爷的异常情况后,立刻冲上前去,并示意小张离开现场。

问题:

1. 李爷爷出现了什么情况?

2. 结合李爷爷的具体情况以及刚刚发生的情境,深入分析发生的原因是什么。

3. 小杨应该如何正确应对?

🔲 健康档案

表 5 - 17　李爷爷健康档案

基本信息			
姓名	李爷爷	性别	男
出生年月	1932 年 8 月	文化程度	小学
身高/体重	170 cm/55 kg	入住机构时间	3 年
婚姻状况	丧偶	退休前职业	军人
经济来源	积蓄、儿女支持	家庭成员	2 个女儿,3 个儿子
性格特点	性格内向、不爱说话	家属探视频率	女儿在省外上班,照顾家庭繁忙,看望较少;儿子较少探望
最自豪的事情	年轻的时候参加过抗美援朝战争;在部队立过二等功		
个人不愿提及事件	战争战事		
其他	喜欢护理员称呼其为李师长;说家乡话		
兴趣爱好	看电视、打麻将、写回忆录		
疾病史和服药情况			
疾病史	额颞叶失智症 3 年		
服药情况	盐酸多奈哌齐片、重酒石酸卡巴拉汀胶囊		
失智症核心症状			
核心症状	(1) 注意力下降 (2) 记忆力和定向力差 (3) 语言表达能力衰退(片段式表达、词汇量减少),语言理解能力下降		
失智症异常行为和精神症状(BPSD)			
异常行为和精神症状	(1) 徘徊游走,一边走一边自言自语 (2) 喜欢骂人,情绪激动时会抓人、打人 (3) 四处翻找物品		

（续表）

风险评估	
简易精神状态检查量表（MMSE）	中度认知障碍
日常生活活动能力（ADL）	中度生活自理能力受损
跌倒评估表	中危跌倒风险
走失评估表	中危走失风险
攻击行为量表	高风险

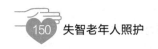

任务实施

一、了解和评估照护情形

根据李爷爷刚出现的情况，护理员进行详细了解，汇总情况如表5-18。

表 5-18　李爷爷情况汇总表

问题	详细表现
1. 出现了什么情况？	（1）语言攻击行为：李爷爷坐在客厅看战争片时，突然嘴里骂骂咧咧 （2）躯体攻击行为：李爷爷情绪突然十分激动，手朝小张的身上直接捶过去
2. 什么时候发生的？	坐在客厅看战争片时
3. 在哪里发生？	某失智症照护中心1楼客厅
4. 当时的情况是怎样？（事情发生的前后经过）	某天下午，小张播放了一部战争片，李爷爷也坐在客厅，突然嘴里骂骂咧咧，护理员小张上前询问李爷爷，他情绪十分激动，站起来后，手朝小张的身上直接捶过去
5. 老人和什么人在一起？这些人对老人说了/做了什么？	李爷爷和楼层其他老人在客厅看电视，电视里放的是战争影片
6. 一般会持续多长时间？	李爷爷这次发作持续了10多分钟
7. 该行为发生的频率是多久一次？	较少，不定期
8. 在哪些情况下特别容易发生？	（1）观看有关战争的电视剧、电影或纪录片的时候 （2）有人对战争战事发表观点的时候
9. 护理员有没有进行干预？干预方法是否有效？	护理员小张询问了李爷爷，并试图安抚他不要骂人了，但是问题没有得到解决
10. 是否存在风险/潜在的其他风险？	（1）老人自身：李爷爷在情绪激动时很可能因为失去平衡而摔倒 （2）其他老人：楼层其他老人都在客厅看电视，过程中可能会影响其他老人 （3）护理员：李爷爷目前情绪极不稳定，护理员小张差点被他打到，这可能导致护理员受伤；同时，照护工作压力也在增加

二、分析原因

护理员从病理、社会、心理、环境以及照护因素对李爷爷的情况进行分析,分析结果如表 5-19。

表 5-19　分析结果汇总表

因素	原因分析
病理因素	疾病史:诊断为额颞叶失智症 (1) 失智症影响大脑功能和神经递质,导致感觉和运动障碍。老人可能因此错误解读环境刺激,如过量声音,并因无法清晰表达需求而只能通过碎碎念或喊叫来表达愤怒 (2) 失智症可能影响李爷爷的情绪调节能力,使他更容易出现愤怒、焦虑等情绪,并且难以控制自己的行为 (3) 看到战争片可能触发了他混乱的记忆,使他产生了错误的认知,如以为自己还处在战争场景中,把小张当成了敌人,从而产生攻击行为
社会因素	李爷爷是某部队师长,参加过抗美援朝战争,有着强烈的爱国主义情怀
心理因素	创伤性记忆重现:李爷爷虽然自豪于参战经历,但战争带来的创伤记忆,如战友伤亡和激烈战斗,可能被战争片触发。这些记忆引发了强烈的情绪反应,进而表现为攻击行为来宣泄情绪
环境因素	视听刺激过度:战争片的激烈画面、枪炮声等强烈的视听刺激可能导致李爷爷感官超载,影响信息处理,引发情绪和行为失控
照护者因素	(1) 新来的护理员小张对李爷爷的状况尚不熟悉(避免提及战争相关事宜),在播放战争题材电影时未能妥善安排李爷爷避开 (2) 在询问过程中,护理员小张可能因为语气、表情、措辞或动作等细节上的疏忽,被李爷爷误解。这可能加剧了他的激动情绪,并导致攻击行为的升级

三、即时应对方法

1. 分离冲突双方

确保小张安全离开现场是首要的正确举措,避免李爷爷继续攻击小张而造成伤害。

2. 改变环境刺激

迅速关掉电视,停止战争片的播放,减少引发李爷爷情绪激动的视听刺激。

3. 确保安全

小杨自己也要注意保持合适的距离,防止被李爷爷意外伤害。同时,要注意观察李爷爷的动作,防止他在情绪激动下摔倒或者碰撞到周围的物体而受伤。

4. 保持冷静

小杨需要保持镇定,应当以温和而平静的语调与李爷爷交流,如可以说:"李师长,我是小杨,您别着急,我在这里陪伴您。"

5. 安抚情绪

小杨可以轻轻地拍拍李爷爷的肩膀或者手臂,对李爷爷进行安抚,但要注意观察他的反应,如果他抗拒这种接触,就马上停止,并且稍微拉开距离。小杨可以说:"李师长,我是您的同事小杨啊,现在我们非常安全,刚刚那个坏人已经被抓走了,您放心,我们都会保护好您!"一直陪伴李爷爷,直到他情绪稳定下来。

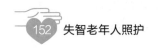

6. 转移注意力

（1）引导离开

小杨可以说："李师长，组织上派我来为您运送物资。我带来了您喜欢阅读的报纸和一些食物。请您跟我来，我带您去检查一下。"随后，小杨陪着李爷爷离开了公共客厅。

（2）引导兴趣活动

尝试将李爷爷的注意力转移到他感兴趣的事情上。例如，可以这样对他说："您能跟我分享一下您写回忆录的经历吗？"有助于他平复激动情绪。

（3）回忆军旅荣誉时刻

小杨可引导李爷爷回忆在部队立功的场景，如："李师长，您跟我讲讲您当年立二等功的时候，部队里是怎么庆祝的呀？"这有助于转移他对战争片的负面情绪，唤起积极情感。

（4）回忆家乡美好事物

小杨可以询问李爷爷关于他家乡的回忆，例如："李师长，您给我讲讲您家乡的那条小河吧，您小时候是不是经常在河边玩耍？"这种带有情感连接的回忆话题可以让李爷爷的情绪逐渐平复。

7. 后续跟进

（1）观察和记录

① 观察身体状况：在李爷爷情绪逐渐稳定后，仔细观察他的身体状况，看是否有疲劳、呼吸急促、受伤等情况。如果发现任何异常，要及时通知医护人员进行处理。

② 记录情绪状态：详细记录李爷爷的情绪变化过程，包括攻击行为发生前的情绪表现（如碎碎念、骂骂咧咧），攻击行为中的激烈程度（如手的动作、语言等），以及情绪稳定后的状态（如是否还在生气、是否有沮丧的表现等）。

③ 记录事件：完整记录此次事件的时间、地点、事件经过，特别是可能的诱发因素，如播放战争片的具体内容、小张询问的方式等。这些记录对于分析李爷爷攻击行为的原因和规律非常重要。

（2）上报和分享

及时将这一情况报告给养老机构的医护人员和管理人员。与其他护理员沟通交流，分享这次事件的经验教训，共同调整李爷爷的照护计划。

四、注意事项

① 注意自身安全，同时要观察周围环境，看是否有其他老人或物品可能会受到影响。
② 避免使用强硬、命令式或可能会引起误解的语言。
③ 避免战争片这一刺激源。
④ 若护理员自身的行为导致李爷爷出现攻击行为，应更换其他护理员以继续提供照护服务。

五、评价效果

通过上述应对方法，李爷爷的情绪逐渐平复，并被引导离开了引发情绪波动的环境。
① 应对措施具体而有效。
② 李爷爷的情绪已经恢复稳定。
③ 李爷爷和同楼层的其他老人均未发生任何意外事件。

牛刀小试

某日，护理员小张陪同新入住4楼的黄爷爷至1楼参与活动。李爷爷正在客厅休息，见到不熟悉的黄爷爷,情绪突然变得激动,坐在椅子上不断指责黄爷爷,声称他是敌人,并威胁他,甚至试图搬起凳子投掷过去。面对李爷爷的激烈反应,小张应如何妥善处理这一局面?

任务:如果你是今天上班的小张,应该如何处理?

必备知识

一、攻击行为的表现形式

1. 身体攻击

主要包括:推搡和拉扯,如推开身边人、拉扯他人衣物或肢体;击打,如用拳头捶打、手掌拍打他人;踢踹,会踢靠近的人或周边物体;抓挠和咬,情绪失控时抓挠他人皮肤或咬人。

2. 语言攻击

主要包括:大声叫嚷与尖叫,可能是无端呼喊或为引起注意;恶语相向,使用侮辱性、攻击性和诅咒性的语言。

3. 物品攻击

主要包括:摔打物品,情绪波动时将身边日常用品如杯子、餐具、书本等摔向地面或墙壁;破坏物品,通过撕扯纸张、折断物品部件等更具破坏性的行为来发泄,如把纸张撕成碎片、折断梳子等,往往在愤怒、焦虑或沮丧等较强情绪变化时出现。

二、攻击行为产生的原因

1. 内在原因

(1) 失智症影响

失智老年人攻击行为与大脑前额叶和边缘系统(杏仁核、扣带回皮质和岛叶)功能失调有关,当失智老年人杏仁核出现神经元退变、神经递质代谢失衡及神经连接受损时,常导致过度的负面情绪。同时,杏仁核向岛叶的信息传出功能障碍,可导致老年人自我意识和社交能力紊乱,进而表现出恐惧、痛苦、困惑、尴尬、沮丧等情绪,甚至认为自己被攻击或被胁迫。

杏仁核

杏仁核是大脑边缘系统的重要组成部分,位于大脑颞叶内侧,左右脑各有一个,因其形状酷似杏仁而得名。尽管体积不大,杏仁核在情绪调节、记忆巩固和社交行为等方面却发挥着至关重要的作用。杏仁核堪称情绪的"预警雷达",能够迅速识别环境中的威胁性刺激。例如,当遇到危险时,它会立即激活身体的应激反应,使人心跳骤然加速、血压急剧升高,迅速进入战斗或逃跑状态。

(2) 情绪问题

失智老年人经常处于一种对未知的恐惧和焦虑状态。他们可能害怕被抛弃、害怕失去控制,这些情绪积累到一定程度就会以攻击行为的方式爆发出来。比如,他们在完成一些简单任务(如穿衣、吃饭)时可能会遇到困难,这种挫败感也会导致情绪失控,引发攻击。

(3) 身体不适

老年人可能患有各种疾病,如关节炎、牙痛、头痛等。当身体疼痛时,他们的情绪会变得烦躁,更容易

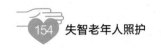

出现攻击行为。例如,患有关节炎的失智老年人在关节疼痛发作时,可能会因为别人不小心碰到疼痛部位而发起攻击。

2. 外在原因

（1）照护因素

① 照护技巧不当。当失智老年人表达自己的需求（如想要喝水、上厕所）而没有得到及时满足时,可能会引发攻击行为。

② 不恰当的应对方式。当护理员试图帮助老年人完成某项他们不愿意做的任务,如强迫老年人进食、洗澡或服药,会诱发攻击行为。

③ 使用不恰当的沟通方式。使用专业术语、抽象概念让失智老年人难以理解护理员的意图,从而产生误解和抵触情绪,增加攻击的风险。例如,语气强硬地说:"快点吃饭,马上到点做康复训练。"

（2）社交冲突或社交支持不足

① 社交冲突。失智老年人在养老机构与其他老年人争夺物品等情况可能会诱发攻击行为。例如,为了争抢一个喜欢的座位或者活动道具而发生冲突。

② 社交支持不足。失智老年人感到孤独或被孤立,没有足够的社交互动和情感支持,情绪可能会变得消极,更容易出现攻击行为。例如,老年人因行动不便而坐轮椅,外出时间和机会减少,缺乏互动。

（3）物理环境因素

更换环境,或者居住环境过于嘈杂使得老年人的日常生活变得不规律,这些因素都可能促使他们感到不适应,进而引发焦虑和不安,有时甚至会导致攻击性行为。

三、失智老年人攻击行为的照护方法

1. 攻击行为的预防措施

（1）优化生活环境

① 合理规划空间布局。确保房间布局合理,通道畅通,以方便老年人行走,减少因碰撞或摔倒而引发攻击行为的可能性。

② 环境安全和舒适。保持环境的安静与舒适,避免任何可能让老年人感到不安的干扰因素,如噪声和刺眼的光线,从而降低由视觉和听觉不适引发情绪波动的风险。同时,要注意室内光线充足但不刺眼,温度和湿度适宜。移除可能导致危险的物品,如刀具、尖锐的摆件等。

③ 设置明确标识和提示。在房间和公共区域设置简单明了的标识,如卫生间、餐厅、卧室等指示牌,帮助老年人确定位置,减少因迷失方向引起的焦虑和攻击行为。

（2）规律生活作息

① 固定日常活动时间。制订规律的作息时间表,包括固定的起床、吃饭、活动和休息时间。例如,每天早上 7:00 吃早餐,中午 11:30 吃中餐等。让老年人的生物钟适应这种规律的节奏,增强其安全感和稳定感。

② 安排适当的活动。在一天的活动安排中,合理安排各种类型的活动,如认知训练、身体锻炼、社交活动等。活动强度和频率要适中,避免老年人过度疲劳。

（3）情绪关注

学会敏锐观察老年人的情绪变化。例如,老年人开始皱眉、握拳、声音提高等,这可能是情绪激动的前兆。这时可以询问他们的情况,并用温和的语言和触摸来安抚他们。

（4）提升沟通技巧和照护能力

① 采用简单易懂语言。照护人员使用简单、清晰、温和的语言和老年人交流,避免使用复杂的句子、

专业术语或抽象概念,以确保老年人能够理解照护人员的意图。

②耐心倾听与需求回应。积极倾听老年人的想法和需求,即使他们话语表达得不太清楚或者重复提问,也要给予回应和尊重,不要轻易打断,以确保老年人的需求能得到及时的满足。

③尊重个人意愿。不要强迫老年人做他们不愿意做的事,以及提及敏感话题。在接触他们之前,先征询他们的同意,尊重他们的个人空间和隐私,避免让他们感到被侵犯。

④提升照护能力。需加强照护人员的专业培训,提升其照护技能与人文关怀意识,规范操作流程,避免因照护不当引发攻击行为。

（5）健康管理

①定期医疗检查。安排老年人定期进行全面的身体检查,有助于及早发现并治疗潜在的健康问题,从而避免身体不适（如疼痛、便秘、睡眠障碍等）引发的情绪波动,进而防止可能的攻击性行为。

②关注药物副作用。密切观察老年人所服药物的副作用,有些药物可能会影响老年人的情绪或行为。如果发现药物可能引发攻击行为增加时,应立即告知医生,以便调整剂量或更换药物。

2. 攻击行为发生时的应对方法

视频

（1）保持冷静

当失智老年人出现攻击行为时,照护人员首先要保持冷静。避免与老年人正面对抗或以愤怒情绪回应,情绪激动可能会进一步刺激老年人,使攻击行为加剧。可以使用自我暗示法、深呼吸法控制情绪,提醒自己老年人的攻击行为是由疾病引起的,并非故意为之。

（2）确保安全

要保护好自己和周围人员安全,可适当与老年人保持距离,避免受到伤害。保持大约1～2米的距离,既能防止被老年人的肢体动作伤害,又能在老年人出现摔倒或其他危险情况时迅速靠近。同时,应移除可能被用作攻击的物品,确保环境安全。

（3）情绪安抚

用温和、轻柔的语气和老年人说话,表达对他们情绪的理解。例如,可以说:"我知道您心情不好,我们来放松一下。"避免使用带有指责或命令的语气。采用非语言的安抚方式,如轻轻抚摸老年人的手背、递给他们喜欢的小物品,帮助他们平静下来。

（4）转移注意力

当老年人情绪激动时,可用其他事物或活动转移其注意力,引导他们进行替代行为,缓解攻击性冲动。

①视觉转移。可以拿出色彩鲜艳的物品,如色彩明亮的画册或家庭相册等能吸引老年人目光的物品,引导他们关注美好的事物,从而忘却当下的不愉快情绪。例如,给老年人看他们年轻时的结婚照片,唤起美好的回忆。

②听觉转移。播放老年人熟悉且喜欢的音乐、戏曲或有声故事。例如,播放他们那个年代的经典老歌,熟悉的旋律能够舒缓情绪,让他们沉浸其中,转移攻击的注意力。

③触觉转移。给老年人一个柔软的玩偶、有纹理的织物或按摩球,让他们触摸。例如,让他们触摸柔软的毛毯,感受其质感,将注意力从引发攻击的因素转移到触觉体验上。

④引导简单活动。鼓励老年人进行一些简单轻松的活动,如音乐律动操,做一些简单的拼图等。这些活动可以帮助他们将注意力从当前的情绪中转移出来,投入具体的活动中。

⑤提供他们喜欢的小点心,如饼干和新鲜水果,让他们享受美食的同时,转移注意力,有助于缓解攻击性情绪。

3. 妥善处理攻击行为后的工作

（1）重建信任关系

攻击行为可能会对老年人与照护人员之间的信任关系造成一定损害。照护人员要通过更多的陪伴和积极互动来重建信任。

（2）回顾分析与调整预防措施

① 全面分析原因。组织相关的照护团队，包括医护人员、心理咨询师和照护人员等，对攻击行为发生的原因进行深入分析。除了考虑当时明显的触发因素，如身体不适、沟通方式或者环境刺激，还要思考是否存在潜在的长期因素，如社交互动的减少或者药物副作用的累积等。

② 调整预防措施。根据分析出的原因，针对性地调整预防攻击行为的措施。如果是社交互动方面的原因，就需要增加老年人参与社交活动的机会和频率。若是物理环境的刺激，就要消除环境中的刺激源。

（3）照护人员培训与心理支持

① 组织培训。组织照护人员回顾攻击行为的处理过程，总结经验教训，并开展失智症照护培训，以提升照护人员的专业能力，以便更有效地处理类似事件。

② 提供心理支持。攻击行为可能对照护人员造成心理压力，需提供心理支持。可通过内部咨询服务和定期团队分享帮助他们释放压力，调整心态，积极面对照护工作。

（4）加强健康监测与沟通跟进

① 密切健康监测。增加对老年人身体健康状况的监测频率。关注老年人的睡眠、饮食和排泄等情况，这些方面的异常也可能影响老年人的情绪和行为。

② 强化沟通跟进。加强与老年人及其家属的沟通。在与老年人交流时，注意他们的情绪和表达，以便了解他们的需求和想法。与养老机构老年人家属沟通时，分享照护情况和遇到的问题，共同商讨并制定照护方案。

拓展训练

姓名：朱奶奶

年龄：73 岁

性别：女

文化程度：本科

退休前职业：英语教师

兴趣爱好：养鱼、唱歌

失智程度：中度

情境：某天早上，朱奶奶心情愉悦地与楼层里的爷爷奶奶在客厅共同晨练。然而，坐在一旁椅子上的王奶奶开始自言自语，情绪愈发激动，声音也越来越大，这引起了朱奶奶的不满。朱奶奶误以为王奶奶的言行是在针对自己，甚至是在辱骂自己，因此，朱奶奶走上前去与王奶奶发生了争执，并互相指责。

任务：请同学们分组讨论应如何应对这一情况。

练一练

扫码进行在线测验。

任务 7 失智老年人妄想应对

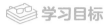学习目标

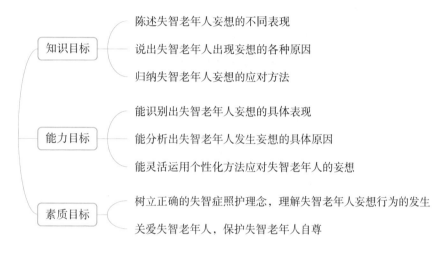

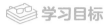情境任务

李奶奶,入住某失智症照护中心2楼。某天上午,李奶奶在户外参加完谢爷爷的生日会后,回到自己的房间,把自己的衣服、喝水杯子等的东西打包到一个黑色大垃圾袋中,站在电梯门口。李奶奶拍打电梯门,要护理员开电梯门,说要回娘家,说她的老公对她不好,抛弃了她。她辛辛苦苦把女儿培养出来,现在在省外上班,女儿也不管她了,把她一个人丢在这个陌生的地方,她的东西都被人偷走了……新来的护理员小李看到李奶奶在拍打电梯门,走过去对老人说:"不要拍打电梯了,没有人偷你的东西,你自己每次都放到柜子里,你女儿把你送到这家养老机构来住了。"李奶奶听后,情绪更加激动,骂得更加厉害了。

问题:

1. 李奶奶出现了什么情况?

2. 结合李奶奶的日常表现和刚刚发生的情境,深入分析发生的原因。

3. 应该如何正确应对?

健康档案

表 5-21 李奶奶健康档案

基本信息			
姓名	李奶奶	性别	女
出生年月	1950 年 8 月	文化程度	高中
身高/体重	160 cm/55 kg	入住机构时间	2 个月
婚姻状况	已婚	退休前职业	服装店老板
经济来源	积蓄、女儿支持	家庭成员	1 个女儿,1 个外孙

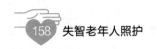

（续表）

性格特点	性格外向、急躁，待人热情	家属探视频率	女儿在省外上班，工作繁忙，看望较少；老伴逢年过节才过来探望
最自豪的事情	自己开了一家服装店；女儿在北京上大学后在北京工作		
个人不愿提及事件	和老伴的关系		
其他	喜欢护理员称呼她为李阿姨；说长沙话；帮助照顾同楼层行动不便的卢奶奶		
兴趣爱好	唱歌、跳舞、做手工		
疾病史和服药情况			
疾病史	额颞叶认知症、高血压		
服药情况	盐酸多奈哌齐片、盐酸美金刚片、苯磺酸氨氯地平片		
日常生活			
饮食	软烂一点的食物，喜欢吃肉		
排泄	需要提醒		
洗澡	不喜欢洗澡		
睡眠	晚上入睡需要开夜灯，晚上 21:00 左右入睡，要起夜 2～3 次		
失智症核心症状			
核心症状	(1) 记忆力下降 (2) 参加康娱活动的时候，很容易分神 (3) 语言表达能力下降，有时候词不达意		
失智症异常行为和精神症状（BPSD）			
异常行为和精神症状	(1) 不肯吃药，说工作人员会下毒害死她，骂脏话 (2) 说自己房间的东西被人偷了，每次起床后都会将房间的被褥打包，装到箱子里 (3) 除了就餐、参加户外活动外，老人基本守在自己房门口，24 小时贴身背着一个黑色小挎包，连洗澡的时候都要带着入浴室 (4) 看到别人的家属带老人出去吃饭，就会拍打门，守在电梯门口，大喊大叫，说别人能出去为什么她不能出去 (5) 逢年过节的时候，如果工作人员没有给她礼物，就会说工作人员区别对待，骂工作人员不是好人		
风险评估			
简易精神状态检查量表（MMSE）	中度认知障碍		
日常生活活动能力（ADL）	轻度生活自理能力受损		
跌倒评估表	低危跌倒风险		
走失评估表	中危走失风险		

任务实施

一、了解和评估照护情形

根据李奶奶刚出现的情况,护理员进行详细了解,汇总情况如表 5-22。

表 5-22 李奶奶情况汇总

问题	详细表现
1. 出现了什么情况?	(1) 被偷妄想:不想住在这个地方,认为自己的东西都被人偷走了 (2) 被抛弃妄想:说自己的老公和女儿不管她了,把她一个人丢在这个陌生的地方
2. 什么时候发生的?	参加完谢爷爷的生日会后。
3. 在哪里发生?	某失智症照护中心 2 楼
4. 当时的情况是怎样的?(事情发生的前后经过)	李奶奶唱了生日歌,吃了生日蛋糕,还为谢爷爷的生日会表演了跳舞的节目
5. 老人和什么人在一起?这些人对老人说了/做了什么?	李奶奶和同楼层其他老人在户外参加生日会
6. 一般会持续多长时间?	李奶奶这次发作持续了 20 分钟
7. 该行为一般发生的频率是多久一次?	间隔不定,但一段时间内会多次发作
8. 在哪些情况下特别容易发生?	(1) 有其他老人在她房门口张望 (2) 护理员未经过她的同意直接进入她的房间 (3) 有人过来参观或者志愿者过来组织活动的时候 (4) 护理员和其他老人聊天说笑的时候 (5) 其他家属带着礼物来探视的时候
9. 护理员有没有进行干预?干预方法是否有效?	护理员小李进行了干预,但干预方法无效,问题没有得到解决
10. 是否存在风险/潜在的其他风险?	(1) 老人自身:拍打、脚踢电梯门,会伤害到自己 (2) 其他老人:同楼层其他老人听到动静可能会过来围观,护理员与李奶奶拉扯过程中可能会误伤到其他老人;嘈杂、不安全的物理环境也会让其他失智老年人感到恐惧和焦虑不安 (3) 护理员:李奶奶目前情绪非常不稳定,暴力风险评估为中度风险,可能会言语攻击或身体上攻击护理员

二、分析原因

护理员从病理/药物、社会、心理、环境以及照护因素对李奶奶的情况进行分析,分析结果如表 5-23。

表 5-23 分析结果汇总表

因素	原因分析
病理/药物因素	(1) 疾病史:诊断为额颞叶失智症 (2) 药物不良反应:目前正在服用治疗失智症的药物盐酸多奈哌齐片,该药物的副作用:常见恶心、呕吐、腹泻、乏力、倦怠、肌肉痉挛、食欲缺乏等;较少出现头晕,头痛,精神紊乱(幻觉、易激动、攻击行

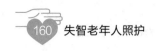

（续表）

因素	原因分析
	为），抑郁等 服用盐酸美金刚片可能出现幻觉、意识模糊、疲劳、焦虑等不适症状
社会因素	（1）社会/生活经历：经过护理员的了解，李奶奶曾是服装店老板，既是老板又是员工，早出晚归，赚钱非常辛苦。老伴没有工作，她是家里的经济支柱 （2）母女关系：独生女儿在北京上班，平时来机构看望得非常少，打视频和电话大约是一个月一次 （3）配偶关系：老伴平时只有逢年过节才过来探望
心理因素	心理落差和不安全感：参加谢爷爷的生日会的时候，看到谢爷爷子女带着蛋糕和礼物来给自己的父亲过生日，其乐融融的氛围让李奶奶想到自己的女儿和老伴已经很长时间没来看她，突然有种不安全感
环境因素	（1）不熟悉的环境：李奶奶新入住机构2个月，还未完全适应机构 （2）噪声：热闹的生日会，音响声音较大，人多嘈杂，环境可能触发了李奶奶负面的情感记忆 （3）自由受到限制：照护中心有门禁（指纹锁），李奶奶不能自由出入户外 （4）缺少人际交往：平时亲属很少看望，在机构内暂时没有交到好朋友
照护因素	（1）不熟悉的护理员：护理员的更换触发了李奶奶的不安全感 （2）态度不耐烦：护理员小李态度不耐烦，试图去说服李奶奶 （3）不恰当的非语言表达：小李用力拉扯李奶奶 （4）语言不通：李奶奶讲的是长沙话，护理员小李不太能听懂长沙话，忽视和没有能及时响应李奶奶的需求。

三、即时应对方法

1. 安抚情绪

安抚李奶奶的情绪，可以这样说："李阿姨，怎么啦？别着急，发生了什么事情？您告诉我，我来帮您解决。"

2. 共情倾听

耐心认真倾听，抓住关键词，并重复，如重复"养小孩很辛苦""卖衣服""凌晨三点起来进货"等关键词，适当的时候进行回应（不问及与老伴之间的关系，不评判家庭关系）。

正确做法一："您女儿是在北京上大学吧，那真厉害，培养得这么好（向李阿姨竖起大拇指）。您女儿读的是什么专业？现在在北京哪家单位上班？"

正确做法二："凌晨三点就要起来进货呀，那您一定很辛苦！我很想听您说一说您做服装生意的一些故事。"

3. 解决问题和个性化转移焦点

（1）缓兵之计

李奶奶一直要护理员开电梯门，说要回娘家。

护理员可以这样说："李阿姨，您看，我的指纹也打不开（为了让李阿姨相信，把手指放在门禁指纹识别区给她看），因为今天是电梯检修日，这也是为了您的安全呀，等电梯检修好了，您再回娘家好吧。"

（2）顺势而为换场景

遵从李奶奶的意愿，帮助她提着行李"回家"，告诉她和她顺路，让李奶奶带路，在机构内其他楼层走几圈，并顺势跟李奶奶介绍机构内的环境和老人。

护理员（挽着李阿姨的手臂）："看，这就是我们超有气质的李阿姨，她穿衣服特别讲究，唱歌跳舞也是一把好手呢!"

（3）苦肉计

拜托她帮忙照顾卢奶奶吃完中餐后再回娘家,不然没人帮忙照顾卢奶奶。

（4）聊老年人引以自豪/职业相关的事情

李奶奶以前是做服装生意的,可以引入这个话题。

护理员:"李阿姨,您那个年代穿的衣服材质都是'的确良'是吧,我爸妈和您年龄差不多,听他们说那个时候买东西,都是需要布票、油票什么的呀!"

（5）准备专属礼物

给李奶奶准备一份专属礼物,如小零食、洗发水套装等。给李奶奶"配制"一把钥匙,请她保管好。

护理员:"李阿姨,这是我专门为您买的小零食和洗发水,其他老人没有哦,您放好。"（靠近李阿姨,悄悄地说）

四、注意事项

① 安顿好其他老人,避免围观,保护老人们安全。

② 护理员要充分了解李奶奶的生活背景,采取个性化的应对方法,灵活变通,根据现场情况随时调整应对方法。

③ 善用非肢体语言,通过点头、目光对视、挽手臂等方式让李奶奶感受到被重视和尊重。

④ 不要否定李奶奶所说的事情,不要和其进行争论,避免提及伤心难过的事情。

五、评价效果

通过以上应对方法,李奶奶自己把行李放回到房间,把房间门锁好,陪着卢奶奶一起看电视。

① 应对方法具体、有效。

② 李奶奶情绪恢复稳定。

③ 李奶奶和同楼层其他老人未发生意外事件。

牛刀小试

某天下午,机构社工小肖带着李奶奶所在楼层的几个老人一起玩套保龄球的游戏,小肖在活动中和谭奶奶互动的比较多,总是帮谭奶奶拾套圈,李奶奶看见谭奶奶手里拿的套圈越来越多,朝她大骂:"这些圈不值几分钱,偷我的圈""这周围的人谁不知道你喜欢偷鸡摸狗,拿别人的东西""你这个贼婆……"李奶奶一直指着谭奶奶骂。

任务:如果你是今天上班的楼层管家,应该如何处理?

小贴士　　　　失智症照护中心一线护理员分享

邓老师一直背着一个挎包,里面有自己的存折(复印件)、一些现金(模拟钱币)和其他一些私人物品,吃饭要背着,睡觉要把它放到床头,洗澡也要带进浴室。护理员跟家属深入沟通后,才知道原来家中曾发生过保姆把老人的钱偷走的事。这就解释了老人为什么把自己挎包看管得这么严密了。

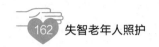

必备知识

一、妄想的概念

妄想是失智老年人坚信的、不可动摇的不真实的想法（并没有发生的事情），是他们对现实的一种错误理解，也有可能因他们活在过去的经历中而产生。妄想的内容常由老年人的经历、社会文化背景所决定。

二、妄想的表现形式

1. 被偷妄想

① 怀疑护理员、家人或其他老年人偷自己的衣服、钱等物品。

② 一直守在自己房门口，或者只要有人经过房间门口，就会怀疑别人来偷东西。

③ 把自己的房门上锁或者用凳子挡住房门口。

2. 被害妄想

被害妄想是最常见的形式，大多出现在女性失智老年人中。具体表现形式如下。

① 有人在饭菜里下毒。

② 有人闯入房间，打伤自己。

③ 有人要伤害、算计自己或者伤害、算计自己的家人。

3. 被遗弃妄想

怀疑自己被子女、丈夫抛弃，会出现情绪不佳、伤心流泪。

4. 嫉妒妄想

① 怀疑配偶有外遇。

② 只要看到配偶和异性在一起，就会骂人，情绪激动。

③ 认为护理员区别对待自己与其他老年人，对自己不忠。

5. 其他

认为居住的地点不是自己的家，要找自己的家。

三、妄想发生的可能原因

妄想发生的可能原因如表 5-24。

表 5-24　妄想发生的可能原因

因素	原因分析
生理/病理因素	（1）失智老年人的大脑通常存在神经细胞的退化、萎缩以及神经递质的失衡。乙酰胆碱水平的下降，会干扰大脑中的信号传递，导致大脑在处理信息时发生错误，进而引发妄想症状 （2）老年人视觉和听觉功能的衰退，如老花眼、白内障等导致视力问题，听力下降影响声音辨识，这些都可能引起误解和妄想
心理因素	由于自身认知能力下降，老年人往往会感到焦虑和不安，这种不安全感可能引发被囚禁的妄想。在情绪低落时，他们可能会产生被抛弃的妄想，误认为家人不再关心自己

（续表）

因素	原因分析
环境因素	（1）环境中的噪声、光线等因素也会产生影响，可能会干扰他们的认知，让他们产生混乱的想法 （2）不熟悉的环境和人都有可能让他们感到困惑，从而产生各种不合理的想法
社交因素	（1）社会角色的丧失会使他们产生孤独感，缺失自我价值感，容易产生被抛弃的妄想 （2）当老年人无法清晰地表达自己的思想，或者他人无法理解他们时，误解便可能发生，这可能进一步导致妄想
照护因素	（1）照护人员的更换或者照顾方式的改变可能会使老年人产生不信任感。例如，新来的照护人员若未依照他们所习惯的方式提供照护，可能会引起他们对照护人员的意图产生怀疑，从而产生妄想 （2）照护人员的沟通方式不当、自身情绪和态度都有可能影响到老年人

四、妄想的应对方法

① 识别和评估。识别失智老年人的妄想表现，评估是否存在风险和潜在风险。

② 倾听表达。倾听失智老年人的表达，让老年人完全表达出自己遇到的麻烦、问题和困扰，让老年人把这些疑惑、愤怒、焦虑等负面情绪通过表达宣泄出来。

③ 接受和尊重。接受妄想作为失智老年人自身的一部分，将妄想看作其思想和愿望的表达。耐心与老年人交流其所妄想出来的事情，即使老年人妄想出来的事情是非常可笑、荒谬、离谱和夸张的，并给予适当的回应，和老年人在感情上同频。

④ 保持冷静。当护理员自身是老年人妄想的对象时，如怀疑护理员偷东西、下毒等，护理员应保持冷静，让老年人说出事情的原委。

⑤ 深入挖掘。根据老年人表达的只言片语，将得到的细节联系起来，照护团队共同深入挖掘妄想的内部和外部因素。这还需要得到家属共同配合。

⑥ 解决问题。真正帮助老年人去"解决"当下其遇到的麻烦和困惑，并要让老年人看到和听到。例如，照护人员可以说"那我打个电话给保安或警察来处理这个事情""我们一起去您房间找一找"等。

⑦ 转移焦点。根据老年人的职业、兴趣爱好等情况，采用个性化的方法转移注意力，让他们分心到其他事物上，而不会一直反复地陷在负面的情绪中。例如，组织老年人共同参与歌唱活动，请老年人帮忙照看"疗愈娃娃"，陪伴其他老年人看电视等。

⑧ 四不原则。不要否定、不要据理力争、不要责备、不要忽视。

五、认可疗法

认可疗法是由国际失智症专家内奥米·费尔女士在 20 世纪六七十年代创立的，是目前国际上被确认有效的应对失智症精神行为症状的方法。

认可疗法由 3 个主要部分构成：基本态度、理论及技巧，是指当护理员与失智老年人接触时，即便老年人所说的内容不正确、与现实世界不符，护理员也要认可老年人对当时环境、事件的情感反应，带着同理心进入老年人内心的真实世界，与其共情，识别可能存在的问题并帮助老年人解决。认可疗法不但可以帮助护理员挖掘行为背后的原因和老年人想要表达的需求，还可以有效帮助老年人减轻焦虑，增强自尊心并提高幸福感。

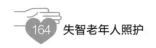
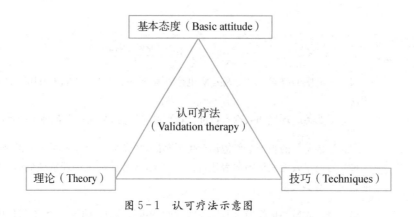

图 5-1 认可疗法示意图

拓展训练

视频

姓名：洪奶奶

年龄：76 岁

文化程度：高中

退休前职业：个体户

兴趣爱好：唱歌、跳舞

失智症程度：重度

情境：洪奶奶一天早上拿着便盆向护理员哭诉，一个男人进到她的房间，在她的便盆里拉尿（其实是她自己拉的小便），还说那个男人打伤了她的右侧肩膀，肩膀痛得非常厉害，洪奶奶情绪非常激动。

任务：课后分组讨论情境脚本，写出无效应对和有效应对的方法，并进行角色扮演。

练一练

在线测验

扫码进行在线测验。

任务 8　失智老年人幻觉应对

学习目标

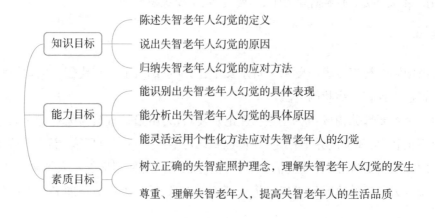

情境任务

谭奶奶,患有重度失智症。谭奶奶常表现为晚上不睡觉,并声称感觉到有人在她的房间,跟着她一直走。现在到了午休的时间,护理员小李准备带谭奶奶回房间睡午觉,老人一直絮絮叨叨说看到房间里有人,害怕并不愿意上床睡觉,情绪比较激动。小李不耐烦地告诉谭奶奶房间里面没有人,但谭奶奶的情绪更加激动,并认为小李不相信自己。谭奶奶向机构的其他老人哭诉,自己房间有人,不安全,护理员却不帮她。

问题:

1. 谭奶奶出现了什么情况?

2. 谭奶奶出现这些问题的原因有哪些?

3. 应该如何正确应对?

健康档案

表 5-25　谭奶奶健康档案

基本信息			
姓名	谭奶奶	性别	女
出生年月	1942 年 10 月	文化程度	初中
身高/体重	165 cm/65 kg	入住机构时间	2 个月
婚姻状况	已婚	退休前职业	饭店经理
经济来源	积蓄、女儿支持	家庭成员	1 个女儿,1 个外孙
性格特点	性格外向、热情,喜欢与人交流	家属探视频率	女儿在省外上班,工作繁忙,看望较少;老伴每个月来探望
最自豪的事情	把女儿培养成才;女儿在省外大学任教		
个人不愿提及事件	离开家,住在机构的原因		
其他	喜欢被护理员称呼为谭经理		
兴趣爱好	跳舞、听歌		
疾病史和服药情况			
疾病史	额颞叶失智症、高血压、糖尿病		
服药情况	盐酸多奈哌齐片、盐酸美金刚片、苯磺酸氨氯地平片、盐酸二甲双胍缓释片		
日常生活			
饮食	喜吃甜食、摆盘精致的菜肴,吃饭需要协助		
排泄	需要提醒		
洗澡	不喜欢洗澡;需协助		
睡眠	晚上睡觉需要开夜灯,起夜 3~4 次,不愿意脱衣服睡觉		

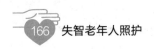

（续表）

失智症核心症状	
核心症状	（1）记忆力下降：常忘记刚发生的事情或说过的话 （2）定向力障碍：找不到自己的房间和厕所 （3）判断力下降 （4）失认：不认识镜子中的自己和照护她的护理员 （5）执行力障碍 （6）计算力下降：只能进行简单的加减法
失智症异常行为和精神症状（BPSD）	
异常行为和精神症状	（1）有时候不肯脱衣服睡觉，说有人要害她 （2）说自己房间不安全，看到有人在自己的房间里 （3）白天不愿意参加活动，觉得有人在跟着她 （4）经常和护理员说她的女儿在机构门口喊她，常常往机构门口方向走 （5）错认镜子中的自己是别人 （6）护理员协助她脱衣服，她会喊救命
风险评估	
简易精神状态检查量表 （MMSE）	重度认知障碍
日常生活活动能力（ADL）	中度生活自理能力受损
跌倒评估表	中危跌倒风险
走失评估表	高危走失风险

任务实施

一、了解和评估照护情形

根据谭奶奶刚出现的情况，护理员进行详细了解，汇总情况如表5-26。

表5-26 谭奶奶情况汇总表

问题	详细表现
1. 出现了什么情况？	幻视：看到房间有人
2. 什么时候发生的？	午休的时候
3. 在哪里发生的？	某失智症照护中心2楼
4. 当时的情况是怎样的？（事情发生的前后经过）	吃完饭后，护理员小李准备带谭奶奶回房间睡午觉，但谭奶奶一直说看到房间里有人，害怕并不愿意躺床上睡觉
5. 老人和什么人在一起？这些人对老人说了/做了什么？	护理员一直陪伴谭奶奶，谭奶奶产生了幻觉
6. 一般会持续多长时间？	谭奶奶这次发作持续了20多分钟

（续表）

问题	详细表现
7. 该行为一般发生的频率是多久一次？	1周1~2次
8. 在哪些情况下特别容易发生？	光线变化，房间地面或墙面有阴影时
9. 护理员有没有进行干预？干预方法是否有效？	护理员小李进行了干预，但干预方法无效，问题没有得到解决
10. 是否存在风险/潜在的其他风险？	（1）老人自身：由于谭奶奶情绪激动，可能会导致血压升高，从而引发脑血管意外或跌倒等风险 （2）其他老人：听到谭奶奶哭诉，可能会引起其他老人不满或者引起其他老人情绪激动 （3）护理员：谭奶奶目前情绪非常不稳定，可能会言语攻击或身体上攻击护理员

二、分析原因

护理员从病理、药物、社会、心理、环境以及照护因素对谭奶奶的情况进行分析，分析结果如表5-27。

表5-27 分析结果汇总表

因素	原因分析
病理因素	疾病史：诊断为额颞叶失智症 大脑的病变导致谭奶奶对周围环境的感知出现混乱，从而产生有人在房间里的幻觉。神经递质的失衡是额颞叶失智症中常见的病理现象，如乙酰胆碱水平的下降，这会扰乱大脑正常的信号传递过程，进而影响老人对周围环境的准确感知
药物因素	谭奶奶目前正在服用治疗失智症的药物盐酸多奈哌齐片，该药物的副作用有：常见恶心、呕吐、腹泻、乏力、倦怠、肌肉痉挛、食欲缺乏等；较少出现头晕，头痛，精神紊乱（幻觉、易激动、攻击行为），抑郁等。服用盐酸美金刚片可能出现幻觉、意识模糊、疲劳、焦虑等不适症状
社会因素	（1）母女关系：独生女儿在省外工作，平时来机构看望非常少，打视频和电话大约是一个月一次 （2）配偶关系：老伴每个月来探望，但是会与谭奶奶闹矛盾
心理因素	心理落差和不安全感：谭奶奶看到其他老人的家属经常来看望，心情低落。想到自己的女儿已经很长时间没有看她，突然有种不安全感。谭奶奶退休前是酒店经理，生活有序可控，失智症使她对生活的掌控感降低，产生不安全感。她可能会将这种不安全感投射到周围环境中，更容易产生有人在房间的幻觉来解释自己内心的不安
环境因素	（1）午休时房间光线暗，阴影多，谭奶奶的大脑可能错误地将阴影解读为有人在房间里，如风吹窗帘产生的阴影变化可能引起她的幻觉 （2）空间封闭感：当谭奶奶处于封闭空间时，感受到束缚和限制，产生焦虑感、极度不安，使她出现幻觉 （3）房间外的噪声：谭奶奶觉得房间比较闷，经常会把窗户打开通风，窗外的风声、说话声等对她产生影响，使她觉得房间有人
照护因素	态度不耐烦：护理员小李对谭奶奶产生的幻觉很不耐烦，没有耐心进行安抚，使得谭奶奶情绪更加激动，并产生不信任感

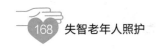

唤醒失智老年人的远期记忆能力

照护人员可以通过对老年人过去事件、情感及想法的回顾,不断唤醒失智老年人的远期记忆能力,反复加强其思维活动,改善认知功能,减轻幻觉出现时的症状表现,提高老人对现有环境的适应能力。在本情境中,护理员可以以老人年轻时在饭店工作的照片、熟悉的物件、音乐等作为提示,使老人想起过去的经历并进行讨论,缓解其发生幻觉时的不安、焦虑情绪。

三、即时应对方法

1. 稳定情绪

小李首先要让自己冷静下来,可以先轻轻地握住谭奶奶的手,或者轻拍她的肩膀,通过这种身体接触来传达关心和安抚,说:"谭奶奶,您别害怕,我在这儿呢。咱们先不着急,不着急上床睡觉哦。"

2. 理解和耐心倾听

"谭奶奶,我知道您感觉房间里有人,会有些害怕,您别着急,慢慢和我说说是怎么回事呀?"通过这样的表达,让谭奶奶感受到被理解和关注,从而缓解她的紧张情绪。小李蹲下来或者坐在谭奶奶身边,与她保持平视,认真倾听她描述看到的"人"的样子、行为等,其间不时点头表示在认真听。可请另一位护理员做出赶走"人"的动作,同时小李也要一直在老人身旁进行安抚。可以这样说:"谭奶奶,您告诉我那个人在您房间的哪个位置,我请同事帮忙将他赶出去。""奶奶,我同事已经将他赶出去了,您放心,他已经不在您房间了,我在这里一直陪着您好吗?"

3. 借助兴趣爱好转移注意力

① 利用床头摆放的谭奶奶年轻时跳舞的照片,小李可以引导老人回忆跳舞的美好时光,分散她对幻觉的注意力。例如,小李可以说:"谭奶奶,您跳舞那么好看,一定有很多有趣的事情,能跟我分享一下吗?"

② 提及谭奶奶过去的经历来安抚她,例如:"谭奶奶,您以前当酒店负责人的时候那么厉害,什么都能处理好,现在也不用怕,有我在呢。"可以拿出谭奶奶在酒店工作时的照片,问她关于酒店的辉煌成就、举办过的大型宴会等,帮助她回忆过去的积极经历,从而转移她的注意力,缓解恐惧。

③ 如果谭奶奶愿意,小李可以轻哼她喜欢的歌,如《茉莉花》,让她跟唱或打拍子,帮助她从害怕中走出来。

4. 利用感官刺激

给谭奶奶一个毛绒娃娃,让她抱着,通过触觉的感受来缓解她的害怕情绪。

小李可以这样说:"谭奶奶,这个玩偶娃娃可喜欢您啦,它就像您的小天使一样,会一直陪着您哦。您不要害怕,有它在您身边,您会很安全的。您可以和它说说您的心里话。"小李还可以这样说:"谭奶奶,您听,这个娃娃也想和您说话呢。您把它抱在怀里,听听它的声音呀,它在说'谭奶奶,您不要害怕,我会陪着您哦'。您哼哼歌曲给她听,它会是您的好朋友呢。"

5. 持续沟通与互动

在整个过程中,小李要不断地和谭奶奶说话,保持交流。即使老人还是会提到房间里有人,也不要急于否定,可以说:"嗯,谭奶奶,我知道您看到了,不过我们先不管他,我们来聊点开心的事情好不好?"继续引导她关注其他方面。

6. 环境调整

在谭奶奶情绪稍微稳定后,和她一起简单查看一下房间,让她觉得有人重视她的说法。同时,在查看过程中,可以巧妙地解释一些可能引起误解的现象,如影子等。给谭奶奶的午睡布置合适的睡眠环境,将窗帘拉上,开一个小灯。播放舒缓的音乐,如她熟悉的歌曲《甜蜜蜜》,通过熟悉的音乐来吸引她的注意力,让她逐渐放松对"房间里有人"的关注。

7. 陪伴入睡

当谭奶奶的情绪逐渐稳定后,小李可以慢慢地引导她上床午休。如果谭奶奶在入睡过程中又提到幻觉的事情,小李可以轻声安慰她:"谭奶奶,您放心睡吧,我在这里看着呢,什么事都没有哦。"

四、注意事项

① 在谭奶奶感到害怕,并说房间里有人的时候,护理员不要立即否认或者责备老人,而是表示关心、有同理心,愿意倾听老人的感受。

② 要把握好转移注意力的时机,如果在谭奶奶情绪非常激动的时候强行转移注意力,可能会适得其反。

③ 及时记录并反馈:记录老人幻觉出现的频率、时间、内容等信息,并在交接班时,转达给其他护理员。

五、评价效果

通过以上应对方法,谭奶奶在护理员的陪伴下,同意脱衣服上床睡觉。

① 应对方法具体、有效。

② 谭奶奶情绪恢复稳定,愿意与护理员沟通。

③ 谭奶奶出现幻觉时的症状程度有所减轻。

牛刀小试

护理员小张正像往常一样忙碌着,突然,她注意到谭奶奶神色慌张,嘴里不停地嘟囔着什么,急匆匆地朝机构门口走去。小张立刻上前拦住谭奶奶,关切地询问:"谭奶奶,您这是要去哪里呀?"谭奶奶一脸焦虑,紧紧拉住小张的手,急切地说:"小张啊,我听到我女儿在门口喊我,我得去看看。"

任务:如果你是今天上班的楼层管家小张,应该如何处理?

必备知识

一、幻觉的概念

幻觉是指在没有客观刺激作用于相应感官的条件下,而感觉到的一种真实的、生动的知觉。研究表明,大约25%的失智老年人在患病过程中会出现幻觉。幻觉主要分为幻听、幻视、幻触、幻嗅等,最常见的是幻听和幻视。

二、幻觉的表现形式

1. 幻听

幻听是指在没有真正的外界声音刺激的情况下,听到来自外界的声音,表现为言语幻听和仅仅是声音的幻听。这些声音可能是说话声、谈论声、音乐声、自然界的声音,或者环境中的其他声音。有的失智老年人会表达自己听见有人在旁边说话,或者有人在议论自己,但实际上旁边并没有人。有时候会说自己听到嗡嗡的声音,如蜜蜂飞的声音。

2. 幻视

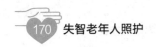

幻视是指在没有真正视觉刺激的情况下,看到一些并不存在的图像。

(1)人物幻视

主要表现为看见不存在的人。例如,失智老年人会看见有陌生人躲在家里的某个地方,或者看见逝去的亲人,有时候甚至还会聚精会神地和不存在的人交谈。

(2)场景幻视

主要表现为对场景的误判,如入住养老机构的失智老年人看见家里的厨房,有时候会看见自己在光线下的影子,却以为那里有其他人,或者以为下雨了。

(3)物体幻视

失智老年人看到的东西有可能是变形的,如会突然去扶住放在桌子上的碗,以为碗快要掉到地上了。有时候会说自己看见身边有动物在爬行,如昆虫、老鼠、蛇等。

3. 幻触

幻触是指在没有真正触觉刺激的情况下,感到自己被触摸了。这种触摸可能是来自人类,也可能来自动物。

4. 幻嗅

幻嗅是指闻到不存在的气味,如桂花香味、红烧肉的味道、烤面包的香味等。

三、引起幻觉的原因

引起失智症老人幻觉的原因如表 5-28。

表 5-28 引起幻觉的原因

因素	原因分析
生理/病理因素	(1)阿尔茨海默病中,神经递质乙酰胆碱分泌减少,影响大脑信息传递,引发感知觉处理错误和幻觉 (2)由于大脑的病变,失智老年人难以对所感知到的事物进行正确的判断。他们可能无法分辨真实的感知和虚幻的想象,将脑海中的想象当作真实的事物 (3)视力或听力存在问题,容易诱发幻觉的出现
睡眠因素	失智老年人可能会面临睡眠问题,如入睡困难、失眠、睡眠呼吸暂停等,睡眠质量不佳一定程度上会导致幻觉的出现
环境因素	(1)墙壁上的图案、暗淡的光线、镜子或窗户的反射、黑暗、阴影、电视或收音机里的声音等会引发幻觉 (2)失智老年人容易在光线不足的时候,如黄昏或者夜晚,出现幻觉 (3)空间布局:进入一个陌生的环境或者房间布局发生改变时,失智老年人可能会感到困惑和不安,这种不熟悉感会增加他们产生幻觉的可能性
心理因素	(1)不经常与其他人交流 (2)长期处于独自一人的状态时 (3)面对不确定因素产生的焦虑和恐惧会增加失智老年人出现幻觉的可能性
药物因素	某些药物的副作用,如服用盐酸多奈哌齐片可能会出现头晕,头痛,精神紊乱(幻觉、易激动、攻击行为),抑郁等。服用盐酸美金刚片可能出现幻觉、意识模糊、疲劳、焦虑等不适症状

四、幻觉对失智老年人的影响

1. 有跌倒等风险

当老年人出现幻觉,尤其是感受到不安全时,会急于离开所处环境,动作幅度大、体位变化快、步态稍有不稳,容易产生跌倒的风险。另外,失智老年人出现幻觉时会大喊大叫,这可能会掩盖其他房间中意外事件发生的声音,引发其他危险。

2. 异常情绪

当老年人听到可怕的声音或者看到恐怖的物体时,会产生恐惧、不安和焦虑的情绪。此外,环境中不适当的照明或色彩容易诱发失智老年人焦虑或亢奋的现象,进一步加重行为和心理症状。

3. 行为异常

失智老年人有时无法弄清人物关系,甚至将镜子中的人物认作自己,对周围的环境无法有效识别,更容易出现幻觉,他们会通过一些异常行为来验证自己的幻觉,如敲击墙面,赶走"坏人",大声喊叫,扔东西,吓退"虫子"等。

4. 睡眠形态紊乱

出现幻觉,尤其是幻视,如看见房间内有虫子、小孩等,通常发生于夜间,老年人常因此感到恐惧,影响睡眠,表现为入睡困难、间断睡眠、早醒等。

5. 干扰他人作息及增加照护难度

当失智老年人发生昼夜颠倒时,也会影响到机构内其他老年人的正常休息。此外,护理员会对老年人出现幻觉时的言语恐惧而感到困扰,也会担心老年人的安全问题,给照护工作也带来了压力。

五、幻觉的照护方法

视频

1. 尊重和接受、不否认和不批判

护理员及时识别失智老年人发生幻觉,表示同理心,认可老年人的情感,不反对、不欺骗、不强硬纠正。对于失智老年人诉说的幻觉,不要一味地纠正和否定,应设身处地从他们的角度去接受,让其感到安心与舒适。根据失智老年人的身心状况,针对性地沟通,获得信任与认同。

2. 帮助老年人解决问题

护理员仔细观察失智老年人的异常行为,结合其身心状况,评估照护问题及幻觉产生的原因,采取合适的方法帮助解决问题。

（1）理解和引导

护理员要以平静、理解的态度回应失智老年人,耐心倾听他们的感受和需求,细心观察、识别并去除诱发刺激,如地上的水渍、吹动的窗帘等。安抚老年人的情绪,及时回应需求,如喝水、如厕、休息等。

（2）转移注意力

借助现有资源,如绿植、音乐、玩具等分散老年人的注意力。护理员可以引导失智老年人参加他们喜欢的手工活动,聊感兴趣的话题,带老年人到其他房间或楼层走动等方法,以转移注意力。

（3）语言和肢体语言

沟通过程中使用简单易懂的语言,避免长句子、复杂语句和疑问句。尽量与老年人平视,采取恰当的眼神交流。如果老年人看上去很害怕,护理员应该主动安慰和陪伴老年人,如轻轻握着老年人的手、抚摸其后背,安抚情绪。

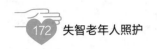

（4）动态评估

照护团队定期对失智老年人的症状和体征进行评估,动态了解他们的身心状况,以便及时调整、优化照护方案。

3. 消除环境影响因素

护理员需要通过观察,辨识并消除环境中可能存在的、容易引起失智老年人幻觉的潜在因素。

（1）噪声

检查环境中是否存在可能会引起幻觉或者错觉的噪声,如电视、微波炉、空调发出的声音。

（2）光线

检查环境中是否存在容易引起幻觉或错觉的影像。例如,如果阳光在地板、墙壁上形成的光影让老年人感觉不舒服,那就把窗帘拉起来,遮挡过于强烈的阳光。

（3）镜子

老年人如果因为看见镜子里的人影而感到害怕,那就用布或贴纸遮住镜子,或将镜子移走。

（4）尖锐物品

确保失智老年人的居住环境中,剪刀等危险物品放置在老年人接触不到的安全位置。同时,注意观察老年人的异常行为,防止其自伤或他伤。

4. 创造温馨的生活环境

将失智老年人的生活环境设置成他们所熟悉的环境,如多摆放一些熟悉的物品,或者将家具和物件摆放成与家里的场景一样等,营造一种温馨而亲切的氛围,这样可以消除他们内心的焦虑与不安,让他们感受到安全与舒适。

5. 合理用药

严格按照医嘱给失智老年人服药,确保药物的剂量和时间准确无误。有些药物可能会引起幻觉等副作用,如果发现老年人在服药后幻觉症状加重,应及时与医生沟通,调整药物方案。

六、玩偶疗法

玩偶疗法作为一种新兴的非药物疗法,能够改善中重度失智老年人的精神、行为症状,提高生活质量。

（1）合适的时机

使用玩偶疗法时,应注意评估老年人的心理状态,选择适当的时机进行干预,以达到促进其身心健康,改善生活质量的效果。避免在老年人情绪过于激动时强行进行,应创造轻松、舒适的氛围。

（2）玩偶的选择

建议选择外形可爱、质地柔软、体积轻巧、颜色活泼的玩偶,有助于失智老年人在幻觉发生时得到放松,减少焦虑、烦躁等情绪,增强安全感。倾听并回应老年人的需求,避免惊扰和生硬的方式,如从背后说话,或语气生硬。

（3）互动的方式

可通过引导失智老年人适当地与玩偶交谈、搂抱、打扮玩偶或给玩偶"喂食"等形式,与玩偶接触、互动,刺激他们的感知觉,满足他们的情感需求,减轻脆弱感和孤独感,促进其对周围环境的适应以及与护理员的沟通交流。在实际照护过程中,可以通过引导失智老年人照看玩偶、为玩偶唱摇篮曲等形式帮助失智老年人回到安全、熟悉的生活场景中,增强他们的自尊心。

（4）干预的理念

运用玩偶疗法,在一定程度上能够激发老年人大脑的残存记忆,改善其认知功能。在指导失智老年人与玩偶互动的过程中,护理员要充分尊重老年人的自主选择权,把玩偶放在他们视线能够捕捉到的地方,便于互动。

拓展训练

姓名:冯老师

性别:女

年龄:65 岁

文化程度:大学本科

婚姻状态:未婚

兴趣爱好:读书、做义工、整理考古日记

失智症类型:阿尔茨海默病

任务:课后请观看影片《妈妈》(杨荔钠导演),分析影片中冯老师出现幻觉的次数,分组讨论发生的原因和照护方法。

练一练

扫码进行在线测验。

在线测验

任务 9　失智老年人情感淡漠应对

学习目标

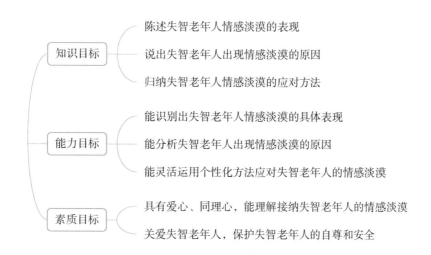

知识目标
- 陈述失智老年人情感淡漠的表现
- 说出失智老年人出现情感淡漠的原因
- 归纳失智老年人情感淡漠的应对方法

能力目标
- 能识别出失智老年人情感淡漠的具体表现
- 能分析失智老年人出现情感淡漠的原因
- 能灵活运用个性化方法应对失智老年人的情感淡漠

素质目标
- 具有爱心、同理心,能理解接纳失智老年人的情感淡漠
- 关爱失智老年人,保护失智老年人的自尊和安全

情境任务

朱奶奶,入住某失智症照护中心。某天上午,同楼层其他老人都在公共客厅看《西游记》电视剧,护理员小张看到朱奶奶无所事事,在大厅走来走去,脸上表情冷漠,要么呆坐在沙发上,要么就是打瞌睡,精神状态不佳。

问题：

1. 请分析朱奶奶存在的问题。

2. 结合朱奶奶日常表现和目前状况，思考出现这些问题的原因有哪些。

3. 如何为朱奶奶提供照护？

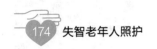 健康档案

表 5-29 朱奶奶健康档案

基本信息			
姓名	朱奶奶	性别	女
出生年月	1945 年 11 月	文化程度	大专
身高/体重	162 cm/60 kg	入住机构时间	1 年
婚姻状况	丧偶	退休前职业	护士
经济来源	退休金、女儿补贴	家庭成员	1 个女儿
性格特点	内向	家属探视频率	每周 1 次
最自豪的事情	从护士到护理部主任的职业历程		
个人不愿提及事件	老伴过世		
其他	喜欢给别人诊脉		
兴趣爱好	手工、种花		
疾病史和服药情况			
疾病史	失智症、糖尿病		
服药情况	盐酸美金刚片、阿卡波糖片		
日常生活			
饮食	喜素食，爱喝酸奶		
排泄	便秘、总去厕所且时间久；需提醒和引导		
洗澡	洗澡需协助		
睡眠	晚上 20:00 左右入睡，夜间起夜 3~4 次		
失智症核心症状			
核心症状	(1) 记忆力下降 (2) 注意力不集中 (3) 理解能力下降，话语减少 (4) 执行能力下降，动作缓慢，以前能做的很多事情现在做起来困难或不能完成		
失智症异常行为和精神症状（BPSD）			
异常行为和精神症状	(1) 精神不振，易瞌睡或发呆 (2) 对周围的事物和活动缺乏兴趣，无法专注活动，常常无所事事，无目的地走来走去 (3) 表情木讷冷淡，眼神空洞无神，不愿与人交流		

（续表）

风险评估	
简易精神状态检查量表 （MMSE）	中度认知障碍
日常生活活动能力（ADL）	中度生活自理能力受损
跌倒评估表	中危跌倒风险
走失评估表	中危走失风险

任务实施

一、了解和评估照护情形

根据朱奶奶出现的情况，护理员进行详细了解，汇总情况如表5－30。

表5－30 朱奶奶情况汇总表

问题	详细表现
1. 出现了什么情况？	（1）精神状态不佳 （2）情感淡漠，表情冷淡，眼神空洞无神 （3）对周围的事物和活动缺乏兴趣，日常活动减少明显，爱打瞌睡、爱发呆
2. 什么时候发生的？	近半年
3. 在哪里发生？	照护中心大厅
4. 是否存在风险/潜在的其他风险？	（1）情感淡漠使老人减少了信息的摄入和对外界的关注，认知功能加速衰退 （2）照护压力增加：朱奶奶的情感淡漠可能使她不配合护理员的工作，护理员工作量增大 （3）情绪障碍加剧：长期处于情感淡漠状态可能会引发或加重其他情绪障碍，如抑郁和焦虑 （4）睡眠障碍加重：朱奶奶本来就存在起夜频繁的问题，情感淡漠可能使她的睡眠质量进一步恶化。她可能会因为白天无所事事而打瞌睡，晚上却难以入睡，形成恶性循环 （5）跌倒风险：朱奶奶对周围环境不感兴趣而不愿走动，身体的活动量减少，这样会使她的肌肉力量逐渐减弱，关节灵活性降低，增加跌倒和骨折的风险

二、分析原因

护理员从病理、药物、心理、环境以及照护因素对朱奶奶的情况进行分析，分析结果如表5－31。

表5－31 分析结果汇总表

因素	原因分析
病理因素	（1）疾病史：失智症。失智症使朱奶奶的认知功能受损，出现记忆力减退、注意力不集中等问题。这会导致她对自己的兴趣爱好逐渐遗忘，或者不知道如何去开展这些活动。同时，老人的感知觉减退，导致老人对外界信息的获取能力和感受能力下降 （2）身体不适的影响：朱奶奶有便秘和夜间频繁起夜的问题，这导致她腹部不适和睡眠质量下降，可能会使大脑功能紊乱，进而影响神经递质的正常分泌，导致情绪低落和淡漠 （3）起夜次数多，睡眠不佳易加重朱奶奶的情感淡漠症状

（续表）

因素	原因分析
心理因素	（1）孤独：丧偶。女儿平常工作忙，每周只能来看一次 （2）自卑：朱奶奶因认知能力、生活自理能力、社会交往能力的下降产生自卑及防御心理，自动减少与外界的互动来避免因认知障碍带来的焦虑和挫败感 （3）无力感：朱奶奶因记忆力、注意力、思维能力下降，难以记得、理解周围的人和事而产生情感隔离。当她无法跟上对话的节奏或者不记得自己与他人的关系时，就会减少情感投入，失去了情感表达的动力
物理环境因素	（1）自由受到限制：照护中心的门禁管理，使朱奶奶不能自由出入，减少了其与自然或外界打交道的机会 （2）养老机构活动缺乏吸引力：养老机构的日常活动安排可能没有充分考虑朱奶奶的兴趣爱好。她喜欢做手工和种花，但机构可能没有提供足够的机会让她参与这些活动
社交环境因素	（1）缺少人际交往：朱奶奶性格内向，不喜欢主动与人交流，在机构没遇到可以交流的朋友 （2）女儿工作忙，只能周末探视，朱奶奶与家人的交流较少 （3）亲友少有探望，朱奶奶缺乏与他们的交流 （4）志愿者活动往往以集体娱乐为主，未能提供给朱奶奶一对一的陪伴和深入的交流机会，加之她对活动的兴趣不高，参与度有限，导致她与社会的互动不足
照护因素	（1）护理员对朱奶奶日常生活如饮食、排泄、睡眠等是否管理到位？护理员与朱奶奶的交流互动是否有引导性？ （2）医护人员对朱奶奶失智症、糖尿病用药是否进行有效、精准管理？对其便秘等不适症状是否进行有效干预来减少疾病、药物对朱奶奶情感淡漠症状的影响？ （3）社工是否有根据朱奶奶喜好为其开展个性化活动，激发老人的活动热情？同时，对其活动参与情况有无足够关注？ （4）心理咨询师是否根据朱奶奶的信息开展个案服务，深挖其情感需求及问题，提供个性化心理服务？

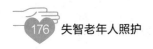 **"情感淡漠"可能是预测血管性认知障碍的一个症状**

2020年7月11日，《神经病学、神经外科和精神病学》杂志上发表了一项最新的研究，该研究首次探讨了脑小血管疾病（SVD）患者的淡漠、抑郁和痴呆之间的关系。该研究显示脑小血管疾病患者的"情感淡漠"以及"随着时间的推移情感淡漠加重"使得这些人患血管性痴呆的风险加大。在控制了年龄、教育水平、认知能力之后，脑小血管病患者的情感淡漠和血管性痴呆的关系依然存在。既往研究认为脑小血管病患者的抑郁和痴呆存在关联，而在该研究中，脑小血管病患者的抑郁没有显示出和血管性痴呆的关系。进一步的研究表明，淡漠本身并不是痴呆的危险因素，而是因为脑小血管病导致脑白质损伤从而出现了淡漠和认知障碍。

三、即时应对方法

1. 增加互动

护理员小张可以引导朱奶奶和其他老人一起看《西游记》电视剧。在她旁边坐下，简单地给她讲解一下剧情，引起她的兴趣。比如："朱主任，您看这个孙悟空可厉害了，他正在打妖怪呢，这个妖怪想抓唐僧。"或者鼓励其他老人和朱奶奶交流对《西游记》的看法,增加她的参与感。

2. 激发兴趣

(1) 诊脉活动模拟

为朱奶奶准备一些玩具娃娃或者人体模型,让她给这些"患者"诊脉。小张可以在旁边配合她,扮演助手的角色,问她一些关于诊脉的问题,比如:"朱主任,您觉得这个'患者'的脉象怎么样呢?"这可以让她回忆起自己的工作经历,提升她的成就感。

(2) 赋予角色

"朱主任,您坐在这里休息呀,我这两天老觉得肚子鼓鼓的,有点儿便秘,您能帮我号号脉吗?"把胳膊伸过去,让朱奶奶号脉,仔细听朱奶奶的建议,然后夸奖她:"朱主任,您真厉害! 便秘的话,就是得多吃点新鲜蔬菜,多喝点水,多动动身子,对吧?""谢谢您,给您一个拥抱。"也可以充分利用朱奶奶的宝贵经验,让她参与到日常的护理、查房以及交接班工作中,积极征询朱奶奶意见,让她有成就感。

3. 安排合适的活动

(1) 手工活动

小张可以为朱奶奶准备一些手工材料,邀请她一起做手工。例如,可以买一些人造花和塑料花瓶,带着朱奶奶插花,完成后及时鼓励,并将作品放在房间的展示区。也可以带着朱奶奶一起玩橡皮泥,过程中要安排专人照护,避免误食。选择活动时注意结合朱奶奶兴趣且难易适中。

(2) 种花活动

如果机构条件允许,带朱奶奶到机构的花园或者室内种植区,让她参与种花。可以分配一些简单的任务,如浇水、施肥等。小张在旁边协助,并且和她讨论花的品种、生长习性等,比如:"朱主任,您看这盆绿萝,它喜欢半阴的环境。上次您告诉我秋季一般 3～4 天浇一次水,浇水时要浇透,让水从盆底流出,避免浇'半截水'。您看我说的对不对?"通过这些方式激发朱奶奶的爱好,鼓励她多表达。

4. 关注需求和感受

关心老人身体有无不适,可以拉住老人的手问:"朱主任,最近身体还好吧? 有没有哪里觉得不舒服的? 最近有什么烦心事儿吗? 可以把我当自家孩子,跟我说说。"

5. 环境布置

展示朱奶奶的个人成就物品,在其房间或者公共活动区域文化墙上显眼的地方展示她以前在医院工作获得的荣誉证书、照片等。照护人员可以定期和她一起回顾这些物品背后的故事。

6. 鼓励家属参与

① 陪伴外出:家属每月可带奶奶外出一次,逛公园或购物,以增加其外界刺激。

② 多媒体回忆唤醒法:陪伴朱奶奶观赏家庭照片和活动影片,播放她女儿录制的视频和音频,以帮助回忆和唤醒记忆。

③ 亲情互动:指导家属定期与朱奶奶视频通话,分享家庭趣事,并鼓励其女儿多参与与朱奶奶的亲子活动,增进感情。

7. 促进舒适

(1) 缓解便秘

① 合理安排饮食。增加含纤维素丰富食物的摄入,如新鲜蔬菜、豆类和谷类制品。让朱奶奶适当的吃一些低糖的水果,餐前喝温开水促进肠蠕动,白天增加饮水量,每天约 1500～2 000 mL。

② 腹部按摩。为朱奶奶进行腹部顺时针按摩,促进肠蠕动。

③ 养成良好排便习惯。养成每天定时排便的习惯,护理员小张提醒奶奶每天早餐后 30 分钟左右坐在马桶上排便。

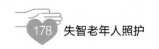

④ 鼓励适当活动。每天带朱奶奶散散步,也可以鼓励她和其他老人一起打打太极拳、八段锦。

⑤ 辅助通便。若朱奶奶三天未解大便可适当使用口服缓泻药物或使用简易通便剂,如开塞露、甘油栓等。

（2）睡眠照护

① 评估朱奶奶夜间睡眠情况和晚上起夜原因。

② 布置好睡眠环境。房间温湿度适宜,被子厚度合适,枕头高低符合朱奶奶习惯,床单平整无渣屑,睡前开窗通风保持空气清新,为她创造安静、舒适、整洁的睡眠环境。

③ 减少晚间饮水量。告诉朱奶奶白天补充水分,夜间减少喝水,如:"朱奶奶,咱们晚上睡觉前少喝点水,这样晚上就不必起来上厕所了。不然,上完厕所躺回床上,又得花时间才能睡着,如果起夜好几次,这样会影响您的睡眠质量的。"

④ 辅助睡眠措施。睡前为朱奶奶热水泡脚,让她听听轻音乐,睡前督促其如厕,减少起夜次数,改善其睡眠质量。

8. 持续改进照护

每日将朱奶奶在机构的情况及时向家属反馈,保持沟通,根据情况改进优化照护方案。

> **小贴士**　　　　　　　　　　　　　模拟家人在场疗法
>
> 　　模拟家人在场疗法是针对失智老年人的一种创新干预手段。它借助科技手段,如播放录制的家人声音、影像,或使用VR(虚拟现实技术)重现家庭场景等,营造家人陪伴氛围。这有助于唤起患者的情感记忆,减轻他们的孤独感与焦虑情绪,提升安全感与幸福感,进而改善认知功能与行为表现。这在一定程度上能够缓解失智症对老年人心理和生活的负面影响,为失智症照护提供了新的思路与方法。

四、注意事项

① 在与朱奶奶的沟通中要主动、热情,善于观察和体察朱奶奶的心理和情绪变化。

② 沟通过程中,保持耐心,用简单、易懂的语言回答,避免使用复杂的词汇和句子结构,说话速度要适中,给朱奶奶足够的时间来理解信息。

③ 朱奶奶参加活动不配合时,应及时询问她有无不适,听取她的想法,耐心引导奶奶加入活动,避免指责或忽略。

五、评价效果

① 朱奶奶精神状态较前改善,开始有了一些的情绪变化,有时候在她脸上能看到微笑,对身边的人和事表现出好奇,偶尔还会主动关注电视节目。

② 朱奶奶能够主动参与集体活动,还会配合工作人员完成简单的互动游戏,社交互动能力有所提升。

③ 朱奶奶能够主动完成一些简单的日常活动。

牛刀小试

最近,朱奶奶的女儿前来探望,注意到朱奶奶独自一人坐着发呆。当女儿尝试与她谈论家庭方面以及工作上的事情时,朱奶奶似乎并不太愿意回应。女儿感到困惑,不知如何与朱奶奶进行有效沟通,内心感到有些难过。

任务:你能否向朱奶奶的女儿提出一些建议,指导她如何更好地照顾和陪伴朱奶奶呢?

必备知识

一、情感淡漠的概念

情感淡漠是指个体对周围环境的刺激缺乏适当的情感反应和内心体验,表现为一种动机减退的状态。主要特征是目标导向的行为和认知活动减少,这通常会导致个体主动性下降、与环境的互动减少,以及对社会活动兴趣的丧失。

二、情感淡漠的表现形式

情感淡漠的表现形式如表5-32。

表5-32　情感淡漠的表现形式

类别	具体表现
面部表情	(1) 表情单一,对喜、怒刺激表情变化减少 (2) 眼神空洞、无神
言语交流	(1) 主动性话语减少 (2) 回应简单冷淡
行为活动	(1) 对兴趣爱好失去热情 (2) 社交活动参与度降低 (3) 对周围环境变化缺乏反应
日常活动行为	(1) 动作缓慢且无目的性 (2) 对日常活动兴趣减退
情绪心理	(1) 对外界任何刺激缺乏相应的情感反应 (2) 对亲人和朋友缺乏关心和关注 (3) 情绪低落

三、情感淡漠发生的原因

失症老年人情感淡漠发生的原因如表5-33。

表5-33　情感淡漠发生的原因

因素	原因分析
生理/病理因素	(1) 脑部病变 (2) 药物副作用 (3) 睡眠问题
社会/心理因素	(1) 社会、生活经历 (2) 家庭关系

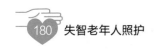

（续表）

因素	原因分析
物理环境因素	(1) 不熟悉的人和事：对养老机构的老年人和照护人员不熟悉 (2) 缺乏社交和活动空间
社交环境因素	(1) 陌生感 (2) 缺少人际交往 (3) 被忽视
照护因素	(1) 态度问题 (2) 沟通技巧问题 (3) 不了解失智老年人的喜好、生活经历等

四、失智老年人情感淡漠的照护方法

1. 及早发现情感淡漠迹象

照护人员要随时观察老年人，及时发现老年人有无情绪低落、精神状态不佳、社会活动减少、喜欢独自坐着发呆、对周围事物不关心等表现。

2. 分析情感淡漠的原因

照护人员发现老年人出现情感淡漠时，不要忽视，要进一步了解情况，找到老年人情感淡漠的根本原因，并分析原因，针对原因进行积极的干预。

3. 优化环境

（1）环境焕新

通过重新布置家居，增添老年人喜爱的绿植花卉，悬挂家人照片，特别是其年轻时的照片，唤起老年人情感，提升其生活的愉悦感与参与度。

（2）氛围营造

营造一个温馨熟悉的居住环境，通过自然光、柔和色彩和老年人喜爱的家具增强安全感。定期更换物品和展示的照片，以唤起情感记忆，减轻情感淡漠，丰富老年人的情感生活。

4. 给予关注和支持

（1）主动关怀

照护人员需积极主动地表达关心，密切关注老年人生活状况，满足其日常生活中的基本需求。增加陪伴时间，耐心倾听，即便交流困难，也不轻易放弃，让老年人感受到被重视。

（2）换位理解

照护人员要学会换位思考，通过细致观察老年人在日常生活中的行为表现、表情变化等细节，理解其内心感受，以提供针对性的照护，提升他们的舒适和安全感。

（3）肢体抚慰

运用积极的肢体语言，如击掌、握手和轻拍肩膀，可以传递温暖和关怀，让老年人感受到接纳、喜爱和尊重，从而改善他们的情绪和心理感受。

5. 回忆疗法

回忆往事能激发老年人情感，应鼓励家属多与他们交流，分享快乐的回忆和家人间的温馨时刻。例如，询问老年人关于照片的回忆，或者让子女带着老年人小时候帮他们购买的玩具来探望，共同回忆童年故事。

6. 园艺疗法

选择老年人喜欢的花卉,和他们一起种植,也可以组织花艺手工制作活动,充分调动老年人的视觉、听觉、触觉和嗅觉,一起制定观察、培育计划,填写观察日记,让老年人感受生命的美好。

7. 认知功能训练

开展针对老年人的认知功能训练,包括记忆力、定向力和计算力等。训练方法多样,如使用卡片、模型、游戏和记忆相册等。

8. 增加社交互动

（1）组织小组活动

根据老年人的兴趣和能力组织小型的社交活动,将有共同兴趣爱好的老年人分成一个小组,如音乐小组、烹饪小组、手工小组、下棋小组,鼓励失智老年人与其他老年人交流互动。这样可以增加情感交流的机会。

（2）参与日常家务劳动

可以引导和陪伴老年人一起做简单的家务活动,如叠衣服、叠被子、擦桌子,及时给老年人鼓励和赞扬,既可以锻炼老年人记忆力和自理能力,还可以通过活动给老年人带来愉悦性的刺激。

9. 寻求专业帮助

如果老年人情绪低落的状态持续,得不到改善或者继续加重的话,可以考虑寻求专业帮助,协助老年人进行就医诊察治疗。

📖 **拓展训练**

姓名:丁爷爷

年龄:81 岁

文化程度:高中

退休前职业:纺织厂厂长

兴趣爱好:看电视、打牌

失智症程度:中度

情境:近 1 个月来,丁爷爷常独自呆坐,眼神呆滞,对以往爱好毫无兴致。照护人员带他散步,也只是默默跟随,不看风景。当家人来探望时,他反应冷淡,没有以往的兴奋和亲昵。

任务:分组讨论丁爷爷的照护方法。

📝 **练一练**

扫码进行在线测验。

在线测验

项目六

失智老年人非药物疗法开展

任务 1　指导失智老年人进行五感训练

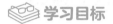 **学习目标**

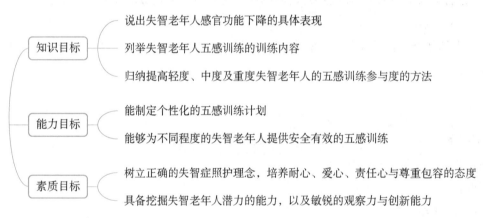

知识目标
- 说出失智老年人感官功能下降的具体表现
- 列举失智老年人五感训练的训练内容
- 归纳提高轻度、中度及重度失智老年人的五感训练参与度的方法

能力目标
- 能制定个性化的五感训练计划
- 能够为不同程度的失智老年人提供安全有效的五感训练

素质目标
- 树立正确的失智症照护理念，培养耐心、爱心、责任心与尊重包容的态度
- 具备挖掘失智老年人潜力的能力，以及敏锐的观察力与创新能力

情境任务

视频

　　王奶奶，入住某失智症照护中心 4 个月。最近，王奶奶的游走徘徊行为愈发频繁，常常守候在电梯口，或者总是跟随楼层照护人员，不太愿意参与活动。考虑到王奶奶曾经是一名优秀的教师，喜欢看书报、听戏曲。楼层管家小张计划为她定期开展五感训练，以缓解她的这些行为。

　　问题：

　　1. 根据王奶奶目前的状况，小张应该如何为王奶奶制定个性化的五感训练内容？

　　2. 小张要为王奶奶进行一次听觉训练，请问如何搜集听觉素材以及如何指导训练？

　　3. 在指导王奶奶进行听觉训练的过程中，注意事项有哪些？

健康档案

表 6 - 1　王奶奶健康档案

基本信息			
姓名	王奶奶	性别	女
出生年月	1960 年 8 月	文化程度	大专
身高/体重	160 cm/55 kg	入住机构时间	4 个月

（续表）

婚姻状况	丧偶	退休前职业	教师（教语文和数学）
经济来源	积蓄和退休金，子女支持	家庭成员	1个女儿、1个儿子
性格特点	性格外向，健谈	家属探视频率	子女1周或2周探视一次
最自豪的事情	在学校任教期间被评为区级优秀教师		
个人不愿提及事件	老伴离世		
其他	喜欢照护人员称呼其为王老师；说东北话		
兴趣爱好	看书报，包饺子，听东北戏曲		
疾病史和服药情况			
疾病史	阿尔茨海默病2年、高血压		
服药情况	甘露特纳胶囊、艾地苯醌片、尼群地平片、盐酸多奈哌齐片、盐酸美金刚片		
日常生活			
饮食	饮食清淡，不挑食		
排泄	自行如厕		
洗澡	能自行洗澡，但每次都需要洗1小时左右		
睡眠	晚上入睡需要开夜灯，睡眠状况良好		
失智症核心症状			
核心症状	（1）记忆力、注意力、专注力下降 （2）时间、空间、人物定向能力下降 （3）语言表达能力下降		
失智症异常行为和精神症状（BPSD）			
异常行为和精神症状	（1）有游走徘徊行为，有时候会守着电梯，将自己的被子打包说要回家 （2）有跟脚行为 （3）情绪不稳定时，会骂人		
风险评估			
简易精神状态检查量表（MMSE）	中度认知障碍		
日常生活活动能力（ADL）	轻度生活自理能力受损		
跌倒评估表	中危跌倒风险		
走失评估表	高危走失风险		

任务实施

一、了解和评估老人情况

为保证王奶奶能够安全地进行五感活动训练，小张对王奶奶的情况做了评估，汇总情况如表6-2。

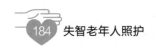

表6-2 王奶奶情况汇总表

评估内容	评估结果
1. 认知功能	(1) 记忆力:王奶奶近期的记忆有些模糊,但对年轻时的工作和生活,特别是教学和获奖经历,记得比较清楚。她还保留了一些习惯和技能,如阅读和听二人转 (2) 注意力和专注力:在安静环境中阅读书报通常持续 20～30 分钟,因为注意力难以持久,易受环境干扰 (3) 人物定向:她通常能辨认亲近的家人和熟悉的照护人员,但有时会忘记名字。回忆年轻时的工作,偶尔会混淆人物身份 (4) 空间定向:对熟悉的环境空间感较好,对复杂或陌生环境易迷失方向 (5) 时间定向:她对时间的基本概念较清晰,但有时会混淆具体的日期和星期几,对时间跨度的感知有所改变 (6) 语言能力:她通常采用简洁的句子进行沟通,有时会重复先前的话语。在交流中,她喜欢那些熟悉的话题。例如,在谈论她的教学经历或童年生活时,能够较为顺畅地融入对话,并且语言表达也显得更加流畅
2. 感官功能	(1) 视觉:王奶奶平时看书报和电视时需戴老花镜,分辨细节能力减弱,但能识别颜色,偏好熟悉的视觉元素 (2) 听力:听力减退,尤其是高频声音,嘈杂环境下分辨声音能力减弱,对于突然出现的较大音量更敏感,容易受到惊吓,判断声音来源方向困难,易被熟悉声音如二人转、大秧歌吸引 (3) 触觉:王奶奶手部触觉能力下降,偏好接触熟悉物品如羊毛毡或面团 (4) 嗅觉:嗅觉功能减退,对于一些比较淡的气味可能很难察觉。在闻到气味后,和其他感觉(如视觉、触觉)之间的联想能力和记忆能力变弱 (5) 味觉:她在吃东西时,有时难以分辨甜、咸、酸等味道的微妙差异,如苹果和梨的甜味差异。她的味觉记忆和联想能力减弱,回忆起童年美食时,感觉不如之前清晰强烈
3. 兴趣爱好	看书报,包饺子,听二人转
4. 退休前职业	教师,教语文和数学
5. 性格特点	性格外向,健谈
6. 目前身体状况	血压稳定,睡眠质量良好,肢体活动情况良好
7. 目前情绪状况	近期情绪稳定
8. 训练中的风险	可能会出现情绪波动;注意力不集中,会离开训练场所;存在皮肤擦伤、割伤或者烫伤;会有误服的风险
9. 照护人员对王奶奶情况的熟悉程度	楼层管家小张对王奶奶的身体情况及生活习惯非常熟悉

 小贴士 **多维认知激活训练**

通过感官激活、认知训练、创意激活、睡眠疗法手段,实现多维认知域的专项激活与阶梯式强化训练,帮助失智老年人增强大脑活力,使其注意力、执行力、记忆力、语言表达能力等综合认知水平得到有效改善,从而提升整体综合健康水平与生命质量。

二、为王奶奶制定个性化的五感训练内容

根据评估情况，小张为王奶奶设计五感训练内容如表6-3。

表6-3 五感训练内容及其作用

类型	训练内容（举例）	作用
视觉训练	（1）阅读视觉训练：为王奶奶准备大字体的教育相关文章、报纸、戏曲相关的卡片或图片等，让王奶奶在明亮处阅读或观察卡片并描述他看到的内容。随着训练，逐渐减小字体，提高难度	增强王奶奶的注意力及专注力，延缓视觉衰退
	（2）怀旧时光：展示东北特色老物件图片，如缝纫机、炕桌、花棉被等，让她识别并讲述这些物件的用途和相关生活场景，唤起对东北传统生活方式的记忆	
听觉训练	（1）戏曲音乐训练：播放老人熟悉的东北民间戏曲、东北大秧歌，暂停后让王奶奶回忆，唤起记忆的同时锻炼听觉记忆	通过对熟悉的声音的回忆，提升王奶奶的听力
	（2）日常声音关联训练（东北二人转、广播体操伴奏乐、拉风箱、拨算盘的声音等）：通过改变音量、改变声音来源位置，让王奶奶辨别不同音量高低、不同方向的声音来源	
触觉训练	（1）教学工具触感重温：准备王奶奶熟悉的教学工具，包括木质教鞭、粉笔、黑板擦、课本和文具盒等，让她触摸并感受它们的质地和形状	通过触摸不同物体的触觉训练，提升王奶奶的记忆触觉和手部感知能力
	（2）传统物件的触感重温：提供一些东北传统的手工制品，如玉米皮编织垫、擀面杖、东北花布等，让王奶奶用手触摸这些物品，感受它们的质地、纹理和形状，回忆使用这些物件的场景	
嗅觉训练	（1）呈现两种气味，让王奶奶联想与之相关的事物，如闻花香，联想花园等	通过训练王奶奶辨别不同气味，增强味觉辨别能力
	（2）回忆气味训练：选择与王奶奶生活经历相关的气味（如旧书的气味、家乡小吃东北锅包肉等），让她嗅闻后回忆相关场景和故事	
味觉训练	（1）家乡食物味道回忆训练：和王奶奶一起回忆喜欢的美食味道，如东北小鸡炖蘑菇家乡菜、节日特色食物等，然后准备这些食物或有类似味道的食物让她品尝，唤起味觉记忆	增强王奶奶的记忆和辨识能力，帮助她更精准地感受食物味道，提升饮食体验
	（2）食物味道辨别训练：提供相似味道的食物（如不同品种的苹果、梨），让王奶奶品尝后分辨差异，描述口感和味道特点	

三、指导王奶奶进行听觉训练

1. 准备工作

（1）地点选择

选择失智症照护中心的活动室，提前布置好环境，调节好室内温湿度，摆放好桌子和椅子，桌子上摆上绿植，营造舒适温馨的环境，确保训练环境周围无干扰，没有可能伤害老人的物品。

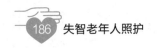

（2）声音选择

通过与王奶奶的交流,结合王奶奶以前的生活及工作特点,小张选择了东北大秧歌《绣荷包》、广播体操伴奏乐、拨算盘的声音。

（3）物品准备

在桌子上摆放好播放器、算盘。

（4）老年人情况

王奶奶训练当天身体状况良好,生命体征平稳,情绪稳定。王奶奶如厕后,小张带领王奶奶前往活动室。

（5）听觉训练的时间

上午 9:00—9:30,共 30 分钟。

2. 具体实施过程

（1）开始阶段

小张:"王老师,咱们今天来做个好玩的小游戏怎么样? 我准备了一些声音,这些声音都跟您以前的生活、工作有关系呢。咱们一起听一听,猜一猜,看看能勾起您哪些美好的回忆。"

（2）深入互动阶段

① 播放东北大秧歌《绣荷包》声音:声音刺激—引导回忆—情感共鸣。

播放了东北大秧歌《绣荷包》声音后暂停,小张问:"王老师,您听听这是什么声音呀? 是不是感觉特别熟悉,就像回到了以前在东北老家过年看秧歌的时候呢?"鼓励王奶奶回忆并描述相关场景,如:"您那时候也会跟着秧歌队跳一段吧? 是不是可热闹啦?"

② 播放广播体操伴奏乐:声音刺激—引导回忆—交流互动—定向训练。

小张:"王老师,我们再换一个声音,您听听这是什么声音呀? ……是不是您以前当老师时,在学校的广播体操的音乐?"鼓励王老师回忆并描述相关场景:"您那时候当班主任吗? 组织学生做操吗?"从王老师身体不同方位,播放广播操音乐并询问:"奶奶,声音来自哪边?"

③ 拨算盘的声音:声音刺激—猜测互动—教学回忆—算盘作用。

小张:"王老师,这个声音提示有点特别,它和以前的计算工具有关哦。您猜猜会是什么声音呢?"

揭晓与重听:"没错,就是拨算盘的声音。我今天还特意带了一个算盘过来。"(从桌子上拿起算盘)"王老师,您以前肯定对这个很熟悉。现在您先拿在手里感受一下,再仔细听听这算盘珠子碰撞的声音。"

回忆引导:"王老师,您可以跟我说一说这个打算盘的口诀吗?"王奶奶回答后,小张:"以前算盘可是个超有用的工具,你教学生们使用这个,让他们学会了一个特别实用的本事。"

（3）结束阶段

① 小张宣布训练结束,对王奶奶的表现予以赞扬。

② 询问她对此次听力训练的感受,以及对内容安排的看法或建议。

③ 预约下一次五感训练的时间和内容,送王奶奶回房间休息。

话术举例:"王老师,咱们这次练习就练到这儿了,您觉得这些声音里面,哪个声音让您觉得最难猜?哪个又让您想起了很多开心的事儿呢?""好的,我会根据您今天的反馈,下次训练时调整内容和方法。这样做是让您能多想想那些开心的事,同时也能锻炼一下您的听力和记性。下次的训练定在后天上午,还是这个地方。现在,我送您回房休息吧。"

④ 记录。小张详细地记录完整的训练流程、反馈意见和建议。这些记录有助于更好地分析训练效果并制定可持续训练计划。

四、听觉训练的注意事项

① 选择合适的环境。确保训练环境安静,避免噪声干扰。

② 控制音量。训练时使用的音量应适中,避免过大或过小的声音。声音过大可能会对王奶奶的听力造成伤害,而过小的声音则可能无法达到训练效果。建议使用可调节音量的设备,确保音量在舒适范围内。

③ 定时休息。长时间训练可能会使王奶奶感到疲劳,因此需要合理安排训练时间,每隔一段时间让老人休息一下,避免过度疲劳。

④ 关注老人的反应。在训练过程中,要注意观察王奶奶的反应,确保她能够跟上训练的节奏。如果王奶奶表现出不适或疲劳,应及时调整训练强度或暂停训练。

五、评价效果

① 训练期间,王奶奶精神状态良好,她的语言表达更为丰富,也更愿意与人交流,情绪得到了调节。

② 王奶奶能够理解小张的提问并作出应答,回忆过去的经历,注意力在听觉训练刺激下有了改善,听力敏感度及声音识别能力得到提升,增强了她的自信心。

③ 促进了王奶奶和小张的交流和互动,王奶奶生活质量也得到了提高。

牛刀小试

小张将王奶奶的听力训练视频分享至家属群,获得了王奶奶子女的高度认可,他们期望此类训练能够持续进行,而王奶奶本人也表现出强烈的意愿。在深入了解王奶奶的生活背景后,小张精心购买了一些具有东北传统特色的手工艺品,包括草编、擀面杖、东北花布和笸箩,计划为王奶奶开展一场"东北传统手工物品触感记忆"触觉训练。

任务:假设你是小张,请拟定一份触觉训练计划。

必备知识

一、失智老年人感官功能下降的表现

1. 视觉方面

① 对色彩感知减弱:对色彩的敏感度下降,难以区分相似的颜色。

② 视力减退:失智老年人可能会出现视力模糊的情况,看远处或近处的物体变得困难。

③ 空间视觉障碍:判断物体的位置、距离和大小的能力变差。

2. 听觉方面

① 听力下降:难以听清他人说话的内容,尤其是在嘈杂的环境中。

② 声音定位困难:不能准确判断声音的来源或方向。

③ 对声音的辨别能力降低:难以区分不同的声音类型或音色。

3. 嗅觉迟钝

① 对气味的感知变得不敏感。

② 嗅觉记忆衰退:难以通过气味唤起记忆。

4. 味觉方面

① 味觉减退:对味道的感知能力降低,食物吃起来味道变淡。

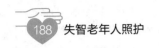

② 味觉分辨能力下降：不能很好地区分不同的味道。

5. 触觉方面

① 触觉敏感度降低：对触摸、压力、温度等感觉变得迟钝。

② 精细触觉受损：手部的精细触觉功能下降，影响一些需要手部精细操作的活动。

二、指导失智老年人进行五感训练的原则

1. 个性化原则

失智老年人的感官功能衰退程度、个人经历、兴趣爱好各不相同。因此，训练方案要根据每个老年人的具体情况进行设计。

2. 安全性原则

确保训练过程中老年人的安全是至关重要的。在视觉训练中，要保证训练环境的光线适宜，避免强光直射或环境过暗导致老年人摔倒。同时，使用的训练道具要确保质量合格，不会对老年人造成伤害。

3. 趣味性原则

为了提高失智老年人参与训练的积极性，训练活动要具有趣味性。可以将训练与游戏、故事、音乐等元素相结合。

4. 多感官整合原则

虽然是五感训练，但在实际操作中，应尽可能地整合多种感官刺激，以增强训练效果。

5. 重复性原则

失智老年人的记忆和学习能力相对较弱，需要通过反复训练来巩固记忆和提高感官功能。训练内容应该有一定的重复性，但要注意避免单调。

三、失智老年人五感训练的内容及其作用

失智老年人五感训练的内容及其作用如表 6-4。

表 6-4　失智老年人五感训练的内容及其作用

类型	训练主题（举例）	训练内容（举例）	作用
视觉训练	视觉敏锐度训练	（1）眼球转动体操：通过上下左右转动眼球，增强眼部肌肉的活动性，促进脑部血液循环 （2）寻找小物件：在满是小物品的桌面上，老年人需在规定时间内找出特定物品 （3）追踪光影：利用手电筒在墙上制造移动的光影，让老年人用眼睛追踪光影的运动轨迹，锻炼眼球的运动能力和视觉注意力	增强记忆力、注意力和专注力，改善认知；降低焦虑，增进社交互动和交流
听觉训练	听力敏锐度训练	（1）听声辨位：在老年人周围不同位置（如前方、后方、左右两侧）发出声音（如摇铃、敲木鱼等），让老年人指出声音来源方向，锻炼声音定位能力 （2）声音强度辨别：播放老年人熟悉的声音（如歌曲、故事等），从微弱音量开始逐渐增强，让老年人感受并描述音量变化，提高听力敏感度 （3）听声猜谜：播放不同动物的叫声、乐器声等，让老年人猜测并描述	提升认知，调节情绪，增强社交和语言能力，唤起情感记忆

视频

（续表）

类型	训练主题（举例）	训练内容（举例）	作用
味觉训练	味觉分辨训练	（1）基本味道辨别：准备盐水、糖水、柠檬水、苦瓜汁等，让老年人蘸取品尝并识别或配对味道 （2）食物味道区分：提供相似味道的食物（如不同品种的苹果、梨），让老年人品尝后分辨差异，描述口感和味道特点	巩固老年人味觉与记忆的关联，深化对食物的认知，改善食欲与营养摄入
嗅觉训练	嗅觉游戏训练	（1）闻香猜物：准备具有独特香气的物品，如新鲜的橙子、薄荷叶、干燥的花卉以及各种香料，让老年人逐一嗅闻，并尝试辨认 （2）香味回忆：使用一些带有怀旧气息的香味，如旧书的气味、老式雪花膏的气味等，让老年人闻一闻，引导他们回忆与这些气味相关的场景和经历	能够唤醒老年人的记忆，稳定情绪，并提高他们对饮食和生活的兴趣
触觉训练	触觉敏感度训练	1. 触摸辨别质地：准备各种质地的材料（如丝绸、棉布、砂纸、毛绒等），让老年人闭上眼睛触摸并说出质地特点，也可以进行质地配对游戏 2. 温度感知：在装有冷水和温水的盆中，让老年人将手放入水中感受温度的差异，或者用不同温度的物体（如暖手宝、冰袋）接触皮肤来感知	提升物体识别和空间理解能力，增强身体功能，锻炼手部精细动作和协调性

四、提高轻度、中度及重度失智老年人的五感训练参与度

1. 轻度失智老年人

（1）了解兴趣爱好与生活经历

① 个性化训练内容设计。在训练前，通过与老年人及其家属沟通，详细了解他们的兴趣爱好和过去的职业、生活经历等信息。

② 提供自主选择机会。在每次训练开始时，为老年人提供几种不同的训练活动选项，让他们根据自己的喜好选择。

（2）设置具有挑战性的任务

① 适度增加难度。对于轻度失智症老年人，可以在他们已经掌握的基本训练内容基础上，逐渐增加任务的难度。

② 引入竞争元素。组织小型的竞赛活动，如在触觉训练的"触摸质地猜物"环节，将老年人分成小组，看哪个小组猜对的物品最多。或者在味觉训练中进行"味道分辨挑战赛"，为表现优秀的老年人颁发小奖品。

2. 中度失智老年人

（1）简化任务与步骤

① 分解复杂任务。将复杂的五感训练任务分解成简单的小步骤。例如，在制作简单食物的多感官整合训练中，对于中度失智症老年人，将制作过程详细分解为"洗水果""切水果""放调料""搅拌"等步骤，每次只指导他们完成一个步骤。

② 使用简单明了的指令。在训练过程中，使用简单、直接、具体的语言来传达任务要求，避免使用复杂的句子和抽象的概念。

（2）强化积极反馈与鼓励

① 及时肯定和赞美。在老年人完成每一个小步骤或任务时，及时给予肯定和赞美。

② 给予小奖励。为老年人准备一些小奖品，如小零食、梳子，颁发荣誉证书等。当他们在训练中表现

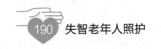

良好或者积极参与训练时,就给予奖励。

3. 重度失智老年人

(1)营造熟悉舒适的环境

① 布置熟悉的场景。在训练空间的布置上,尽量使用老年人熟悉的物品和场景元素。

② 提供熟悉的陪伴者。鼓励老年人熟悉的家人、朋友或者长期照顾他们的工作人员参与训练。这些熟悉的人可以给老年人带来安全感,让他们更愿意配合训练。

(2)采用感官刺激强度较大的活动

增强感官刺激效果。对于重度失智老年人,应选择感官刺激更强烈的训练方式。在视觉训练中,可以使用色彩鲜艳、对比强烈的物品,如大红色的气球、明黄色的花朵等;在嗅觉训练中,选择气味浓郁的物品,如老式雪花膏、薄荷叶、食醋等。

五、不同程度失智老年人在五感训练中常见问题以及应对方法

1. 轻度失智老年人可能出现的问题和应对方法

(1)可能出现的问题

① 注意力不集中。老年人难以长时间集中精力进行五感训练。

② 执行力下降。执行功能受损可能导致老年人难以完成训练中的某些任务。

(2)应对方法

① 分阶段训练。将训练内容分成小步骤,逐步进行,确保老年人能够跟上进度。

② 使用辅助工具。利用视觉提示、声音引导等辅助工具帮助老年人完成训练。

③ 定时休息。训练过程中定时安排休息,避免老年人因疲劳而分心。

2. 中度失智老年人可能出现的问题和应对方法

(1)可能出现的问题

① 幻觉干扰。由于幻觉的影响,老年人可能对训练中的某些刺激产生误解或恐惧。

② 情绪波动。幻觉可能导致老年人情绪激动或亢奋,影响训练效果。

(2)应对方法

① 确认感受。认真对待老年人的感受,友善回应他们的感觉,而不是幻觉本身。

② 调整环境。移除可能的触发物,检查环境中是否有背景噪声或视觉刺激,减轻幻觉的影响。

③ 情感支持。提供情感支持,减轻老年人的恐惧或焦虑,避免争论或解释幻觉的真实性。

3. 重度失智老年人可能出现的问题和应对方法

(1)可能出现的问题

① 完全失去兴趣。由于认知功能严重受损,老年人可能对训练完全失去兴趣或无法参与。

② 身体不适。由于身体机能下降,老年人可能无法承受某些训练活动。

(2)应对方法

① 简化训练。将训练内容简化到最基本的步骤,确保老年人能够轻松完成。

② 身体支持。在训练过程中提供必要的身体支持,确保老年人的安全。

③ 情感关怀。提供情感上的关怀和支持,确保老年人在训练过程中感到舒适和安全。

📖 **拓展训练**

姓名:薛奶奶

年龄:78 岁

文化程度:小学

退休前职业:会计

性格:个性外向,待人热情,健谈

兴趣爱好:跳舞(会跳新疆舞)、唱歌、看电视

个人重大成长和生活经历:参军去新疆("八千湘女上天山")

疾病史:阿尔茨海默病、高血压

失智症程度:中度

情境:薛奶奶肢体活动正常,平时喜欢藏物,经常会将机构内的物品打包藏起来;喜欢四处徘徊;有时候会怀疑其他老年人偷她的东西。

任务:课后分组讨论情境脚本,写出适合薛奶奶的五感训练的主题内容,并进行角色扮演。

练一练

扫码进行在线测验。

任务 2　指导失智老年人进行认知功能训练

学习目标

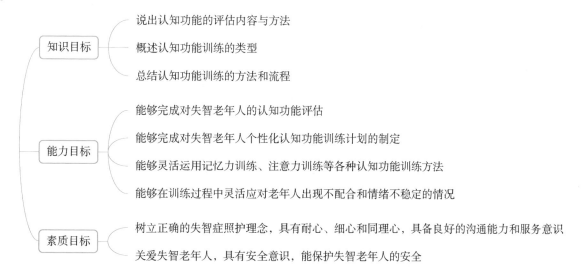

知识目标
- 说出认知功能的评估内容与方法
- 概述认知功能训练的类型
- 总结认知功能训练的方法和流程

能力目标
- 能够完成对失智老年人的认知功能评估
- 能够完成对失智老年人个性化认知功能训练计划的制定
- 能够灵活运用记忆力训练、注意力训练等各种认知功能训练方法
- 能够在训练过程中灵活应对老年人出现不配合和情绪不稳定的情况

素质目标
- 树立正确的失智症照护理念,具有耐心、细心和同理心,具备良好的沟通能力和服务意识
- 关爱失智老年人,具有安全意识,能保护失智老年人的安全

情境任务

吴奶奶,入住某失智症照护中心。吴奶奶不信任人,总担心有人拿自己的东西,有时候还说有人要害她,比较自我,朋友较少。吴奶奶记忆力下降。照护人员跟她说过的事情几分钟以后就忘了,总是忘记吃饭、睡觉的时间,记不住照护人员的名字,经常反复询问。护理员小王对吴奶奶进行记忆力训练。

问题:

1. 小王应如何制定记忆力训练计划?

2. 小王应该如何对吴奶奶进行记忆力训练?

3. 小王对吴奶奶进行记忆力训练的注意事项是什么?

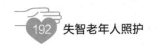 **健康档案**

表 6–5 吴奶奶健康档案

基本信息			
姓名	吴奶奶	性别	女
出生年月	1954 年 11 月	文化程度	大专
身高/体重	163 cm/58 kg	入住机构时间	1 年
婚姻状况	已婚	退休前职业	会计
经济来源	退休金	家庭成员	老伴、1 个女儿、1 个儿子
性格特点	比较自我，不信任别人，孤僻	家属探视频率	每周 1 次
最自豪的事情	工作未出现任何差错		
其他	特别喜欢玩填数字的游戏		
兴趣爱好	研究养生、唱歌、跳舞		
疾病史和服药情况			
疾病史	高血压 15 年，失智症 3 年		
服药情况	盐酸美金刚片、脑复康片、硝苯地平缓释片		
日常生活			
饮食	较清淡，不喜欢吃肉		
排泄	需要提醒		
洗澡	需要协助		
睡眠	晚上 22:00 点左右入睡，入睡困难，夜间睡眠少，白天总犯困		
失智症核心症状			
核心症状	(1) 记忆力下降。跟她说过的事情几分钟以后就忘了，记不住照护人员的名字，忘记吃饭睡觉的时间。远期记忆有所保留 (2) 定向力下降。有时候会分不清楚方向，走错房间 (3) 言语欠流利，语速较慢，有时候词不达意 (4) 注意力、判断力和执行能力下降		
失智症异常行为和精神症状（BPSD）			
异常行为和精神症状	(1) 重复询问同一件事 (2) 藏东西 (3) 被偷妄想、被害妄想。总担心有人拿自己的东西，有时候还说有人要害她		
风险评估			
简易精神状态检查量表 （MMSE）	中度认知障碍		
日常生活活动能力（ADL）	轻度生活自理能力受损		
跌倒评估表	中危跌倒风险		
走失评估表	中危走失风险		

任务实施

一、了解和评估老人情况

为了确保吴奶奶能够顺利进行认知功能训练,小王对她的情况进行了评估,汇总情况如表6-6。

表6-6　吴奶奶情况汇总表

评估内容	评估结果
1. 认知功能情况	(1) 记忆力下降。跟她说过的事情几分钟以后就忘了,忘记吃饭睡觉的时间;记不住照护人员的名字。对过去当会计的工作经历,记忆却相对清晰 (2) 聊天时经常走神,注意力持续时间短 (3) 有时候会分不清楚方向 (4) 言语欠流利,语速较慢,有时候词不达意,能理解简单语言,对复杂语言理解有时会有困难 (5) 在执行复杂的动作时会遇到困难,有时候会忘记接下来要做什么 (6) 计算力下降。有时不能准确计算2位数的加减乘除
2. 性格特点	比较自我,不信任别人,孤僻
3. 兴趣爱好	研究养生、唱歌、跳舞
4. 文化程度、职业	大专、会计
5. 目前身体状况	(1) 四肢活动和肌力正常,生命体征平稳 (2) 视力下降,需要戴老花镜;听力下降,需要靠近她说话才能听得见 (3) 夜间睡眠少,白天总犯困
6. 目前情绪状态	最近情绪比较稳定,无焦虑不安的情况发生
7. 训练中的风险	跌倒风险、情绪波动、身体疲劳、打瞌睡等

二、吴奶奶的记忆力训练计划

小王从训练名称、训练目的、人员安排、训练地点、训练时长、所需物品、训练流程方面进行安排,安排训练计划如表6-7。

表6-7　吴奶奶的训练计划

内容	具体安排
训练名称	记忆力训练
训练目的	(1) 延缓认知衰退进程,维持吴奶奶现有的认知能力水平 (2) 提高吴奶奶的记忆力,提高其自理能力 (3) 帮助吴奶奶减少孤独感,增强社交互动
人员安排	小王和吴奶奶
训练地点	活动室。环境安静、光线明亮、温湿度适宜
训练时长	30分钟

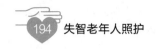
(续表)

内容	具体安排
所需物品	数字卡片、图案卡片
训练流程	(1) 成员介绍:小王自我介绍 (2) 训练介绍:向吴奶奶说明随后要开展的训练内容 (3) 实施训练:采用记数字和记图案两种方式进行训练 (4) 训练评价:带领吴奶奶回顾本次训练内容和过程 (5) 训练结束:协助休息 (6) 整理记录:整理好用物并进行记录

三、记忆力训练流程

1. 开场自我介绍

小王自我介绍,与吴奶奶热情打招呼,建立信任关系。

2. 训练内容及流程介绍

向吴奶奶介绍随后要开展的训练活动名称、内容及训练时长,询问吴奶奶在训练之前是否还有其他需求。

3. 实施训练

小王把数字卡片摆放在合适的位置,吴奶奶戴上自己的老花镜。

(1) 记数字

① 将数字卡片正面向上,打开第一组数字卡片 0、6 让吴奶奶识别是什么数字。

② 当吴奶奶能正确识别以后,可立刻将数字遮挡,要求吴奶奶回忆刚才看到的是什么数字,以训练瞬间记忆。

③ 增加训练的难度,打开第二组数字卡片 0、3、0,让吴奶奶识别并记忆这组数字,再次要求吴奶奶回忆看到的数字。

④ 吴奶奶能顺利完成,给予鼓励和表扬。

⑤ 以此类推,逐渐增加数字的长度,直到吴奶奶不能完全正确回忆数字为止。

⑥ 训练过程中,吴奶奶偷偷在口袋里藏了一张数字卡片。小王发现后跟奶奶说:"我会变魔术,我把一张卡片变到你口袋里了,您不信找找看。"吴奶奶果然在口袋里找到了卡片,并把卡片还给了小王。

(2) 记图案

① 打开图案1,让吴奶奶记住这张图案的特征。

② 在两张不同的图案中,让吴奶奶选出刚才看到的那张图案1。

③ 当吴奶奶顺利完成时,给予鼓励和表扬。

④ 逐渐增加图片的难度,给吴奶奶看图案2和图案3,并要求吴奶奶记住图案2和图案3的特征。

⑤ 给予吴奶奶三张不同的图案,让吴奶奶从三张图案中找出刚才看到的图案2和图案3。

⑥ 以此类推,直到吴奶奶不能完全选出正确的图案为止。

4. 结束训练

和吴奶奶一起整理好训练用物。

5. 训练效果评价

今天吴奶奶完成了数字的记忆和图案的记忆,训练效果很好。小王带领吴奶奶回顾本次活动内容和过程,给予吴奶奶表扬,同时征询吴奶奶对活动的感受和意见。

6. 训练结束

小王和吴奶奶预约下次活动时间、内容。

7. 训练记录

记录吴奶奶在训练过程中的表现情况,及时总结反馈,并改进。

四、注意事项

① 在与吴奶奶交流时,应注意放慢语速,确保她有足够的时间来理解和反应,避免催促或表现出不耐烦。同时,应使用手势和肢体语言来辅助沟通。

② 多表达对吴奶奶的赞同和鼓励,避免与吴奶奶争辩或表达反对意见。

③ 训练过程中注意吴奶奶的反应和情绪变化,如她出现情绪激动或有其他异常立即停止活动,待吴奶奶恢复正常后继续训练,必要时可停止训练。

④ 训练过程中须保护好吴奶奶的安全。

⑤ 训练需循序渐进、持之以恒。

五、评价效果

通过上述训练方法,吴奶奶在规定时间内完成了数字和图案的记忆。整个训练过程中,她的情绪保持稳定,身体未出现任何不适,积极地与小王进行互动交流。在训练期间,没有发生任何意外风险事件。

小贴士 **认知康复训练系统**

认知康复训练系统是将虚拟现实(VR)技术与脑机交互技术相结合,基于大脑网络神经可塑性原则,改善老年人认知功能障碍的智能康复辅助设备。认知康复训练系统将先进技术融入音乐疗法、感统训练、行为训练、游戏、文体治疗等多种方法,用于认知功能的康复训练,用科学化、智能化、多场景、多功能、多梯度的方式进行认知康复。

牛刀小试

考虑到吴奶奶的职业经历,以及小王在照顾她时注意到她对数字的强烈兴趣,小王打算为吴奶奶安排一些计算能力的训练。

任务:如果你是小王,你会倾向于选择哪些计算能力训练的内容呢?

必备知识

一、老年人认知功能评估的内容与方法

1. 注意能力评估

照护人员通过观察老年人对周围环境改变有无反应进行评估,或者让老年人完成某项任务,观察其在完成过程中,是否有意识地将注意力集中于某一具体的事物上进行评估。

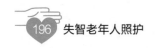

2. 定向能力评估

通过询问的方法进行评估。如询问"今天是星期几?""今年是哪一年?"评估时间定向;询问"现在在什么地方?"评估地点定向;询问"我在您的左边还是右边?""某某物件在什么地方?"判断空间定向能力。

3. 记忆能力评估

(1) 回忆法

通过让老年人重复听到的一句话或一组 5~7 个数的数字串来评估短时记忆;让老年人说出家人的姓名、自己的生日、前天的进食食物以评估其长时记忆。

(2) 再认法

照护人员根据老年人已学过的知识,让其完成同等内容的是非题或选择题。

(3) 评定量表测试

让老年人完成专门检测记忆能力的成套记忆测验表,更全面系统地评估老年人的记忆能力。目前国内常用量表有:韦氏记忆量表(WMS)、临床记忆量表(CMS)。

4. 思维能力评估

主要针对思维形式和思维内容两方面进行。照护人员可通过老年人的认知特点提出相关问题来判断。例如,让老年人来解释一个成语等,让老年人对比物品,如"是西红柿还是白菜?"询问老年人"家里进小偷了?"等问题来判断其思维内容是否正常。还可以通过洛文斯顿认知功能评定测验(LOTCA)中包含的物品分类和图形推理来判断。

5. 失认评估

照护人员在桌上摆些形状不一、材质不一的东西或放不同人的声音,让老年人识别。如果不能识别物品,说出名称,就是视觉失认;如果仅通过触摸,不能分辨形状或材质,就是触觉失认;不能听出不同人的声音就是听觉失认。

6. 执行功能评估

照护人员让老年人举手,或者做一个简单的事情,如拿一个东西,连续做 10 次,再让老年人做一个连线测试,如有顺序地把 1~10 连线连起来。如果不能完成即为此项障碍。

7. 失用评估

(1) 运动性失用评估

提供基本工具如梳子、牙刷、勺子等,观察老年人使用时手部动作的自然性和协调性。如果老年人在使用工具时出现抓握方式错误、动作不连贯等,可能提示运动性失用。

(2) 观念性失用评估

展示日常工具如剪刀、梳子、牙刷等,让老年人识别并描述其用途。如果他们能准确识别并描述其用途,但在实际操作时出现步骤颠倒、顺序混乱或错误使用工具,如用梳子剪纸、用牙刷清洗桌面等,这可能表明观念性失用。

(3) 结构性失用评估

通过图形临摹测试进行,要求老年人复制简单的几何图形或图案。评估关注图形的形状、比例和空间位置是否准确。若出现形状扭曲、比例失调或位置错误,可能表明存在结构性失用。

二、认知功能训练的类型及其作用

认知功能训练包括记忆力训练、定向能力训练、计算力训练、思维能力训练、注意力训练、判断力训练、理解力训练、执行力训练,其训练内容及其作用如表 6-8。

视频

表 6-8　认知功能训练的内容及其作用

类型	训练内容(举例)	作用
记忆力训练	(1) 重复记忆法(数字重复):缓慢且清晰地说出一串数字,如0、2,然后让老年人重复。开始时数字串可以较短,随着老年人记忆能力的提升,逐渐增加数字的数量和难度	活化大脑,训练老年人的记忆力,提升他们的自信心
	(2) 回忆记忆法(故事回忆):给老年人讲一个简短的故事,如"从前有一只狐狸,它想偷农夫的鸡,但是被农夫发现了"。讲完故事后,过一段时间让老年人回忆故事的主要情节。随着训练的深入,可以逐渐增加故事的长度和复杂程度	
定向能力训练	(1) 时间序列定向力训练:制作时间轴卡片,卡片上依次展示一天或一周的关键活动及其对应时间,让老年人按时间顺序整理卡片	强化老年人对时间的意识,锻炼时间定向力
	(2) 空间定向力训练:制作老年人生活场景的布局模型,熟悉家庭空间布局环境,让老年人画出两点之间的路线图	强化老年人对空间布局的意识,锻炼思维逻辑和空间定向力
	(3) 人物定向训练:制作家庭成员相册,在相册上标注每个人的名字、关系和特点,让老年人说出照片中的人物身份	强化老年人对人物的意识,锻炼思维逻辑和人物定向力
计算力训练	(1) 简单直观的数字训练:制作大字体、颜色鲜艳的数字卡片(0~9)。先拿出一张卡片,比如"3",然后再拿出一张"2",问老年人这两个数字加起来是多少	有助于提高计算力和日常生活自理能力
	(2) 与生活场景结合的计算:在一张桌子上摆放一些标有价格的小物品(价格简单,如1元、2元、5元等),给老年人一定数量的模拟货币(如10元纸币)。让老年人选择想要购买的物品,然后计算需要花费多少钱,以及找回多少钱	
思维能力训练	(1) 图片分类和配对:准备一些包含不同物体、场景或概念的图片,如蔬菜、水果、动物、植物、交通工具等,让老年人将这些图片按照类别分组并配对	锻炼老年人的动手能力,提高老年人的逻辑思维
	(2) 逻辑推理训练:展示一组有规律的图形序列,让老年人推测下一个图形应该是什么样子,或者展示图形的变化规律	
注意力训练	(1) 感官刺激类游戏(找不同):准备两张相似但有几处不同的图片,让老年人仔细观察这两张图片,找出不同之处	有助于提高老年人视觉注意力的集中程度
	(2) 任务导向类游戏(串珠子):给老年人提供一些颜色鲜艳、大小适中的珠子和一根绳子,让老年人将珠子串起来	有助于提高老年人注意力的持续性
判断力训练	(1) 因果关系判断:给出一些简单的因果关系陈述,如"因为下雨了,所以地面湿了",然后再给出一些类似但逻辑错误的陈述,如"因为地面湿了,所以一定下雨了"。让老年人判断这些陈述的对错,并解释原因	有助于老年人建立正确的逻辑思维,从而提高判断力
	(2) 顺序关系判断:展示一组按顺序排列的图片,如植物从种子发芽、生长,到开花、结果的过程。然后打乱图片顺序,让老年人重新排列,并解释这样排列的理由	锻炼老年人对事件顺序的判断能力

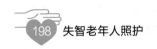

（续表）

类型	训练内容（举例）	作用
理解力训练	（1）语言理解训练：给出单步指令，如"请把那本书拿过来"或者"把灯打开"，确保老年人能够准确理解并执行指令。随着训练的深入，可以给出多步指令，如"先把窗户关上，然后把椅子搬到桌子旁边"	有助于提高老年人对复杂语言指令的理解能力
	（2）时间概念理解训练：利用时钟或者日历，向老年人解释时间的概念。例如，可以问老年人一些简单的时间相关问题，如"现在是上午9点，3个小时后是几点？"或者"今天是星期一，后天是星期几？"	帮助老年人理解时间的推移和不同时间单位之间的关系
执行力训练	（1）动作模仿练习：通过执行一系列简单而迅速的动作，如快速拍手、跺脚、点头等，让老年人迅速进行模仿	锻炼老年人快速反应并执行动作的能力
	（2）任务排序：准备泡茶的一系列步骤卡片，包括拿茶叶、烧水、洗茶杯、泡茶等，让老年人按正确顺序排列	提升老年人的规划和组织任务的能力

三、指导失智老年人进行认知功能训练的流程

1. 评估阶段

对老年人进行综合评估，包括老年人的全身情况（如精神状态、睡眠、二便、饮食、生命体征、听力、视力等），局部情况（如肌力、肢体活动度等），认知功能水平评估，情绪和心理状态评估，用药评估等。

2. 训练计划制定阶段

① 根据评估的结果制定个性化的训练计划。

② 可准备多种训练方法，让老年人选择其感兴趣的方法，有助于达到较好的训练效果。

3. 训练实施阶段

① 选择合适的训练场地、时间，训练物品选择恰当，摆放合理。

② 训练内容恰当，训练方法适宜。

③ 训练强度适当，并遵循循序渐进的原则。

④ 密切观察老年人反应并积极应对。

⑤ 充分调动老年人的积极性，发挥老年人残存功能，及时给予语言和非语言的鼓励。

⑥ 指导老年人整理用物。

4. 训练后总结与评价

① 总结本次训练的过程，询问老年人的感受。

② 根据老年人反馈及需求，调整训练计划。

③ 预约下次训练时间。

四、老年人不配合和情绪不稳定的应对方法

1. 检查老年人身体状况

老年人出现情绪波动或不合作时，应先确认是否有身体不适，如饥饿、口渴、疲劳或疼痛。若发现身体问题，需及时处理，如提供饮食、安排休息或寻求医疗帮助。

2. 安静舒适的空间

当老年人出现不配合时，首先要确保训练环境安静、舒适。关闭电视、音响等可能产生干扰的设备，

调整室内的温湿度和光线,让老年人感觉放松。

3. 改变训练方式

（1）趣味游戏化训练

将认知功能训练设计成有趣的游戏形式。例如,在进行记忆力训练时,可以将他们那个年代的物品制作成卡片,让老年人在规定的时间内记忆卡片上的信息。

（2）结合生活实际训练

把训练内容与老年人的日常生活紧密结合。例如,在训练语言表达能力时,可以让老年人回忆一件昨天做过的事情。

（3）调整训练时间和节奏

了解老年人的身体规律,选择他们状态最佳的时间进行训练;放慢训练的节奏,循序渐进,避免给老年人造成压力。

（4）零挫败原则

训练内容和难度的设定应既精确又具有灵活性。当老年人在训练中遇到困难或感到困惑时,应立即调整难度或提供适当的提示与引导,使他们能够持续体验到进步和成就感。

4. 积极沟通

（1）尊重选择

尊重老年人的意愿和选择,在训练过程中给予他们一定的自主权。例如,在提供多种训练工具时,应鼓励老年人自行做出选择,这样他们能感受到被尊重,从而更愿意配合训练。

（2）倾听老年人想法

当老年人情绪不稳定时,认真倾听老年人的想法和感受,如问:"奶奶,您看起来不太开心,是哪里不舒服还是不喜欢这个训练呢? 您可以和我说说。"询问原因,以了解并解决他们不配合的问题。

（3）积极肯定和鼓励

在训练过程中,及时给予老年人语言和肢体上的肯定和鼓励。例如:"奶奶,您太棒啦! 您刚才的回答完全正确呢,我们一起击个掌。"这种积极的语言可以增强老年人的自信心,激发他们参与训练的积极性。

📖 拓展训练

姓名:孙爷爷

年龄:78 岁

文化程度:高中

退休前职业:干部

兴趣爱好:下棋、书法

失智症程度:中度

情境:脑梗死后半年,使用手杖能短距离行走。半年前出现记忆力减退,经常找不到东西,出自己房间后会迷路,有时分不清白天还是晚上。经常晚上如厕找不到厕所,在客厅排便。

任务:分组进行角色扮演,指导孙爷爷进行定向力训练。

📝 练一练

扫码进行在线测验。

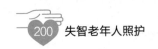
任务3　指导失智老年人实施回忆疗法

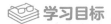 学习目标

知识目标
- 陈述回忆疗法的定义和作用
- 总结回忆疗法的技巧和方法
- 概述回忆疗法的形式

能力目标
- 能够评估失智老年人的情况，选择和设计回忆疗法主题
- 能为不同失智老年人选择合适的回忆疗法形式
- 能够有效指导失智老年人实施回忆疗法

素质目标
- 具有耐心、细心和同理心，具有对失智老年人以往经验的敏感性
- 关爱失智老年人，保护失智老年人隐私安全

 情境任务

视频

陈爷爷，住在某失智症照护中心2楼。陈爷爷最近两个月记忆力下降明显，情绪不佳，忘记自己还有一个儿子在国外，总把老伴认作自己的母亲，有反复询问的行为。社工小肖在与陈爷爷的日常互动中，发现陈爷爷有韶山口音，喜欢翻看影集、听戏曲、打太极，特别喜欢分享自己的往昔故事。基于这些观察，小肖计划为陈爷爷安排定期的回忆疗法活动。

问题：

1. 实施回忆疗法前需要对陈爷爷进行哪些方面的评估？
2. 如何确定陈爷爷回忆疗法的主题？
3. 如何围绕"我的铁路缘"这一主题，指导陈爷爷实施一次回忆疗法活动？

 健康档案

表6-9　陈爷爷健康档案

基本信息			
姓名	陈爷爷	性别	男
出生年月	1948年12月	文化程度	本科
身高/体重	175 cm/65 kg	入住机构时间	2个月
婚姻状况	已婚	退休前职业	铁路工程师
经济来源	积蓄、退休金、儿子支持	家庭成员	老伴，1个儿子
性格特点	性格外向、待人热情	家属探视频率	儿子在国外，工作繁忙，看望较少

（续表）

最自豪的事情	参与了某铁路桥梁设计工作；当年是工会活动的积极分子
个人不愿提及事件	无
其他	喜欢照护人员称呼其为陈工；湖南省韶山市口音；老伴王奶奶陪伴住在机构
兴趣爱好	翻看影集、听戏曲、打太极
疾病史和服药情况	
疾病史	中度阿尔茨海默病、高血压、糖尿病
服药情况	盐酸美金刚片、苯磺酸氨氯地平片、盐酸二甲双胍缓释片
日常生活	
饮食	喜欢吃咸菜，喜欢吃肉
排泄	需要提醒和引导
洗澡	天天要洗澡
睡眠	晚上入睡不喜欢有灯光，晚上 21:00 左右入睡，要起夜 1～2 次
失智症核心症状	
核心症状	（1）记忆力障碍：近时记忆减退 （2）定向能力障碍：人物定向障碍，把老伴认作自己的母亲；空间定向障碍，有时忘了卫生间的位置 （3）执行能力和理解能力下降
失智症异常行为和精神症状（BPSD）	
异常行为和精神症状	（1）说儿子不见了，反复询问 （2）情绪有时低落，有时焦躁 （3）母亲去世多年，常把老伴当作母亲，反复询问自己的母亲哪去了
风险评估	
简易精神状态检查量表（MMSE）	中度认知障碍
日常生活活动能力（ADL）	轻度生活自理能力受损
跌倒评估表	中危跌倒风险
走失评估表	中危走失风险

任务实施

一、了解和评估老人情况

为保证陈爷爷能够顺利地接受回忆疗法，小肖对陈爷爷的情况做了评估，汇总情况如表 6-10。

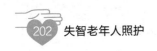

表6-10　陈爷爷情况汇总表

评估内容	评估结果
1. 认知功能情况	（1）陈爷爷对于最近发生的事情记忆模糊，但他对于年轻时的工作和生活经历，尤其是自己设计铁路桥梁以及在韶山成长的那段时光，如关于他早期铁路工作的基本信息、一些铁路相关的老照片等，记忆相对清晰。此外，一些习惯和技能，如绘图，也有一定程度的保留 （2）陈爷爷的词汇量减少，交流有时表达不清，语言不够精确，有时会停顿。例如，他忘记了一些铁路设施的具体名称，只能用模糊词汇代替 （3）在理解复杂信息和逻辑关系方面存在困难，当回忆铁路的专业知识或复杂的记忆时可能会出现混乱 （4）注意力难以长时间集中，很容易被周围的环境因素所干扰 （5）在人物定向上感到困惑；对照护中心内各功能区的位置关系定位不清，如无法准确描述卫生间、活动室和自己房间的位置
2. 兴趣爱好	喜欢翻看影集，喜欢京剧、湖南花鼓戏，打太极
3. 退休前职业	铁路工程师
4. 性格特点	性格外向、待人热情
5. 目前身体状况	血压和血糖水平波动较大，需要药物控制；肢体活动正常，视力听力良好，睡眠情况良好
6. 情绪、行为状况	情绪不稳定，有时低落，有时烦躁。有反复询问行为
7. 活动中的风险	可能会出现人物识别混乱，有时会反复问儿子哪去了、老伴哪去了；会出现情绪不稳定；有中危跌倒风险
8. 家属是否支持	老伴王奶奶陪伴陈爷爷住在机构，希望通过非药物干预等方法，缓解陈爷爷的症状，愿意全力配合照护中心的相关工作；远在国外的儿子，虽然不方便照顾，但表示从其他方面全力支持照护中心相关工作
9. 工作人员对陈爷爷情况的熟悉程度	照护中心的医护人员、护理员、社工对于陈爷爷的情况都很熟悉

二、指导陈爷爷实施回忆疗法

1. 准备工作

（1）建立专业关系

陈爷爷两个月前入住机构，社工小肖第一时间就对陈爷爷进行了入住探访，后来也经常主动与陈爷爷见面。每次都会跟陈爷爷聊他喜欢的话题，时不时表达对陈爷爷工程师身份的敬仰，夸陈爷爷太极打得好，还表示要向陈爷爷学太极，有时还陪陈爷爷听京剧和湖南花鼓戏。陈爷爷很喜欢小肖，也比较配合他的工作。

（2）工作人员准备

小肖结合自己的观察，发现陈爷爷最近情绪不稳，有时情绪低落，有时烦躁，决定根据陈爷爷职业生涯，以"我的铁路缘"为主题对陈爷爷实施一对一形式的回忆疗法，并制定了回忆疗法服务计划。

（3）物品准备

小肖根据陈爷爷的情况和回忆疗法的目的，在陈爷爷老伴王奶奶的协助下，搜集和整理了陈爷爷大学时代老照片,铁路建设工作时的一些老照片、荣誉证书等老物件。这些物品将作为回忆疗法的引导,帮助陈爷爷回顾以前的生活。

（4）环境准备

经过与陈爷爷老伴王奶奶商量,决定由王奶奶带着陈爷爷的相册、荣誉证书等,陪伴陈爷爷到失智症照护中心的怀旧小屋进行回忆疗法。怀旧小屋有柔和温馨的灯光,陈爷爷熟悉老物件,容易唤起陈爷爷的美好回忆。

（5）老年人准备

上午 9:30—10:30 时间段,在陈爷爷精神状态较好、情绪稳定、血糖血压稳定、身体无不适的情况下进行。活动前,小肖引导陈爷爷如厕。

2. 活动实施

（1）开场和引导

小肖:陈工、王奶奶,上午好,我是社工小肖。我来陪你们聊聊天。

王奶奶:好啊好啊,谢谢您经常来陪伴我们。

陈爷爷听到"陈工",眼睛发亮。

小肖:陈工,我了解到您是位出色的铁路工程师,很佩服您。我要向您学习,很想听听您的故事呢。

陈爷爷非常开心:嘿嘿,坐,坐。

（2）鼓励回忆与积极反馈

小肖:陈工,我知道,您一生都在为铁路事业奉献,肯定有着无数珍贵的回忆。

陈爷爷:(喜欢)拍照……照片……(荣誉)证书。

小肖在王奶奶配合下,按顺序指着陈爷爷的一张大学照片问:陈工,您大学是什么专业啊?

陈爷爷:西南……交大,铁路……桥梁……设计。

小肖:西南交通大学啊,是所重点大学呢,您很优秀啊! 小肖由衷地赞美。

陈爷爷高兴地笑了笑。

小肖:陈工,您哪一年开始工作的啊?

陈爷爷(翻出一张工作照):2019……1999……1989……背面?

王奶奶指着照片背面夹条说:1969 年。

陈爷爷:1969。

小肖:陈工,您是资深铁路工程师呢。

……

小肖通过提问技巧,巧妙引出话题,在陈爷爷回忆与讲述时,小肖没有随意打断,用心倾听,尽量理解陈爷爷的感受,不时表达对陈爷爷的敬仰和赞美之情。肯定陈爷爷的优秀,赞美他为国家铁路事业的贡献。

3. 活动结束

差不多接近本次回忆疗法预定结束时间时,或发现陈爷爷有些疲倦的时候,小肖宣布活动结束,感谢陈爷爷的分享和王奶奶的支持,预约下一次回忆疗法的时间和主题,送两位回房间休息。

话术参考:"陈工,谢谢您给我分享您精彩的故事,让我学到了很多。王奶奶,谢谢您的陪伴和支持,您看,陈工今天心情很不错呢。今天是星期二,我星期四上午再来实施回忆疗法吧。听陈工的口音,是伟人故乡韶山的啊。下次我们继续在这里,一起聊聊陈工的家乡韶山好吗? 今天的活动先到这里,我送两位回房休息吧。"

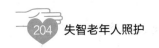

4. 评价与反思

（1）效果评价

通过后测，与实施前评估结果对比，了解陈爷爷认知功能和情绪行为改变情况。通过王奶奶或其他工作人员，了解陈爷爷接受回忆疗法干预后的变化。陈爷爷情绪稳定了很多，反复询问行为明显减少。

（2）总结反思

记录陈爷爷在治疗过程中的个人表现情况、疗法整体效果等；思考活动中提问技术、引导技术、鼓励技术的使用及需要改进的地方，反思活动过程是否有需要优化的地方。

牛刀小试

陈爷爷经过以"我的铁路缘"为主题的回忆疗法后，情绪平稳了不少。小肖与王奶奶商量，决定以陈爷爷家乡韶山设计主题，继续为陈爷爷提供回忆疗法的非药物干预。

任务：如果你是小肖，请制定一份回忆疗法的详细计划。

必备知识

一、回忆疗法的定义

回忆疗法又称缅怀疗法、怀旧疗法、回想疗法等，由美国精神科医生罗伯特·巴特勒（Robert N. Butler）提出。他强调回忆疗法是一种运用对过去事件、感受和想法的回忆，以促进老年人提高认知、舒缓情绪、改善生活质量或适应目前的环境的干预方式。通常是将有形的物体或无形的内容，如老照片、生活小视频、怀旧音乐、电影、儿时玩具等作为媒介来引起老年人思考与回忆。有时也会通过提问的方式让老年人回顾自己的生命周期，回想自己童年、成年、老年各阶段的重要他人以及重大生活事件。

二、回忆疗法的形式

1. 团体回忆疗法

团体回忆疗法运用小组工作方法，将失智老年人聚集起来，每次确定一个会议主题，连续开展几次小组活动。包括：自我介绍，相互建立信任关系；回忆以往生活中印象最深的事；回忆生命过程中重要的转折点；回忆青年时的理想以及自己理想的实现程度；回顾人生重大成就；回忆疗法总结评估等。

2. 个体回忆疗法

个体回忆疗法类似个案工作方法，强调一对一干预，强化老年人对生命过程的回顾。个体回忆疗法的回顾内容与团体疗法类似，但更具针对性，能够深入关注到老年人，促进老年人表达与思考。

小贴士　　　　　　　　　　　　**英国美德健康：回忆疗法**

英国数字医疗公司美德健康（Virtue Health）将虚拟现实与回忆疗法相结合，创造出回忆疗法（Look Back）应用小程序，被誉为世界上第一个为失智症人士提供沉浸式回忆的体验平台。

该平台根据老年人的基本生活信息创造契合的体验环境，老年人在戴上特制 VR 眼镜后可以感受不同年代、不同国家的生活场景。老年人通过 VR 程序将自身置于过去真实环境中，能够随意与过去经历对话，不断提高自身记忆识别能力。

三、回忆疗法的主题、内容及其作用

回忆疗法的常用主题、内容及其作用如表6-11。

视频

表6-11 回忆疗法的主题、内容及其作用

主题	内容及其作用
回忆老戏曲	观赏地方特色戏曲,品味经典,回忆过往,锻炼记忆力,愉悦心情
观看老电影	观看老电影等有年代感的影像,找寻青春记忆、获得归属感
分享老照片	翻阅与分享老照片,分享相关事件,锻炼表达能力与记忆力,排解孤独,愉悦心情
重提往事	讲述个人经历的重大社会历史事件、童年时光、工作事件、人生大事等,在讲述中锻炼思维能力、表达力、记忆力、注意力,获得自豪感、成就感
缅怀旧物	通过老旧电视机、收音机等旧物,营造怀旧环境,让老年人沉浸式体验,获得精神安宁、心灵慰藉,找寻归属感,重新认识自己,恢复自尊
重温旧地	创造条件带领老年人重温旧地,可以激发老年人活力、表达欲望,锻炼其语言表达能力、记忆力、思维能力等,体验归属感

 荷兰旧物博物馆

荷兰鹿特丹市生命公寓创建了一个帮助失智老年人找寻记忆的旧物博物馆。该博物馆根据老年人生活场景开发了客厅、厨房、卧室等多个主题区域,每个区域都摆满了老年人从30年代起就开始使用的旧物品。该养老项目主要通过富有年代感的物品来引起老年人回忆,加深老年人长期记忆,利用老年人对过去的记忆来驱走他们内心的孤独,让他们感到亲切、自尊和快乐。

四、指导失智老年人实施回忆疗法的流程

1. 评估与准备

(1)评估阶段

通过与失智老年人照护者(家属或照护人员)谈话、与老年人直接交流(若可能)、查阅医疗记录等方式收集信息,了解失智老年人的兴趣爱好,过往经历,身体状况(视力、听力、耐力等),认知状况,情绪与心理状态以及老年人的意愿等。

(2)计划制定阶段

① 确定回忆主题。应根据评估和老年人经历,选择积极、愉快的回忆主题,如童年趣事、工作经历、家庭重要事件或兴趣爱好等,作相关回忆。

② 选择回忆疗法的形式。采用个体疗法或团体疗法。

③ 安排回忆疗法的时间和场所。每次回忆活动时间控制在30～60分钟。选择老年人精神较好的时段,如上午9:00—10:00,或下午15:00—16:00。场所布置要让老年人感到温馨熟悉,可以摆放相关回忆物品或老照片,营造氛围。

④ 准备回忆材料和道具。搜集老年人的旧照片、日记、视频和各类旧物件等,这些资料或物件可以帮

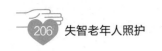

助他们更好地唤起记忆,丰富回忆内容。根据老年人的具体需求准备老花镜、录音笔等辅助工具。

2. 活动实施

（1）开场与引导

通过开场与引导,邀请失智老年人及家属参与回忆疗法活动,鼓励老年人分享自己的故事,同时给予充分的支持和肯定。根据老年人的反应和兴趣适时调整活动内容。

（2）提问技巧

有时老年人不会主动说话,社工借助老物件,如老照片,采用开放式提问方式开启回忆话题,可以问照片人物是谁,拍摄时间是什么时候,在哪里拍的,因为什么事情拍的,等等。

（3）积极关注与回应

给予老年人足够的时间来讲述他们的往事,不随意打断。用眼神、点头等方式表示关注和倾听。适时地给予肯定和鼓励,如"您真优秀呢""您的精神真值得我们学习"或者"您记得这么清楚,真厉害"。如果老年人讲述的内容有些混乱或者不符合实际情况,不要急于纠正,失智老年人可能因为认知障碍原因,出现一些虚构或错构,应该予以理解和尊重。

（4）情绪处理

回忆过程中,失智老年人难免出现各类情绪,注意灵活应对。

① 对于积极情绪反应,要和老年人一起分享这份喜悦,强化这种愉快的回忆体验,帮助老年人建立正面的情绪记忆。

② 如果出现伤心、难过等消极情绪,要给予安慰,可以适当抚触。例如,轻轻握着或者拍拍老年人的手说:"想起这些一定很难过,但都过去了"或"这些真不容易,您都应付过来了"等。如果是愤怒、激动情绪,要先让老年人平静下来,可以引导老年人转换话题或者休息一下。

3. 活动结束

以下几种情况可以结束活动:

① 活动时间达到预定时长,如预定 30～60 分钟,时间接近,自然结束活动。

② 主题讨论已较为充分,如在某个怀旧主题的讨论中,老年人已经充分分享了自己的经历、感受,话题开始出现重复或者逐渐冷却,不再有新的观点和故事产生,这也是一个合适的结束时机。

③ 当老年人出现疲劳、情绪不佳或者注意力不集中等情况时,要适时停止。例如,老年人开始频繁打哈欠、表情变得烦躁或者眼神游离,这些都是需要停止回忆的信号。

活动结束时要感谢老年人的参与与配合,给予积极的反馈和鼓励,并引导老年人离开活动现场,确保其安全。

4. 评价与反思

记录与评估老年人的参与度、情绪变化、认知改善等情况,与家属、参与人员交流,收集他们的意见和建议。撰写评价与反思报告,总结回忆的亮点和不足,不断完善回忆疗法方案。例如,每周实施 1～2 次回忆疗法,以增强老年人的参与感和积极性。每次的回忆疗法保持连贯性,如延续上一次的主题或回顾过往的故事,这有助于老年人更有效地回忆他们的生活经历。

五、实施回忆疗法的注意事项

① 实施回忆疗法需尊重失智老年人的意愿,不得强迫参加。提前了解老年人,避免触及他们不希望讨论或接触的话题。

② 回忆疗法实施过程中,密切关注老年人的身心状况变化,保证回忆疗法的活动开展安全。同时,及时识别并处理可能出现的异常状况。

③ 保持与老年人及其照护者的沟通,了解老年人参加回忆疗法后的情况变化及新的需求。

④ 注意利用多种感官刺激。除了组织讨论和回忆,尝试通过观看老电影、听老歌曲或触摸老物件,以唤起参与者的多种感官体验。

⑤ 未经老年人及其家属的同意,不得将实施回忆疗法过程中拍摄的照片和视频用于其他目的。

⑥ 使用简单、易懂的语言,避免使用复杂的词汇和句子。

拓展训练

姓名:刘奶奶

年龄:68 岁

文化程度:初中

退休前职业:销售员,曾获得超市销冠

兴趣爱好:喜欢花鼓戏、看电影

失智症程度:轻度失智症 2 年

情境:刘奶奶最近总是提及自己以前的事情,经常将现在与以往混淆。最近每次护理员或其他老人进入她房间时,刘奶奶都会情绪激动。

任务:课后分组讨论情境脚本,写出回忆疗法计划,并进行角色扮演。

练一练

在线测验

扫码进行在线测验。

任务 4 指导失智老年人实施音乐疗法

学习目标

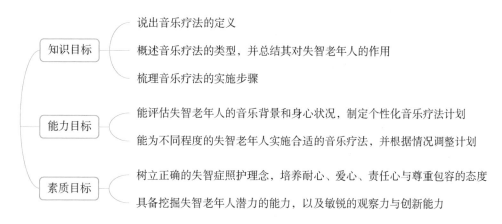

知识目标
- 说出音乐疗法的定义
- 概述音乐疗法的类型,并总结其对失智老年人的作用
- 梳理音乐疗法的实施步骤

能力目标
- 能评估失智老年人的音乐背景和身心状况,制定个性化音乐疗法计划
- 能为不同程度的失智老年人实施合适的音乐疗法,并根据情况调整计划

素质目标
- 树立正确的失智症照护理念,培养耐心、爱心、责任心与尊重包容的态度
- 具备挖掘失智老年人潜力的能力,以及敏锐的观察力与创新能力

情境任务

王爷爷,入住某失智症照护中心 2 楼。王爷爷近期病情有所变化,认知能力下降明显,情绪也不太稳定,时而低落冷漠,时而烦躁不安,并且十分依赖老伴,老伴不在身边时就容易焦躁,睡眠不佳。楼层管家

小张在日常照护中发现,王爷爷对音乐有着特殊的情感和记忆。他平日里喜欢唱歌,像苏联老歌、邓丽君的歌曲总能哼上几句,也爱跳交谊舞,还会吹口琴。基于这些情况,小张计划为王爷爷开展音乐疗法来改善他的状态。

问题:

1. 在实施音乐疗法之前,应该对王爷爷进行哪些方面的评估?

2. 如何挑选出适合王爷爷当前状态的音乐曲目?

3. 请小张指导王爷爷及其家属进行一次口琴伴奏的歌唱练习。

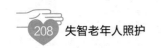 健康档案

表6-12 王爷爷健康档案

基本信息			
姓名	王爷爷	性别	男
出生年月	1960年2月	文化程度	大学本科
身高/体重	170 cm/70 kg	入住机构时间	1年
婚姻状况	已婚	退休前职业	公司高管
经济来源	积蓄、退休金	家庭成员	老伴、女儿
性格特点	性格外向、自尊心强	家属探视频率	老伴每两天看望一次
最自豪的事情	做大公司董事长的辉煌经历		
个人不愿提及事件	离婚、再婚		
其他	对老伴张阿姨很依赖;年轻时曾参加过单位的慰问演出;喜欢照护人员叫他王叔叔		
兴趣爱好	唱歌(苏联老歌、邓丽君歌曲),跳舞(交谊舞),吹口琴		
疾病史和服药情况			
疾病史	阿尔茨海默病2年、高血压		
服药情况	盐酸美金刚片、苯磺酸氨氯地平片		
日常生活			
饮食	进食需要提醒及协助		
排泄	需要提醒和引导		
洗澡	需要协助		
穿脱衣服及修饰	需要提醒及协助		
睡眠	夜间起夜数次,近期睡眠状态不佳		
失智症核心症状			
核心症状	(1) 记忆力显著下降 (2) 判断力、注意力和理解能力显著下降 (3) 语言表达能力、执行能力下降		

（续表）

失智症异常行为和精神症状（BPSD）	
异常行为和精神症状	（1）反复说同样的话或做同样的事 （2）有妄想 （3）情绪波动不定，有时候忧郁冷漠，有时焦躁不安。几天未见到老伴，就会烦躁不安
风险评估	
简易精神状态检查量表 （MMSE）	中度认知障碍
日常生活活动能力（ADL）	中度生活自理能力受损
跌倒评估表	中危跌倒风险
走失评估表	中危走失风险

任务实施

一、了解和评估老人情况

为保证王爷爷能够顺利地接受音乐疗法，小张对王爷爷的情况做了评估，汇总情况如表 6－13。

表 6－13　王爷爷情况汇总表

评估内容	评估结果
1. 认知功能情况	（1）王爷爷对于最近发生的事情记忆模糊；然而，他对于年轻时的工作和生活经历，尤其是担任公司董事长的那段时光，记忆却相对清晰；一些习惯和技能，如吹口琴，也有一定程度的保留 （2）注意力难以长时间集中，很容易被周围的环境因素所干扰 （3）王爷爷对于新的信息和知识的理解能力变弱，阅读能力有所下降，但仍能辨识和阅读歌单，只是在面对结构复杂的词语时，他有时会认错字 （4）王爷爷词汇量明显减少，在交流时会出现词不达意的情况，对复杂的语言内容理解困难 （5）在执行复杂的动作时会遇到困难，有时候会在中间的某个步骤出现混乱或者忘记接下来要做什么
2. 性格特点	性格外向，自尊心强
3. 兴趣爱好	吹口琴，唱歌（苏联老歌、邓丽君歌曲），跳舞（交谊舞）
4. 文化程度、退休前职业	大学本科、上市公司高管
5. 目前身体状况	（1）肢体活动正常，手指灵活性良好，能够握住口琴和按孔吹奏，可以进行单音吹奏，身体协调性良好 （2）血压、血糖水平正常，无其他身体不适 （3）视力和听力有所下降，睡眠状况不佳
6. 目前情绪状态	最近情绪不稳定，有时低落冷漠，有时烦躁不安
7. 活动中的风险	在活动过程中有可能出现情绪不稳定、烦躁发怒等现象，有跌倒的可能性

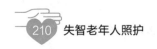

（续表）

评估内容	评估结果
8. 家属是否支持	老伴张奶奶希望通过非药物疗法干预手段,缓解王爷爷的症状。她愿意全力配合照护中心的相关工作
9. 照护人员对王爷爷情况的熟悉程度	照护中心的医护人员、护理员、社工对于王爷爷的情况都很熟悉

二、选择适合王爷爷的音乐曲目

1. 基于情绪驱动的音乐选择

当王爷爷处于烦躁情绪时,适合选择节奏缓慢、旋律柔和的音乐。例如,邓丽君的《恰似你的温柔》,其旋律轻柔舒缓,有助于缓解紧张、平复心情。

当王爷爷情绪低落,应选择节奏明快、旋律活泼的歌曲,如苏联老歌《红莓花儿开》,以激发他的积极情绪。动感的交谊舞曲,如《蓝色多瑙河》,能激发王叔叔对舞蹈的热情,吸引他的注意。

2. 基于个人兴趣和爱好的音乐曲目选择

王爷爷特别喜欢苏联老歌和邓丽君的歌曲,小张可以选择旋律悦耳的邓丽君的《小城故事》,也可以选择简单的口琴曲目,如《友谊地久天长》的口琴版。这类音乐王爷爷既熟悉又容易演奏,有助于他稳定情绪并积极参与音乐活动。

3. 基于情感记忆方面的选择

对于王爷爷的情感经历,虽然要避免提及离婚和再婚等负面经历,但可以选择一些关于亲情、友情或者美好爱情(非触及敏感点)的歌曲。例如:播放邓丽君的《我只在乎你》可稳定情绪,激发兴趣;《又见炊烟》可能让他回忆起美好往昔,唤起对故乡和青春的深刻记忆,改善情绪,找到情感慰藉。

4. 基于歌词内容方面的选择

王爷爷认知能力下降,因此选择易懂歌曲至关重要,应避免含义复杂或含有隐喻的歌词。例如,《月亮代表我的心》这类歌词直白、情感清晰的歌曲,有助于他理解和投入演唱。

三、指导王爷爷及其家属进行口琴伴奏唱歌练习的流程

1. 准备工作

（1）地点选择

选择失智症照护中心的音乐活动室,提前布置好环境,调节好温湿度。摆放三张舒适的扶手椅,呈品字形排列,中间放置一个木质茶几,周围放置绿萝点缀,营造出舒适、温馨的氛围。

（2）音乐选择

通过与王爷爷的交流,并综合考虑他的当前状况,包括歌曲的音域、演唱难度以及口琴演奏的复杂性等因素,小张最终决定选择邓丽君的经典歌曲《又见炊烟》。

（3）物品准备

① 在茶几上整齐摆放好两把精心调试过的口琴,确保音色纯正、音调准确且易于吹奏。

② 三份用大字号清晰打印的《又见炊烟》歌谱,歌谱纸张颜色柔和不伤眼。另外,准备好三杯温水。

（4）老年人情况

王爷爷活动当天身体状况良好,生命体征稳定,情绪稳定。小张在引导王爷爷如厕后,便带领他及其

老伴前往音乐活动室。

（5）音乐活动时间

上午 9:00—9:40,一共 40 分钟。

2. 开场与引导

小张进行开场,首先进行自我介绍并说明活动安排。接着根据王爷爷的回应情况,她可以采取积极回应、提及歌曲美好回忆及张奶奶的陪伴作用,来营造融洽氛围。（5 分钟）

话术举例如下。

小张:"王爷爷、张奶奶,早上好! 我是楼层管家小张,很高兴你们来到这个温馨又快乐的音乐小天地。今天咱们要一起用口琴伴奏,唱邓丽君的《又见炊烟》,时间大概是 40 分钟。"

若王爷爷有回应,小张便回应:"王爷爷,您一定很高兴,有您和张奶奶在,今天的音乐时光一定很棒。"若王爷爷反应平平,小张就轻声说:"王爷爷,我知道您一直喜欢这首歌,唱起来会带我们回忆美好时光。张奶奶,您在旁陪伴着,会使歌声更动听。"

3. 口琴示范与讲解

小张吹奏前奏并观察他们的反应,然后鼓励王爷爷重拾艺术技能,通过示范正确的握持和吹奏姿势,帮助他重拾舞台风采。（5 分钟）

话术举例如下。

小张:"王爷爷,您以前就擅长吹口琴,这次肯定能吹得好。来,咱先热热身。"小张拿起另一把口琴示范:"王爷爷,您像这样,左手握住这头,右手托住那头,把口琴靠近嘴唇轻轻含住,咱们一起找找以前演出时的那种状态。"

4. 引导王爷爷吹口琴

小张递给王爷爷口琴并鼓励他吹奏,同时观察以便提供帮助。王爷爷吹出声音时,小张夸赞并指导他如何改善吹奏。若王爷爷吹奏困难,小张耐心安慰并用他的成功经历鼓励他,然后再次示范。（10 分钟）

话术举例如下。

小张鼓掌:"王爷爷,第一声就响,真厉害! 您再吹吹,感受一下气流变化,让声音更稳,找找以前的感觉。"若王爷爷吹得不顺,小张安慰:"王爷爷,别着急,您放缓呼吸,像平时轻轻叹气,把气送进口琴。您以前表演那么成功,这挑战难不倒您,多试几次就好。"

5. 共同练习唱歌与口琴伴奏

小张提议开始唱歌并用口琴伴奏,邀请王爷爷、张奶奶加入。如果王爷爷忘记歌词或唱不准,小张耐心指导并鼓励他重复练习。同时,小张也鼓励张奶奶一起唱歌,称赞她的歌声。（10 分钟）

话术举例如下。

小张:"王爷爷、张奶奶,我们开始边吹边唱啦。我先唱,王爷爷您跟着。"小张清唱:"又见炊烟升起,暮色罩大地……"鼓励张奶奶参与唱,小张:"张奶奶,您唱歌太好听了,跟王爷爷一起唱简直绝配,就像真的专业歌手组合一样。"

6. 歌曲交流环节

小张暂停了音乐活动,建议大家休息一下,喝点水。他向王爷爷询问是否因唱歌勾起了对往昔的回忆,认真聆听王爷爷分享的往事,并适时提出问题。同时,小张鼓励张奶奶也分享自己的故事,并积极地参与互动。（5 分钟）

话术举例如下。

小张笑眯眯地跟他们说:"王爷爷,您刚才唱歌唱得好投入呀,是不是《又见炊烟》这首歌让您想起了以前的好日子啦? 您跟我们讲一讲呗。"然后对张奶奶说:"张奶奶,您肯定也和王爷爷一样,对这首歌有很多美好的回忆吧,也来和我们分享分享,听听您的故事呗。"

7. 结束环节

① 小张宣布活动结束,对王爷爷的表现予以赞扬,同时肯定张奶奶陪伴的积极作用。

② 询问两位对此次活动的感受,以及对活动形式和内容安排的看法或建议。

③ 预约下一次音乐活动时间和内容,送两位回房间休息。

结束环节5分钟。

话术举例如下:"王爷爷、张奶奶,今天音乐活动就结束啦。王爷爷,您今天在口琴吹奏和唱歌上表现超棒!张奶奶,有您陪伴,王爷爷状态特好,你们的感情真让人羡慕。下次音乐时光定在后天上午,还是这个地方。现在,我送你们回房休息吧。"

8. 总结与反馈

① 小张详细地记录了完整的活动流程、反馈意见和建议。这些记录有助于更好地分析训练效果并制定可持续活动计划。

② 张奶奶建议预先准备音乐资料,让王爷爷熟悉它们,并建议引入音乐节奏互动游戏,以提升王爷爷的节奏感和社交能力。

四、注意事项

① 在活动进行期间,小张需关注王爷爷的情绪波动和疲劳征兆。一旦察觉到这些迹象,应立即缩短活动时间,并给予安慰与支持。

② 在讲解口琴吹奏技巧或歌唱时,小张所提供的指导应简洁而明确。适度地给予鼓励并进行互动,以避免两位老人产生挫败感。

③ 在活动过程中,交流时的语调和音量,要温和、清晰,让他们能够轻松地听到和理解。

五、评价效果

① 活动期间,王爷爷精神状态良好,情绪稳定,他的言谈较之前丰富,也更愿意与人交流和表达。

② 王爷爷能够理解小张的提问并作出相应回答,回忆过去经历,他的认知能力在音乐与情感的刺激下有一定程度的激活与提升。

③ 王爷爷与小张和张奶奶互动良好,社交互动的主动性和质量都有所提升,家庭关系在音乐活动中得到进一步强化。

牛刀小试

在口琴伴奏唱歌活动结束后,小张与王爷爷和张奶奶定于后天上午继续进行音乐疗法。鉴于王爷爷对交谊舞的热爱,小张打算邀请同一楼层中擅长唱歌和跳舞的其他爷爷奶奶们,为他们组织一场音乐结合舞蹈的活动。在综合考虑旋律特性、歌词意义以及舞蹈的匹配度后,小张最终决定选用邓丽君的经典歌曲《月亮代表我的心》作为背景音乐。

任务:如果你是小张,你会如何策划来提高他们的参与度呢?

必备知识

一、音乐疗法的定义

音乐疗法以心理治疗为基础,运用音乐特有的生理、心理效应,使治疗对象借助音乐行为,经历音乐体验,从而消除心理障碍,恢复或增进身心健康。音乐与人们的日常生活紧密相连,音乐疗法也逐渐在精神疾病、心血管疾病、睡眠医学、失智症照护等多个领域得到广泛应用。

二、音乐疗法的类型及其作用

音乐疗法的类型及其作用见表 6-14。

表 6-14 音乐疗法的类型及其作用

类型	内容	作用
接受式音乐疗法	(1) 聆听歌曲。聆听经典老歌或与自然音效融合的音乐,如《东方红》《打靶归来》以及班得瑞的轻音乐 (2) 歌曲讨论。挑选喜欢或有共鸣的音乐,聆听后讨论歌词、特点和感受 (3) 音乐回忆。通过讨论歌曲,激发参与者回忆与音乐相关的感情经历,分享往事和情感 (4) 指导性音乐想象。播放特定音乐并念出引导语,帮助参与者想象自然美景,如溪流、草原、海洋等	(1) 唤起老年人的情感记忆,有助于他们回忆往事,稳定情绪,减轻焦虑和抑郁 (2) 自然音效能够营造出宁静的氛围,增强老年人的放松感 (3) 提升表达和交流能力
歌唱式音乐疗法	演唱简单的民歌(如《茉莉花》《浏阳河》等)、流行歌曲(如《小城故事》等)	唱歌有助于提升老年人的语言、呼吸和记忆能力。集体歌唱能促进社交,增强归属感,降低孤独感
演奏式音乐疗法	开展简单打击乐器(如木鱼、沙锤)演奏,简易键盘乐器弹奏	演奏乐器能改善老年人的手眼协调和动作精确度,增强专注力和反应能力。集体演奏可以增进团队协作与沟通
创作式音乐疗法	引导老年人用简单音符或节奏创作一段旋律或节奏型	激发老年人创造力和想象力,提升自我认同和成就感。创作中的思考和表达可改善认知功能,促进大脑活跃

三、指导失智老年人实施音乐疗法的流程

1. 前期评估

(1) 了解音乐背景

与老年人及其家属沟通,了解老年人喜欢的音乐类型、歌手、乐器等,以便挑选合适的音乐素材。

(2) 评估老年人

评估老年人认知能力和身体机能,包括记忆力、注意力、执行力、听力、视力及肢体灵活性等方面,以确保音乐活动的顺利进行。

2. 环境准备

(1) 地点选择

挑选安静、舒适、安全且无干扰的空间,大小适中,还可以适当装饰,营造音乐氛围。

(2) 设备材料

准备好音乐播放设备、合适的乐器、清晰的歌词本和乐谱。

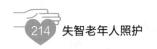

3. 音乐活动的实施阶段

（1）接受式音乐活动

播放与老年人的喜好和情绪需求相契合的音乐,引导他们放松身心,沉浸在回忆之中,并分享在聆听音乐时的感受以及情感记忆。

（2）歌唱式音乐活动

选择简单易懂的歌曲,引导老年人一起唱;在唱歌时,用打拍子等方法帮助老年人掌握节奏,引导他们跟随节奏唱歌,提高他们的节奏感和参与感。

（3）演奏式音乐活动

根据老年人的能力,提供木鱼、手铃等乐器,并在演示其使用方法后,鼓励他们随着音乐演奏,以提升肢体协调和节奏感。

（4）音乐创作式活动

引导有一定基础的老年人创作节奏或旋律,激发创造力与自我表达。

（5）鼓励和关注

在活动中,观察老年人的情绪和参与度,适时调整活动内容和节奏。给予及时肯定和赞扬,通过鼓励、眼神交流或适当身体接触来增强他们的自信和成就感。

4. 结束与总结阶段

（1）活动结束

以柔和的方式结束活动,帮助老年人收拾物品,引导老年人回到舒适的休息状态。

（2）效果总结与调整

记录老年人表现,总结活动效果,根据情况调整下一次音乐活动的计划。

四、不同程度失智老年人音乐疗法的开展

1. 针对轻度失智老年人

（1）音乐疗法开展方式

① 注重倾听与交流。挑选一些难度适中的音乐,如经典电影配乐或叙事歌曲,播放后与老年人讨论其情节和感受,以提高他们的思维和语言表达。

② 鼓励简单创作。鼓励老年人参与基础的音乐创作活动,可以引导他们以熟悉的旋律为基础,进行节奏上的创新或对歌词进行改编。

③ 组织合唱与小型合奏。组织小型合唱或合奏,选择适中难度曲目,如简单二声部合唱。这有助于老年人提高社交和音乐素养。

（2）提高配合度和参与度的方法

① 增加趣味性和成就感。设置小奖励或表扬环节,当老年人成功完成一项音乐任务时,给予赞美或小礼品。

② 利用竞争意识。组织小组间的音乐竞赛,如合唱对决和个人才艺比赛等,激发老年人之间的竞争意识,提高他们参与的积极性。

2. 针对中度失智老年人

（1）音乐疗法开展方式

① 倾听往昔。播放那些他们耳熟能详的老曲目,激发情感记忆的复苏。在播放的同时,适时提出相关问题,如:"您还记得第一次听这首歌是在什么时候吗?"这样的提问有助于老年人加强记忆。

② 选择旋律简单易唱的歌曲,如《茉莉花》,引导老年人跟唱,同时提供基础打击乐器,如木鱼、沙锤、

让老年人按节奏敲打,锻炼身体协调性。

(2)提高配合度和参与度的方法

① 个性化引导。根据老年人的喜好和记忆点进行个性化引导。如果老年人特别喜欢某位歌手,应多播放该歌手的曲目,并以其背后的故事来激发老年人的参与热情。

② 陪伴式参与。音乐治疗师或家属与老年人共同参与音乐活动,如一同唱歌、演奏乐器,为他们提供情感上的支持。

3. 针对重度失智老年人

(1)音乐疗法开展方式

① 感官刺激为主的聆听。播放结合自然音效的音乐作品,既放松又节奏明快。音乐音量要适中,主要通过节奏和音色激发感官体验。

② 简易肢体活动。伴随着音乐的节拍,引导老年人进行一些基础的肢体动作,如拍手和摇摆身体。

(2)提高配合度和参与度的方法

① 营造舒适氛围。在舒适、安静、熟悉的环境中开展音乐活动,减少外界干扰,让老年人感到放松。

② 重复与耐心引导。反复播放同一首乐曲,耐心地引导他们参与一些简单的动作。每次活动的持续时间应保持适中,循序渐进地提升他们的参与程度。

五、实施音乐疗法时的注意事项

① 安全保障。确保场地及乐器的安全性,预防老年人跌倒和受伤。

② 满足个性化需求。根据老年人的音乐偏好和感官倾向挑选适宜的音乐及活动形式。为具有不同认知和身体能力的老年人提供合适的音乐活动和乐器选择。

③ 时间控制。合理安排活动时间和休息时间,防止老年人疲劳。

④ 音量和节奏控制。控制音乐音量适中,根据老年人状态和活动目的调整音乐节奏。

⑤ 专业性及与家属的协作。最好是由具备专业资质的音乐治疗师或经验丰富的医护人员来实施,同时积极鼓励家属参与。

 小贴士　　　　　　　　　**传统音乐疗法**

音乐疗法在我国虽然起步较晚,其理念却有着悠久的历史,可以追溯至数千年前。通过查阅我国古代的历史著作可以发现,早在两千多年前,《黄帝内经》中就已经出现了"金匮真言论"的记载,将五音(角、徵、宫、商、羽)与五脏(肝、心、脾、肺、肾)、五志(怒、喜、思、忧、恐)紧密联系在一起。此外,诸如《史记》《左传》《吕氏春秋》等众多经典古籍,也对音乐疗法的功效及其应用实例进行了详尽的阐述。

适合失智老年人音乐疗法的乐器

根据失智老年人的状况选用合适乐器,开启音乐疗愈之旅。打击类如木鱼、沙锤、手铃,操作简便,锻炼手眼协调;吹奏类如口琴、竖笛,可练呼吸与专注力;弹拨类如尤克里里、里拉琴,增强手部精细动作。

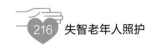 **拓展训练**

姓名:孟奶奶

年龄:66 岁

文化程度:初中

曾经的职业:个体户,曾在兰州经营旅馆

性格:个性外向,待人热情,喜热闹

兴趣爱好:唱歌、跳舞、拍照

疾病史:阿尔茨海默病

失智症程度:轻度

情境:孟奶奶在某失智症照护中心居住半年,每周女儿探望一次。她身体活动正常,视力、听力良好,喜欢照护人员称呼其为孟阿姨。她偏好鲜艳颜色,对不喜欢的衣物可能不穿或丢弃。注重个人形象,喜欢佩戴发箍,享受别人赞美。热爱节奏感强的音乐,能打拍子,每当音乐响起,她就能唱能跳。尽管她的舞蹈动作总是那么几个固定的姿势,但她能引导其他老人参与活动,对活动积极热情。若被强迫做不愿意的事,会假装头晕不舒服。平时会频繁地到处吐口水。

任务:课后分组讨论情境脚本,写出适合孟阿姨的音乐疗法计划,并进行角色扮演。

 练一练

扫码进行在线测验。

任务 5　组织失智老年人开展室内团体活动

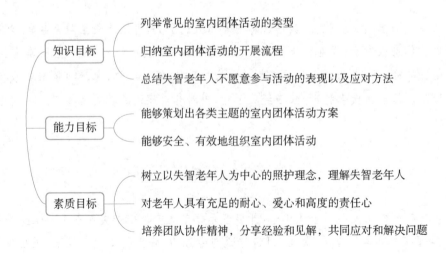 **学习目标**

知识目标
- 列举常见的室内团体活动的类型
- 归纳室内团体活动的开展流程
- 总结失智老年人不愿意参与活动的表现以及应对方法

能力目标
- 能够策划出各类主题的室内团体活动方案
- 能够安全、有效地组织室内团体活动

素质目标
- 树立以失智老年人为中心的照护理念,理解失智老年人
- 对老年人具有充足的耐心、爱心和高度的责任心
- 培养团队协作精神,分享经验和见解,共同应对和解决问题

情境任务

在爱心养老机构的 2 楼失智症专区,共有 5 位老人入住。为了改善老人的生活状态,增强他们的认知

能力、社交互动以及生活乐趣,社工小肖、楼层管家小张和护理员小王共同商议,决定组织一场名为"水果超市"的室内团体活动。

问题:

1. 为保障活动的顺利开展,请小肖制定一份"水果超市"室内团体活动计划安排。

2. 在活动当天,小肖、小张和小王应如何协作,实施这场"水果超市"室内团体活动?

健康档案

表6-15 5位老人的基本信息

基本信息(赵奶奶)			
姓名	赵奶奶	性别	女
出生年月	1950年2月	文化程度	初中
身高/体重	160 cm/55 kg	入住机构时间	1个月
婚姻状况	丧偶	退休前职业	小学教师
经济来源	退休金、儿女支持	家庭成员	1个儿子,1个女儿
性格特点	性格外向、健谈	家属探视频率	儿女工作繁忙,看望较少
最自豪的事情	桃李满天下,很多教过的学生每年都来看望她		
其他	喜欢照护人员称呼她为赵老师		
兴趣爱好	读书、听戏、写书法		

基本信息(王奶奶)			
姓名	王奶奶	性别	女
出生年月	1953年6月	文化程度	大学
身高/体重	163 cm/55 kg	入住机构时间	6个月
婚姻状况	已婚	退休前职业	高中数学教师
经济来源	退休金、女儿支持	家庭成员	2个女儿
性格特点	性格内向、经常小心翼翼	家属探视频率	女儿每周都来看望
最自豪的事情	培养出了很多优秀学生		
其他	喜欢照护人员称呼她为王老师		
兴趣爱好	画画、书法		

基本信息(刘奶奶)			
姓名	刘奶奶	性别	女
出生年月	1950年1月	文化程度	小学
身高/体重	159 cm/57 kg	入住机构时间	9个月
婚姻状况	丧偶	退休前职业	文具店售货员
经济来源	退休金	家庭成员	1个儿子及儿媳,1个孙子

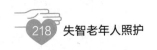

（续表）

性格特点	性格外向	家属探视频率	儿子偶尔看望
最自豪的事情	最佳售货员		
其他	喜欢打听别人的八卦		
兴趣爱好	聊天、看电视		
基本信息（李爷爷）			
姓名	李爷爷	性别	男
出生年月	1949 年 4 月	文化程度	大学
身高/体重	173 cm/66 kg	入住机构时间	8 个月
婚姻状况	丧偶	退休前职业	林业局干部
经济来源	退休金、女儿支持	家庭成员	1 个女儿及女婿，1 个外孙
性格特点	性格外向、喜欢与人沟通	家属探视频率	女儿经常看望
最自豪的事情	是参与塞罕坝机械林场建设的第一代大学生		
其他	喜欢给别人讲他植树造林的故事		
兴趣爱好	种花、种草、听戏		
基本信息（丁爷爷）			
姓名	丁爷爷	性别	男
出生年月	1948 年 7 月	文化程度	小学
身高/体重	178 cm/75 kg	入住机构时间	10 个月
婚姻状况	丧偶	退休前职业	造纸厂工人
经济来源	退休金，女儿支持	家庭成员	2 个女儿，2 个外孙
性格特点	性格内向	家属探视频率	女儿偶尔看望
最自豪的事情	大女儿考取名牌大学		
其他	特别喜欢外孙，每次跟外孙打电话就会很开心		
兴趣爱好	看电视		

表 6－16　5 位老人的疾病史、服用药物及日常生活情况

姓名	疾病史	服用药物	日常生活
赵奶奶	阿尔茨海病 1 年；高血压 20 年；糖尿病 5 年	尼莫地平片、阿卡波糖片、脑复康片	饮食：普食，喜欢吃肉 排泄：需要提醒并引导 睡眠：入睡困难，晚上 22:00 入睡
王奶奶	阿尔茨海默病 2 年；高血压 10 年	尼莫地平片、盐酸美金刚片	饮食：普食，喜欢吃素 排泄：需要提醒并引导 睡眠：正常

（续表）

姓名	疾病史	服用药物	日常生活
刘奶奶	阿尔茨海默病1年;高血压15年;糖尿病10年	苯磺酸氨氯地平片、盐酸二甲双胍缓释片、脑复康片	饮食:普食 排泄:需要引导 睡眠:正常
李爷爷	阿尔茨海默病2年;高血压30年;慢性阻塞性肺疾病15年	苯磺酸氨氯地平片、硫酸沙丁胺醇片、脑复康片	饮食:普食,清淡 排泄:正常,需要引导 睡眠:正常
丁爷爷	阿尔茨海默病2年;高血压25年;糖尿病15年	苯磺酸氨氯地平片、盐酸二甲双胍缓释片、盐酸美金刚片	饮食:普食 排泄:需要引导和协助 睡眠:睡眠欠佳,起夜3～4次

表6-17 5位老人的失智症核心症状、异常行为和精神症状等信息

姓名	失智症核心症状	失智症异常行为和精神症状（BPSD）	其他评估
赵奶奶	(1) 记忆力下降 (2) 定向力下降 (3) 计算力下降	(1) 会有反复询问的行为 (2) 偶尔会因为一点小事发火骂人,有激越行为	(1) MMSE:轻度认知障碍 (2) ADL:轻度生活自理能力受损 (3) 中危走失风险 (4) 中危跌倒风险
王奶奶	(1) 记忆力下降 (2) 定向力下降 (3) 注意力下降	坐立不安	(1) MMSE:轻度认知障碍 (2) ADL:轻度生活自理能力受损 (3) 中危走失风险 (4) 高危跌倒风险
刘奶奶	(1) 记忆力下降 (2) 计算力下降	(1) 怀疑别人说她坏话 (2) 重复卷起衣角 (3) 攻击行为	(1) MMSE:轻度认知障碍 (2) ADL:轻度生活自理能力受损 (3) 中危跌倒风险 (4) 冲突风险
李爷爷	(1) 记忆力下降 (2) 定向力下降 (3) 计算力下降 (4) 注意力下降 (5) 执行能力下降	幻觉	(1) MMSE:中度认知障碍 (2) ADL:中度生活自理能力受损 (3) 中危走失风险 (4) 中危跌倒风险
丁爷爷	(1) 记忆力下降 (2) 定向力下降 (3) 注意力下降 (4) 计算力下降 (5) 执行能力下降 (6) 语言能力下降	(1) 白天睡觉,晚上起床游走 (2) 大部分时间情绪低落,拒绝照护	(1) MMSE:中度认知障碍 (2) ADL:中度生活自理能力受损 (3) 高危走失风险 (4) 高危跌倒风险

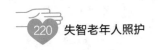

任务实施

一、了解和评估老人情况

针对团体活动老人，照护人员进行详细了解，汇总情况如表6-18。

表6-18 室内团体活动老人的情况汇总表

评估项目		评估结果				
		赵奶奶	王奶奶	刘奶奶	李爷爷	丁爷爷
性格特点		外向	内向	外向	外向	内向
精神状态		良好	良好	良好	良好	欠佳
情绪状态		易发火骂人	时有焦虑	不稳定	稳定	较低落
身体状况	视力	正常	下降	正常	正常	下降，看不清物品
	听力	左耳听力下降	正常	下降，需大声交流	下降，需大声交流	正常
	肢体活动	四肢活动良好	四肢活动良好	四肢活动良好	四肢活动良好	四肢活动良好
	生命体征	正常	正常	正常	正常	正常
认知功能情况	记忆力	下降，易忘记刚说过的话	下降，常重复说过的话	下降，常忘记刚做过的事情	下降，常忘记吃过饭	下降，易忘记刚说过的话
	定向力	下降，有时找不到厕所	下降，偶尔找不到厕所	正常	下降，找不到房间和厕所	下降，找不到厕所和房间
	注意力	正常	下降，坐立难安，不能长时间做一件事情	正常	下降，不能长时间做一件事情	下降，常分神
	判断力	正常	正常	正常	正常	正常
	计算力	下降，计算2位数加减乘除有困难	正常	下降，计算2位数加减乘除有困难	下降，计算2位数加减乘除有困难	下降，计算2位数加减乘除有困难
	执行能力	正常	正常	正常	下降，有时做事步骤会忘记	下降，有时做事步骤会混乱
	语言能力	正常	正常	正常	正常	下降，简单言语可沟通
风险情况	跌倒风险	中危	高危	中危	中危	高危
	走失风险	中危	中危	无	中危	高危
	冲突风险	有	有	有	无	无

二、制定室内团体活动计划

社工小肖从活动名称、活动目的、人员安排和分工、活动地点、所需道具、活动分工、活动流程、老人角色分工等方面进行安排。安排表如表6-19。

表6-19 水果超市团体活动计划安排表

内容	具体安排
活动名称	水果超市
活动目的	(1) 改善认知功能 (2) 改善心理状态,提高生活兴趣,愉悦心情 (3) 通过各种角色扮演,提高生活自理能力 (4) 促进交流,增强自信心,改善社会交往能力
人员安排和分工	(1) 社工小肖(活动引导员):主要负责整体活动流程的把控与引导 (2) 楼层管家小张(超市协助导购员):与刘奶奶一起负责在模拟水果超市区域内为顾客介绍水果种类、特点、价格等信息,协助顾客挑选水果,并引导他们正确拿取和放置水果 (3) 护理员小王(收银协助员):在收银台处与王奶奶一起为顾客办理结账手续,处理交易过程中的各种情况
活动地点	多功能室,宽敞明亮,温湿度适宜
活动时间	下午14:00—14:30
所需道具	桌子,椅子,钱包(3个),模拟钱币(1元硬币20个,5元纸币4张,10元纸币10张,50元纸币2张,100元纸币1张),模拟收银台,计算器,喇叭,篮子,水果名称和价目表,模拟水果(香蕉、苹果、梨、西瓜、葡萄、桃、猕猴桃、荔枝、芒果、橘子、山竹、菠萝等),购物清单3份 购物清单1:2个红苹果+2个梨,共计18元 购物清单2:5根香蕉+1串葡萄,共计12元 购物清单3:1袋荔枝+5个山竹,共计23元
老人角色分工	收银员:王奶奶 超市导购员:刘奶奶 顾客1:赵奶奶(钱包里有50元纸币1张,带购物清单1) 顾客2:李爷爷(钱包里有10元纸币2张,带购物清单2) 顾客3:丁爷爷(钱包里有100元纸币1张,带购物清单3)
活动流程	(1) 小肖介绍本次活动的要求和流程 (2) 在小肖、小张和小王的帮助下,5位老人进行角色扮演,水果超市准备开张 (3) 赵奶奶、李爷爷和丁爷爷根据购物清单,依次提着篮子进入超市挑选水果 (4) 刘奶奶和小张负责为顾客介绍水果的种类,并介绍每种水果的价格 (5) 在15分钟之内,3位顾客分别找到购物清单上所需水果种类和个数 (6) 3位顾客拿着购买的水果去收银处,收银员王奶奶和小王计算总价,并完成收费和找零
总结反馈	(1) 带领老人分享活动感受 (2) 将活动内容,制作短视频分享到家属群

三、"水果超市"团体活动的实施流程

1. 介绍成员

小肖、小张和小王分别进行自我介绍,并与参与活动的5位老人热情打招呼,建立信任关系。

2. 分配角色

活动引导员:小肖;超市导购员:刘奶奶和小张(协助导购);顾客:赵奶奶、李爷爷和丁爷爷;收银员:王奶奶和小王(协助收银)。

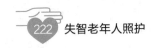

3. 介绍活动内容及流程

小肖用通俗易懂的语言向5位老人介绍即将进行的水果超市活动。

① 每位老人进行水果采购的时间是15分钟。

② 赵奶奶、李爷爷和丁爷爷分别按照购物清单挑选水果,刘奶奶和小张负责介绍水果种类和价格,3位顾客分别购齐水果后,到收银台由王奶奶和小王进行结算。

③ 活动约30分钟,开始前确认老人理解流程与角色安排,并询问需求。

4. 活动过程

(1) 示范环节

小肖给老人们示范如何挑选水果,如何进行结算的过程,以及在水果超市进行购物的路线;小张和刘奶奶一起摆放了模拟水果以及设置价格标签;小王带领王奶奶熟悉收银机的使用方法。

(2) 购物和结账环节

① 首先,赵奶奶带着购物清单到水果货架前挑选水果。很快赵奶奶就找到了苹果,并询问了价格。但刘奶奶站在赵奶奶左侧跟她讲话的时候,赵奶奶听不清楚刘奶奶讲话,反复询问了好几遍。这时候小张忽然想到赵奶奶左耳听力下降,随即站在赵奶奶的右侧讲话,赵奶奶就听清楚了,并迅速挑选好了2个红苹果和2个梨。小王引导王奶奶计算了账单,共计18元,王奶奶和小王帮助赵奶奶结账并找回32元。

② 接下来是李爷爷挑选水果。李爷爷拿着清单走近水果超市门口,突然站住不动了,小肖上去询问,发现李爷爷忘记了自己在哪里。小肖安慰了李爷爷,并指向水果摊位,告知李爷爷这里是水果超市,他在进行水果采购,李爷爷才回忆起来。李爷爷走到水果货架前询问了每根香蕉的单价和1串葡萄的价格,小张知道李爷爷双耳听力有点下降,所以提高音量给李爷爷介绍水果。很快,李爷爷就选好了5根香蕉和1串葡萄,共计12元。王奶奶和小王帮助李爷爷结账并找回8元。

③ 最后丁爷爷带着购物清单来挑选水果。丁爷爷要购买的是1袋荔枝和5个山竹,但由于丁爷爷视力下降,看不清楚,把猕猴桃当成了山竹,刘奶奶看到了连忙阻止他,告诉他不是山竹,但丁爷爷觉得就是山竹,两个人争执了起来。这时候,小张上前把山竹和猕猴桃给丁爷爷进行了讲解,并让丁爷爷仔细看了看水果的外观,摸了摸水果的触感。丁爷爷终于意识到自己拿错了水果,重新将猕猴桃换成了山竹。王奶奶在给丁爷爷结账的时候,看不清楚纸币的金额,将100元当成了50元,小王及时发现了这个问题,并给予了纠正。

(3) 结束环节

① 小肖首先对爷爷奶奶们在活动中的参与表示了诚挚的谢意。肯定了每位老人对活动的支持,并对他们在活动中所展现出的配合给予赞扬。

② 随后,小肖鼓励爷爷奶奶们分享自己的体验和感受,让他们讲述在活动中的收获,促进彼此之间的沟通和理解。

③ 小张和小王清点总人数,确保人数到齐后送爷爷奶奶们回房间休息,随时观察老人的身体状况,并及时给老人补充水分。

④ 小肖清理活动场地,整理"水果超市"活动的道具和用物,为下一次活动做好准备。

5. 活动总结与反馈

① 小肖记录老人在活动中的参与情况、情绪反应和身体状况等信息,并收集他们对于"水果超市"活动的反馈,优化下次活动。

② 家属群反馈:小张将活动情况、现场照片、视频发送至每位参与活动老人的家属群。

发送话术如下(以赵奶奶为例):"赵奶奶的家属,你们好!今天下午奶奶参加了机构'水果超市'的活动!'水果超市'这项室内活动不但可以提高奶奶的认知功能,也能提高她的生活自理能力,同时还能增进奶奶与其他老人的情感联系,活动开展得非常成功。奶奶在活动中的表现也非常棒,快速地找到了水果并且计算也很准确,奶奶在活动中也很开心。你们请放心,我们会继续为奶奶组织更多这样的活动,让她在快乐中保持身心健康,如果你们有任何建议或想法,欢迎随时与我们联系。谢谢!"

四、"水果超市"活动的注意事项

1. 环境安全

活动场地要宽敞无障碍,活动物品摆放齐整,高度适中;地面须防滑,确保老人行动安全。

2. 物品选择

水果模型应无尖锐边角、大小适中、材质无毒;购物篮要轻便易用,提手圆润,保障使用便利与安全。

3. 购物引导

采用易懂语言、放慢语速讲解购物流程,重复关键信息并示范;尊重老人购物节奏与选择,不强行纠正。

4. 情绪关注

随时留意老人情绪,老人焦虑烦躁时须及时安抚。

5. 鼓励肯定

要充分鼓励和肯定老人在活动中的表现,提高老人参与活动的积极性和收获感。

五、评价效果

"水果超市"团体活动取得了显著成效,5 位老人心情愉悦,情绪稳定,未出现任何身体不适,积极参与互动。这次活动加强了 5 位老人与照护人员间的情感联系,并增进了他们之间的沟通和交流,有助于提高认知功能和日常生活自理能力。

牛刀小试

"水果超市"活动顺利结束后,楼层管家小张向家属群反馈了情况,家属们对此表示满意,并希望增加更多的室内团体活动。因此,社工小肖、楼层管家小张和护理员小王共同讨论下周的室内团体活动安排。

任务:请帮他们拟定一份为期一周的室内活动安排表。

必备知识

一、室内团体活动的设计原则

1. 安全性原则

(1)环境安全

活动场地需宽敞、干净,无障碍,地面防滑以避免老年人跌倒。室内温度和湿度应适宜。

(2)活动安全

活动应充分考虑老年人的身体和认知水平,避免剧烈或复杂、可能导致伤害的活动。所有活动物品须确保安全。

2. 适应性原则

(1)认知能力适宜

设计活动时应考虑老年人的喜好和认知水平,活动难度应适合失智老年人的认知能力,对认知衰退严重的老年人设计简单重复的活动,认知能力较好的老年人可以适当增加活动复杂性。

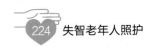

（2）身体能力适宜

充分考虑老年人的身体机能,如行动能力、灵活性和耐力等。活动时间一般控制在 45~60 分钟较为合适,避免老年人过度疲劳。

3. 简洁明了的原则

（1）活动规则应简洁明了,避免复杂的逻辑和多余的限制。通过少说多示范,可以更直观地呈现活动规则。

（2）活动流程应尽量简化,以缓解老年人的记忆负担和挫败感。

4. 趣味性与多样性原则

① 选择老年人感兴趣的主题和内容。例如,分享老照片、合唱经典老歌等活动,能够唤起他们美好的回忆,让他们更积极地参与。

② 活动形式要多样化,可以包括艺术创作、音乐舞蹈、分享故事等多种形式,避免活动单调乏味。

二、常见的室内团体活动类型及其作用

失智老年人常见室内团体活动包括益智类活动、艺术创作类活动、音乐类活动、社会互动类活动等,其作用如表 7 - 20。

表 6 - 20 常见的室内团体活动类型及其作用

活动类型	活动内容（举例）	作用
益智类	1. 简单拼图游戏 选择图案简单、块数较少的拼图,如以水果、动物等为图案的拼图。老年人可以分组进行拼图比赛 2. 数字记忆游戏 方法 1:让老年人先看一组简单的数字（3~5 个数字）,然后在一定时间后回忆这组数字 方法 2:从 1 开始按顺序说数字,逢 3 或 3 的倍数就拍手	延缓认知衰退、提升认知功能和社交互动能力
艺术创作类	1. 树叶粘贴画活动 搜集不同树叶,利用它们独特的形状和颜色,通过剪接等手法,创作出富有创意和自然美的艺术作品 2. 绘画填色 提供一些简笔画,如花朵、房子图画,让老年人用彩笔进行填色	锻炼老年人的手部精细动作能力,激发老年人的创造力和想象力
音乐类	1. 合唱活动 选择一些老年人熟悉的经典歌曲,如《茉莉花》《东方红》等,伴随音乐进行集体合唱 2. 简单乐器演奏 提供基础的打击乐器,如木鱼、沙锤等,让老年人跟着音乐的节奏进行演奏	改善老年人的情绪状态、唤起记忆、增强社交互动
社交互动类	1. 故事分享会 鼓励老年人轮流讲述自己的人生故事、回忆过去的经历 2. 模拟购物游戏 设置模拟商店,摆放商品模型或实物,让老年人扮演顾客和售货员进行交易	锻炼老年人的语言表达能力和生活中的基本社交技能

三、组织室内团体活动的流程

1. 活动前期准备阶段

（1）评估

照护团队深入了解老年人的兴趣爱好、身体状况、认知程度以及过往参与活动的经历等。

（2）制定活动计划

① 确定活动主题，主题应具有吸引力和亲和力。

② 根据评估结果制定活动的难度、时长和形式。总时长控制在 45～60 分钟。

③ 设计具体的活动内容和环节，遵循简单、有趣、互动性强的原则。

④ 制定详细的活动流程和时间表，安排每个环节的起止时间，并合理安排休息间隔，避免老年人过度疲劳。

（3）人员组织与培训

确定活动组织者，协助人员（如护理员、志愿者等）的分工与职责。组织者负责把控活动整体节奏、引导互动和讲解规则；护理员负责保障老年人身体安全，留意老年人身体状况变化；志愿者协助老年人参与活动，鼓励他们积极互动交流。

（4）场地布置与物品准备

选择宽敞、明亮、安全且熟悉的室内场地。准备好充足的活动物品和道具。此外，备好饮用水、纸巾、急救箱等物品。

2. 活动实施阶段

（1）活动开场阶段

① 活动组织者热情欢迎并介绍自己及工作人员，让老年人感受到关怀和安全感。

② 用简单易懂、生动形象的语言介绍活动的主题、目的和大致流程，激发老年人的兴趣和好奇心。

③ 进行简单的开场热身活动，如一起做音乐律动操，帮助老年人放松心情，更好地融入活动氛围。

（2）主体活动开展阶段

① 按照活动流程依次进行各个环节，在每个环节中，组织者和协助人员要积极引导、鼓励老年人参与和互动。

② 适时地给予老年人肯定与鼓励，关注到每位老年人的个体需求，以增强他们的自信心和成就感。

③ 在活动过程中，若老年人表现出情绪波动或身体不适等情况，应立即采取安抚措施并妥善处理。

（3）休息与互动阶段

① 按照预定时间安排休息，让老年人休息片刻并补充水分。

② 可以组织一些简单的互动活动，如一起唱歌、表演节目等，保持活动的连贯性和趣味性。

（4）活动结束阶段

① 活动结束后，组织者总结并分享活动亮点，同时邀请老年人分享他们的收获和体验。

② 对老年人在活动中的表现给予充分肯定和感谢，颁发一些小奖品。

③ 清点物料，可以邀请老年人一起帮忙整理。

④ 有些老年人会将道具收为己有或者带回自己的房间，照护人员应避免强行取回，处理技巧如下：

委婉借取法。向老年人提出借用道具的请求，例如："奶奶，我急需这个道具来准备下一场活动，您能先借给我吗？"

趁睡取回法。在老年人入睡时取回物品，能有效规避其清醒时可能产生的抵触情绪，避免正面冲突。

规则引导法。耐心和老年人沟通活动的道具需要统一存放，便于下次活动取用。其间可以通过举例或者指向存放道具的地方，让老年人更直观地理解规则。

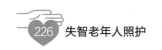

提供替代物品法。提供老年人喜欢的替代品,转移其注意力,使其愿意放下不应带走的物品。

兴趣转移法。用他们感兴趣的事情转移注意力。

自然拿回法。等待一个合适时机,悄悄取回道具。例如,当老年人做其他事情或者洗澡时,照护人员可趁机收好道具。

(5)活动评价与总结阶段

① 反馈与效果评价。观察老年人在活动后的情绪状态、行为表现等,评估活动对他们情绪和社交互动的影响。

② 讨论与总结。组织活动工作人员(组织者、护理员、志愿者等)进行讨论,分享活动过程中的经验与问题,总结活动的优点与不足之处。

③ 记录与改进。记录活动流程,依据总结报告制定改进计划,针对问题提出改进措施,为下次类似活动提供参考。

四、失智老年人不愿意参与活动的表现

1. 行为方面

(1)回避行为

活动开始前,老年人可能会刻意远离活动场地,回到自己的房间或者走到其他区域。在活动中,他们可能找借口离开,声称要回房取物或者睡觉,但往往不再回来。

(2)身体抗拒

他们可能会表现出身体上的抗拒。例如:当照护人员尝试牵起他们的手时,他们会用力挣脱;在被安排坐在座位上后,会马上站起来,不愿意坐下参与。

(3)推开或者不断放下物料

老年人坐下时,常常会推开活动物料或反复拿起放下,有些甚至把道具直接扔出去,脸上带着不高兴的表情。

(4)东摸西摸、注意力分散

坐在活动现场,不专注于活动内容,不断摆弄自己的衣物或触摸周围物品等。

(5)注意力不集中

老年人目光不集中,关注其他参与活动的老年人,同时可能说着与活动无关的话题。

(6)阻止他人参与活动

通过身体动作阻止其他老年人参与,表现出对活动的抵触或干扰。

(7)打瞌睡

有些老年人在活动中打瞌睡,可能表明他们缺乏兴趣或者精力不足。

2. 言语方面

(1)直接拒绝

直接表达不参与活动的意愿,拒绝邀请时坚定明确,如回答"不参加"或"不感兴趣",无论照护人员如何劝说,都坚持拒绝。

(2)找借口推脱

他们会编造各种理由来避免参与活动,而且说得有模有样。例如,说自己身体某个部位不舒服,或者说有其他重要的事要做等。

(3)言语抵触情绪

在被劝说参与活动时,除了用语言表示拒绝,还可能带有抵触情绪,如说"我不想参加,别再叫我了"。

3. 情绪和心理方面

① 可能会表现出消极的态度,如抱怨、情绪低落、保持沉默、表情冷漠等,不愿意参与。

② 参与活动时可能出现情绪波动,包括焦虑、坐立不安、烦躁、愤怒、冲身边的人发脾气,影响周围其他老年人。

③ 有些老年人担心活动收费而不愿意参加,可能源于不信任或焦虑。他们有时表现出恐惧和猜疑,担心参加活动时有人会伤害他们。

五、吸引失智老年人参加活动的方法

吸引失智老人参加活动的常见方法如表6-21。

表6-21 吸引失智老年人参加活动的方法

要点	具体方法
适应能力水平	确保活动的难度与老年人的认知水平和身体能力相匹配。若活动设计过于简单,可能会导致他们感到乏味;反之,若过于复杂,则可能引发他们的挫败感
个性化活动	依据老年人的个人兴趣、爱好以及他们过往的职业经历来设计活动
适应生活习惯	选择老年人精力最旺盛的时段安排活动,以适应他们的生物节律
告知免费	照护人员要直接、清楚地告诉老年人活动是免费的,让他们放心
益处强调	向老年人解释参与活动的好处不仅仅是娱乐,还对他们的身体和认知有帮助
营造舒适氛围	确保活动环境安静、光线适宜、温湿度舒适,避免噪声和干扰
道具和座位安排	根据每位老年人情况准备好合适的活动道具,并将道具提前摆放好。同时,为有固定座位偏好的老年人安排好其专属座位
渐进式参与	如果老年人对参与活动感到犹豫,可以先让他们观看活动,然后逐渐鼓励他们加入
简单明了的指导	采用简洁明了的语言和明确的步骤来指导活动
视觉辅助	利用图片、模型或其他视觉辅助工具来解释活动内容和步骤,帮助老年人更好地理解
灵活调整	灵活转换活动形式:个体与团体转换、动静结合转换 调整活动内容:灵活更换主题,简化活动流程,增加互动环节
正向鼓励	在活动过程中,积极地给予老年人反馈和鼓励,以增强他们的参与感和成就感,同时遵循零挫败原则
社交互动	鼓励老年人与家人、熟悉的朋友或照护人员共同参与活动
奖励法	为参与活动的老年人提供小奖励,如他们喜欢的小零食、徽章、卡片等

📖 **拓展训练**

综合考虑5位老人的当前状况,并征询了他们的意见,小肖精心策划了下一周的室内活动计划。根据该计划,周一安排了以二十四节气为主题的贴画创作活动,每位老人都将挑选一个节气的图片,自由发挥进行贴画创作。

任务:请以小组形式合作,设计活动中的游戏,并进行角色扮演。

在线测验

练一练

扫码进行在线测验。

任务 6　组织失智老年人开展户外团体活动

学习目标

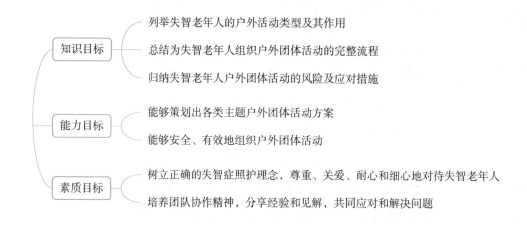

知识目标
- 列举失智老年人的户外活动类型及其作用
- 总结为失智老年人组织户外团体活动的完整流程
- 归纳失智老年人户外团体活动的风险及应对措施

能力目标
- 能够策划出各类主题户外团体活动方案
- 能够安全、有效地组织户外团体活动

素质目标
- 树立正确的失智症照护理念，尊重、关爱、耐心和细心地对待失智老年人
- 培养团队协作精神，分享经验和见解，共同应对和解决问题

情境任务

10 月这个阳光灿烂、气候宜人的季节，非常适合进行户外活动。经过与护理部主任的沟通，并查阅了居住在二期四楼老人的健康档案后，社工小肖计划于明天在机构的户外场所举办一场彩虹伞团体活动。此次活动邀请了四楼的 6 位轻度失智老人参与，他们也愿意参与该户外活动。社工部的小肖、楼层管家小张以及护理员小王将共同负责这次户外彩虹伞团体活动。

问题：

1. 为确保活动顺利进行，小肖应如何制定一份户外彩虹伞团体活动计划？

2. 在活动当天，小肖及其团队应该如何实施彩虹伞活动？

3. 在活动期间，有哪些注意事项？

健康档案

表 6-22　6 位老人基本信息

基本信息（谭奶奶）			
姓名	谭奶奶	性别	女
出生年月	1945 年 1 月	文化程度	小学
身高	158 cm/53 kg	入住机构时间	9 个月
婚姻状况	丧偶	退休前职业	公务员

（续表）

经济来源	退休金	家庭成员	2个女儿
性格特点	性格外向、喜欢交友	家属探视频率	女儿在国外生活,看望较少
重要经历/成就	年轻的时候帮助了很多人,做了很多好人好事		
不能提及的人或者事	不能提及关于银行卡存款的事情		
兴趣爱好	唱歌、跳舞、书法		

基本信息（李奶奶）			
姓名	李奶奶	性别	女
出生年月	1950 年 3 月	文化程度	大学
身高/体重	160 cm/55 kg	入住机构时间	3 年
婚姻状况	已婚	退休前职业	裁缝
经济来源	女儿支持	家庭成员	1个女儿
性格特点	外向、脾气急躁、较强势	家属探视频率	女儿每周都来看望
重要经历/成就	年轻时候自学裁缝		
不能提及的人或者事	去世的儿子		
兴趣爱好	户外散步、看电视、小动物		

基本信息（陈爷爷）			
姓名	陈爷爷	性别	男
出生年月	1942 年 8 月	文化程度	高中
身高/体重	171 cm/62 kg	入住机构时间	2 年半
婚姻状况	丧偶	退休前职业	企业老板
经济来源	退休金	家庭成员	儿子、儿媳和孙子
性格特点	性格外向	家属探视频率	儿子偶尔看望
重要经历/成就	年轻的时候帮助了很多人,做了很多好人好事		
不能提及的人或者事	老伴		
其他	无		
兴趣爱好	喜欢看报纸、打麻将		

基本信息（丁爷爷）			
姓名	丁爷爷	性别	男
出生年月	1957 年 9 月	文化程度	大学
身高/体重	169 cm/60 kg	入住机构时间	7 个月
婚姻状况	已婚	退休前职业	桥梁工程师
经济来源	退休金	家庭成员	妻子、2个女儿、女婿和外孙

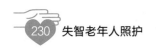

（续表）

性格特点	性格内向	家属探视频率	妻子、女儿经常看望
重要经历/成就	考上好的大学		
不能提及的人或者事	无		
兴趣爱好	种花、种草、散步		

基本信息（刘奶奶）			
姓名	刘奶奶	性别	女
出生年月	1944 年 11 月	文化程度	高中
身高/体重	163 cm/66 kg	入住机构时间	1 年
婚姻状况	丧偶	退休前职业	教师
经济来源	退休金	家庭成员	儿子、孙子
性格特点	性格外向	家属探视频率	儿子偶尔看望
重要经历/成就	教书育人,桃李满天下		
不能提及的人或者事	老伴		
兴趣爱好	乒乓球、看书、上课		

基本信息（黄爷爷）			
姓名	黄爷爷	性别	男
出生年月	1939 年 7 月	文化程度	中学
身高/体重	175 cm/77 kg	入住机构时间	3 年
婚姻状况	丧偶	退休前职业	军人
经济来源	退休金,儿女支持	家庭成员	女儿和儿子
性格特点	性格外向、做事比较急躁、焦虑	家属探视频率	女儿偶尔看望
重要经历/成就	女儿考上名牌大学		
不能提及的人或者事	不能提及老人的姐姐		
兴趣爱好	看电视、户外活动		

表 6-23　6 位老人的疾病史、服用药物及日常生活

姓名	疾病史	服用药物	日常生活
谭奶奶	阿尔茨海默病 1 年	甘露特纳胶囊、盐酸美金刚片、盐酸多奈哌齐片	饮食:普食 排泄:需要提醒 睡眠:良好,起夜 1～2 次
李奶奶	阿尔茨海默病 3 年、高血压	尼莫地平片、盐酸美金刚片等	饮食:普食 排泄:需要提醒并引导 睡眠:良好,起夜 1～2 次

（续表）

姓名	疾病史	服用药物	日常生活
陈爷爷	阿尔茨海默病 1 年、糖尿病 10 年	盐酸美金刚片、阿卡波糖片、复方血塞通片等	饮食:普食 排泄:需要提醒 睡眠:良好,起夜 1～2 次
丁爷爷	阿尔茨海默病 1 年、高血压 30 年;慢性阻塞性肺疾病 15 年、支气管哮喘	盐酸美金刚片、硝苯地平缓释片、硫酸沙丁胺醇片、脑复康片等	饮食:普食 排泄:需要提醒并引导 睡眠:欠佳,起夜 2～3 次
刘奶奶	阿尔茨海默病 2 年、帕金森病	多巴丝肼片、盐酸美金刚片等	饮食:普食 排泄:需要提醒并引导 睡眠:欠佳,起夜 2～3 次
黄爷爷	阿尔茨海默病 3 年、糖尿病、高血压	硝苯地平缓释片、尼莫地平片、盐酸二甲双胍缓释片、盐酸多奈哌齐片、盐酸美金刚片等	饮食:普食 排泄:需要提醒并引导 睡眠:欠佳,起夜 3～4 次

表 6‑24　6位老人的失智症核心症状、异常行为和精神症状等信息

姓名	失智症核心症状	失智症异常行为和精神症状（BPSD）	其他评估
谭奶奶	(1) 记忆力下降 (2) 定向力下降 (3) 注意力下降 (4) 执行能力正常 (5) 语言表达能力下降	(1) 会有反复询问的行为,总是想回家 (2) 偶尔会因为一点小事发火、骂人 (3) 被偷妄想	(1) MMSE:轻度认知障碍 (2) ADL:轻度生活自理能力受损 (3) 中危走失风险 (4) 中危跌倒风险
李奶奶	(1) 记忆力下降 (2) 定向力下降 (3) 注意力下降 (4) 执行能力正常 (5) 语言表达能力下降 (6) 失认	(1) 坐立不安 (2) 不喜欢别人进她房间,领地意识强 (3) 经常骂工作人员 (4) 偷拿别人东西	(1) MMSE:轻度认知障碍 (2) ADL:轻度生活自理能力受损 (3) 中危走失风险 (4) 中危跌倒风险
陈爷爷	(1) 记忆力下降 (2) 定向力下降 (3) 注意力下降 (4) 执行能力正常 (5) 语言表达能力下降 (6) 失认	有反复询问工作人员问题的行为	(1) MMSE:轻度认知障碍 (2) ADL:中度生活自理能力受损 (3) 中危走失风险 (4) 高危跌倒风险
丁爷爷	(1) 记忆力下降 (2) 定向力下降 (3) 注意力下降 (4) 执行能力正常 (5) 语言表达能力下降 (6) 失认	(1) 游走和徘徊 (2) 没有安全感,喜欢一个人发呆或者在房间独处	(1) MMSE:轻度认知障碍 (2) ADL:中度生活自理能力受损 (3) 中危走失风险 (4) 中危跌倒风险
刘奶奶	(1) 记忆力下降 (2) 定向力下降	(1) 白天睡觉,晚上起床游走 (2) 拒绝洗澡	(1) MMSE:轻度认知障碍 (2) ADL:中度生活自理能力受损

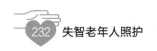

（续表）

姓名	失智症核心症状	失智症异常行为和精神症状（BPSD）	其他评估
	（3）注意力下降 （4）执行能力正常 （5）语言表达能力下降 （6）失认	（3）重复行为：重复口述数字	（3）高危走失风险 （4）高危跌倒风险
黄爷爷	（1）记忆力下降 （2）定向力下降 （3）注意力下降 （4）执行能力正常 （5）语言表达能力下降 （6）失认	（1）被害妄想症，妄想有人害他，想杀他 （2）容易脾气暴躁，打砸东西	（1）MMSE：轻度认知障碍 （2）ADL：轻度生活自理能力受损 （3）中危走失风险 （4）中危跌倒风险

任务实施

一、了解和评估老人情况

针对户外团体活动老人，照护人员进行详细了解，汇总情况如表6-25。

表6-25　户外团体活动老人的情况汇总表

评估项目		评估结果					
		谭奶奶	李奶奶	陈爷爷	丁爷爷	刘奶奶	黄爷爷
性格特点		外向	外向	外向	内向	外向	外向
精神状态		良好	良好	良好	欠佳	欠佳	欠佳
情绪状态		偶尔会发火骂人	情绪不太稳定，时有焦躁不安	较稳定	稳定	情绪容易低落	情绪不稳定
身体状况	视力	下降	下降	下降	下降，有时看不清房门	下降	下降
	听力	左耳听力下降，右耳正常	正常	下降	正常	下降	下降
	肢体力量、关节活动度	正常	正常	左下肢偏瘫	正常	上肢偶有抖动	正常
	生命体征	正常	正常	正常	正常	正常	正常
认知功能情况	记忆力	下降	下降，分不清自己和他人的物品	下降	下降	下降	下降
	定向力	空间定向和空间感知下降	空间定向和空间感知下降	空间定向和空间感知下降	空间定向和空间感知下降	空间定向和空间感知下降	空间定向和空间感知下降

（续表）

评估项目		评估结果					
		谭奶奶	李奶奶	陈爷爷	丁爷爷	刘奶奶	黄爷爷
	注意力	下降，容易分神	不能长时间做一件事情	下降，容易分神	下降，容易分神	下降，容易分神	不能长时间做一件事情
	执行能力	能够正确理解并执行指令	能够正确理解并执行指令	能够正确理解并执行指令	能够正确理解并执行指令	能够正确理解并执行指令	能够正确理解并执行指令
	语言能力	会重复词语或者句子	使用简单句表达	会重复词语或者句子	语言表达流畅性下降	会重复词语或者句子	使用简单句表达
风险情况	跌倒风险	中危	中危	高危	中危	高危	中危
	走失风险	中危	中危	中危	中危	中危	中危
	冲突风险	有	有	无	无	无	有

二、户外彩虹伞活动计划安排

为确保户外团体活动的顺利开展，社工部的小肖制定了一份户外彩虹伞活动计划，具体安排如表 6 - 26。

表 6 - 26　活动内容和具体安排

内容	具体安排
活动主题	"欢乐彩虹伞，共享好时光"户外团体活动
活动目的	能够提高参与老人的身体协调能力，同时促进同楼层老人之间的社交互动与情感交流，丰富他们的生活
活动时间	10 月 2 日下午 14:00—15:00
活动地点	失智症照护中心二期 1 楼前户外活动场地
户外场地评估和天气评估	根据天气预报，活动当天为阴天，最高气温 24℃，最低气温 17℃，北风 3 级，适合穿薄外套；户外场地平整无积水、无车辆、无障碍物
参与人员	老人 6 人、社工小肖、楼层管家小张、护理员小王
活动准备	（1）活动类：彩虹伞游戏道具、签到表、笔 （2）摄像及音响设备：摄像机、音响设备 （3）急救药品和设备：血压计、血糖仪、碘伏、创可贴等 （4）场地准备：有安全防护栏，场地宽敞，干净整洁，无障碍物，有适老化活动椅子
活动流程	（1）开场前准备（13:30—14:00）：小肖、小张再次检查场地、活动道具及摄像机、音响设备等，确保各方面准备充足 （2）开场（14:00—14:10）：小肖担任主持人，首先进行自我介绍，并介绍本次活动的主题、彩虹伞的玩法、活动流程以及注意事项 （3）点名签到环节（14:10—14:15）：小肖点名签到 （4）热身运动（14:15—14:20）：小肖和小张带爷爷奶奶们做伸展运动

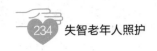

（续表）

内容	具体安排
	（5）实施彩虹伞活动环节(14:20—14:40)：小肖与小张一起引导爷爷奶奶们加入彩虹伞活动中，小王拍摄照片和视频 （6）交流休息环节(14:40—14:50)：引导就座，播放音乐，并邀请他们分享感受和收获 （7）结束环节(14:50—15:00)： ① 活动结束与感谢。小肖对本次活动进行简单总结，感谢爷爷奶奶们的参与 ② 清理和陪伴。清点人数，陪伴爷爷奶奶们回房间。最后，清理场地 （8）活动总结和反馈： ① 小肖进行记录并收集反馈意见 ② 小张将活动照片和视频发送至家属群
活动中可能存在的风险	（1）突发疾病，情绪不稳定 （2）跌倒和走失风险 （3）老人间发生冲突

三、户外彩虹伞团体活动实施流程

1. 开场前准备(13:30—14:00)

① 小肖、小张再次检查场地和物品安全，确认彩虹球、彩虹伞、音响设备、椅子等现场物品布置妥当，物品准备完善。

② 小肖提前打开音响设备，调试音量并播放《暖暖》歌曲，现场铺垫欢乐的氛围。

③ 6名老人生命体征平稳，情绪稳定，身体无其他不适。护理员小王引导6位老人完成如厕和饮水，并带领他们安全抵达一楼前活动场地。

2. 开场(14:00—14:10)

① 小张和小王引导爷爷奶奶们找到座位。主持人小肖面带微笑，用柔和的语调向大家介绍："尊敬的爷爷奶奶们，下午好！非常高兴见到大家来参加今天的'欢乐彩虹伞，共享好时光'户外团体活动。我是今天的主持人小肖。稍后，我们将邀请各位围成一个大圈，坐在椅子上，共同上下抖动彩虹伞，让彩虹球在伞面上跳跃。请大家齐心协力，共同参与。"

② 小张和小王也依次向在场的老人们进行自我介绍，声音洪亮清晰，并热情地向他们致以问候："爷爷奶奶好，我是小张/小王，今天会陪伴大家一起度过愉快的户外时光。"

3. 点名签到环节(14:10—14:15)

小肖手持签到表，逐一点名签到，仔细确认6位老人都在场并参与活动。对于未及时回应的老人，轻声地进行了询问，以确保了解他们的情况。

4. 热身运动(14:15—14:20)

① 首先小肖带领老人开展口号式啦啦操活动，喊着响亮的口号："啦啦啦啦啦，开心大本营，天天好心情……耶！"同时配合手臂伸展、抬头等动作，动作幅度适中，方便老人跟随。

② 小张、小王协同小肖，在老人中间穿梭，辅助老人做开心啦啦操，轻轻帮助老人抬起手臂、抬头等。接着，小肖带领老人做了一些基本的关节活动，颈部旋转、肩部环绕和腰部扭转，确保每位老人都能跟上节奏。小张和小王也在旁边提供辅助。

5. 实施彩虹伞活动环节(14:20—14:40)

① 首先小肖播放《欢快地跳吧》歌曲，接着小肖与小张一起引导老人来到彩虹伞周围，帮助老人握住

彩虹伞边缘,并发出指令让他们做出相应的动作,同时将伞抛向空中,使得伞中的小道具随之跳跃;或者通过拉扯和放松彩虹伞来模拟波浪的起伏。

② 小王则在一旁选择合适的角度拍摄照片和视频,记录老人的欢乐瞬间,注意捕捉老人的笑容和互动场景。

6. 歌曲合唱环节(14:40—14:50)

① 在彩虹伞活动结束后,小肖引导老人围坐在椅子上,一起合唱《中国人民志愿军战歌》和《康定情歌》等,小肖还准备了歌词卡片,方便老人跟唱。在合唱过程中,小张和小王鼓励老人大声唱出声音,活跃气氛。

② 随后,小肖鼓励老人分享自己的体验和感受,让他们讲述在活动中的快乐瞬间和所学到的东西,促进彼此之间的沟通和理解。

7. 结束环节(14:50—15:00)

① 活动结束与感谢。小肖首先对老人在活动中的热情参与表示诚挚的谢意。肯定每位老人对活动氛围的贡献,并对他们在活动中所展现出的默契给予赞扬。

② 清点人数、送老人回房间休息,清理场地。

小张、小王清点总人数,确保老人到齐后送他们回房间休息。随时观察老人的身体状况,并及时给老人补充水分。

小肖清理活动场地,整理彩虹伞和其他活动道具,为下一次活动做好准备。

8. 活动总结与反馈

① 小肖记录老人在活动中的参与情况、情绪反应和身体状况等信息,并收集他们对于彩虹伞的反馈,优化下次活动。

② 家属群反馈。楼层管家小张将活动情况、现场照片、视频发送至每位参与活动老人的家属群。

发送话术如下(以刘奶奶为例):

刘奶奶的家属,你们好!今天天气晴朗,温度适宜,我们邀请奶奶参加户外彩虹伞团体活动啦!通过参与本次非药物疗法——户外彩虹伞团体活动,提升了奶奶的手眼协调能力,增进了奶奶和其他老人的情感联系,并增强了奶奶对音乐节奏的感知,活动开展得非常成功。奶奶在活动中的表现也非常棒,还带动了其他老人积极参加活动。刘奶奶现在是我们工作人员的得力助手,在我们这里可受欢迎了。你们请放心,我们会继续为奶奶组织更多这样的活动,让奶奶在快乐中保持身心健康。如果你们有任何建议或想法,欢迎随时与我们联系。谢谢!

四、户外彩虹伞团体活动的注意事项

① 评估老人的情况,挑选适合此项户外活动的老人参加。

② 确保彩虹伞游戏道具清洁、光滑、无锐边,掌握活动幅度和节奏,看护好参与活动的老人,防止活动中发生意外。

③ 简化活动规则,确保老人理解,避免混乱和出现意外。

④ 观察每位老人在活动中的身体情况和情绪变化,防止出现跌倒、走失等现象发生。

五、评价效果

本次户外彩虹伞团体活动取得了显著成效,6位老人精神状态饱满,情绪稳定,参与积极,未出现任何身体不适和意外。这次活动加强了6位老人间及老人与照护人员间的情感联系和交流,有助于减缓认知退化和提高身体协调能力。

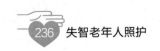 **牛刀小试**

户外彩虹伞活动顺利结束后,楼层管家向家属群反馈了情况,家属们对此表示满意,并希望在天气晴好前提下增加更多户外活动。因此,社工部的小肖、管家小张和护理员小王讨论下周的户外活动安排。

任务:假设你是社工小肖,请帮他们制定一份下周的户外活动安排表。

必备知识

一、失智老年人户外活动类型及其作用

常见失智老年人户外活动类型包括户外园艺、户外音乐会、户外放风等等,其作用如表6-27。

表6-27　失智老年人户外活动类型及其作用

活动类型	活动内容(举例)	作用
户外园艺	参与花卉或蔬菜种植。负责播种、浇水、施肥和修剪等环节	不仅能让老年人享受户外的阳光和新鲜空气,还能在活动中锻炼手部的精细动作,在植物的生长周期里强化记忆力
户外音乐会	播放经典老歌,鼓励老年人跟唱和打拍子。使用易操作的简单乐器,如沙锤、木鱼和响板	音乐能激发老年人的情感记忆,激活大脑相关区域。唱歌和演奏乐器能提高他们的节奏感和身体协调性
户外放风筝	在开阔的户外场地,组织老年人参与放风筝活动	能让老年人重拾童真与快乐,放松心情,享受户外放风筝的乐趣
户外多元化运动	组织散步、太极拳、广场舞、拔河、套圈等多元化户外运动活动	散步让老年人享受自然之美;太极拳调和身心;广场舞展现活力;拔河和套圈等活动增强团队精神
户外垂钓(益智磁吸玩具)	老年人手持钓竿,全神贯注地等待"鱼儿"上钩	提升认知功能,如注意力、记忆力、空间感知和手眼协调,调节情绪,增强社交互动
户外摄影	引导老年人与花、鸟、树木、孩子、朋友互动,并与他们进行合影	摄影能提升老年人的审美和艺术修养,帮助他们记录美好时刻,丰富他们的内心世界
户外晒太阳	找一个安静舒适的户外角落,让老年人坐下晒太阳	晒太阳能改善老年人情绪,提升睡眠质量,减少焦虑抑郁,缓解认知衰退

二、组织失智老年人开展户外团体活动的流程

1. 准备阶段

(1)确立活动主题与时间

社工与参与活动的老年人及其家属进行沟通,深入了解老年人的兴趣爱好、认知能力、身体状况、情绪状态以及特殊需求,以便挑选出适合老年人参与的活动类型和形式。随后,制定详尽的活动计划并确保其顺利执行。

(2)准备活动场地

确保活动场地安全无障碍物,空间宽敞明亮,布置适老化的户外活动桌椅,充分营造活动氛围。

（3）准备物资

根据活动的内容,预先准备充足的物资、急救药品以及相关设备。

（4）组织参与人员

确保有充足的工作人员参与,包括社会工作者、护理员、楼层管家等。

（5）户外环境评估

依据天气预报,提前了解活动当天的天气情况、温度、湿度、紫外线指数以及光照、风力情况,为老年人准备适宜的服装和防护鞋。

2. 户外活动实施阶段

（1）活动开场

工作人员用签到表核对所有老年参与者是否到齐,随后进行自我介绍,并以简洁明了的方式向他们介绍活动的目标、内容以及注意事项。

（2）活动实施阶段

① 按计划推进活动。依据活动计划有序开展各项活动,确保流程顺畅进行。

② 陪伴与引导互动。工作人员全程陪伴老年人,积极引导其参与互动,增强老年人体验感。

③ 合理规划休息时间。适时地安排休息间隔,以避免老年人因活动过量而感到疲劳,确保他们身体的舒适度。

④ 关注与风险防范。密切关注老年人的精神和身体状况,采取风险预防措施,以确保活动的安全性。

⑤ 用影像记录美好时光。工作人员选取适宜角度拍摄照片与视频,记录老年人欢乐时刻与互动场景,留存珍贵资料。

（3）结束和总结阶段

① 致谢和清点。社工感谢老年人的积极参与,并肯定他们的表现。楼层管家确认现场老年人的数量,确保无人走失。

② 检查和陪同。社工检查活动道具,护理员协助老年人回房休息,并补充水分。

③ 成果分享。楼层管家向老年人家属群发送活动过程信息、照片和视频。

④ 总结和调整。记录老年人表现,总结活动效果,根据情况调整下一次户外活动的方案。

三、失智老年人参加户外活动的风险与应对

1. 身体安全风险

（1）跌倒风险

① 风险因素:失智老年人平衡能力差,步态不稳,且户外环境复杂。他们的身体协调能力、肌肉力量弱,反应速度慢,容易因户外的坑洼、起伏、湿滑及障碍物等失去平衡而跌倒受伤。

② 应对措施:

一是应选择平坦的区域,提前仔细勘察场地,并采取必要的防护措施及设置警示标志。

二是选择有良好防滑、支撑性能的鞋子,减少滑倒概率。

三是安排工作人员在一旁随时关注老年人行动,及时给予帮助。

四是掌握活动幅度和节奏,注意维护、协调老年人间的安全距离。

2. 过度疲劳

（1）风险因素

老年人心肺功能、耐力等身体机能衰退,户外活动中的行走、站立等动作易使其疲惫,超出身体

负荷。

（2）应对措施

将参与者按体能分组，调整活动强度和时长，规划休息和补水时间。体弱者安排不超过 30 分钟的户外活动，体强者活动时长为 1 小时左右。活动中每 15～20 分钟休息一次，并及时补水。

3. 突发疾病

（1）风险因素

失智老年人常伴有慢性疾病，如心脏病、高血压、糖尿病等。户外环境和活动强度的变化可能引发身体应激反应，导致疾病发作。

（2）应对措施

① 在活动开始前，务必详细了解老年人的病史和用药情况，选择适合的老年人参加。

② 准备好常用药物及急救设备。同时，确保工作人员接受过必要的急救技能培训。

③ 活动期间，观察老年人生命体征，如发现异常，立即停止活动采取急救并联系医疗支援。

4. 走失风险

（1）风险因素

失智症影响老年人的空间感知和记忆，导致他们在不熟悉的户外环境中容易迷路。他们因为难以控制自己的注意力和行为，可能被新奇的事物吸引而走失。

（2）应对措施

① 选择边界清晰、范围有限的区域活动，在关键地点设置醒目方向标识。

② 为老年人佩戴智能手环等定位设备以便追踪；活动中多引导老年人记忆场地布局与返回路线。

③ 按老年人数量与状况配备足够工作人员或志愿者，对易走失老年人实施"一对一"或"一对二"陪伴。

④ 活动时不断提醒老年人紧跟团队，遇有吸引物，引导集体观赏。

⑤ 活动前后做好人员清点。

5. 情绪心理风险

视频

（1）焦虑和恐慌

① 风险因素：陌生的户外环境、嘈杂噪声、突发状况等超出老年人心理承受与认知理解范围，易引发其焦虑和恐慌情绪。

② 应对措施：活动前，向老年人说明可能情况，让他们做好心理准备。老年人不安时，工作人员应冷静，用柔和声音解释和安抚，带他们到安静舒适的地方。通过肢体接触和播放舒缓音乐帮助他们放松。

（2）情绪波动和攻击性

① 风险因素：认知功能受损可能导致老年人误解规则和他人意图，感到被忽视或冒犯，从而产生情绪波动，甚至攻击行为。

② 照护人员应了解老年人发生不良情绪的原因，以平和耐心的态度沟通，倾听其感受。面对攻击行为，不强行制止，保持安全距离，用柔和言语安抚，待情绪稳定后再进行交流。

6. 环境风险

（1）风险因素

失智症可能导致老年人难以辨识危险，如不慎触碰尖锐物品而受伤，或接触有毒植物、昆虫而引起中毒或过敏反应。

（2）应对措施

活动前须检查场地，清除或隔离危险品，并做好标记。向老年人说明这些风险，并在活动中不断提醒。若发现老年人接触危险品，立即消毒并监测不良反应。

四、提高失智老年人户外团体活动参与度的方法

1. 评估老年人

评估老年人的身体情况、认知程度、兴趣爱好，根据收集到的情况设计活动类型和内容。例如：对于身体较为硬朗、喜欢社交的老年人，组织进行园艺活动，让他们在种植中互动交流；对于认知能力较弱的老年人，安排简单的音乐律动操，激发其情感记忆，促进积极参与。

2. 活动难易适中

活动难度应适中，既不宜过于简单，以免导致老年人感到厌倦和失去兴趣，也不应过于复杂，以免他们因难以应对而感到挫败和焦虑。

3. 营造舒适环境

选择一个安全、安静、风景优美的户外场所。事先备好舒适的座椅和遮阳避雨设施，以确保老年人在参与活动时身体感到舒适。

4. 社交互动

设计团队合作任务或游戏，如接力竞赛、拔河比赛等。鼓励老年人交流分享，工作人员参与引导，促进情感连接，提高社交互动热情。

5. 熟悉元素引入

在活动中融入老年人所熟悉的元素，如播放他们年轻时代流行的音乐，展示老照片或旧物件等，能够唤起老年人的情感共鸣，使他们更易于融入活动中。

6. 激励与认可机制

设立奖励制度，活动结束后为积极参与的老年人颁发小奖品，并给予口头表扬和鼓励，以增强他们参与活动的动力。

📖 拓展训练

在日常工作中，楼层管家小张注意到一个现象：二期四楼的 6 位轻度失智老人每当路过园艺角时，总会停下脚步，眼神中透露出对植物和花卉的浓厚兴趣。基于这一观察，社工部的小肖、楼层管家小张以及护理员小王共同合作，计划为这些老人精心策划一场户外园艺活动。

任务：请制定一份户外园艺活动方案。

📝 练一练

扫码进行在线测验。

在线测验

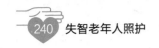

任务 7　组织失智老年人开展节庆团体活动

学习目标

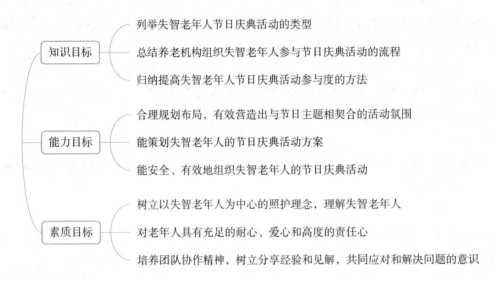

知识目标
- 列举失智老年人节日庆典活动的类型
- 总结养老机构组织失智老年人参与节日庆典活动的流程
- 归纳提高失智老年人节日庆典活动参与度的方法

能力目标
- 合理规划布局，有效营造出与节日主题相契合的活动氛围
- 能策划失智老年人的节日庆典活动方案
- 能安全、有效地组织失智老年人的节日庆典活动

素质目标
- 树立以失智老年人为中心的照护理念，理解失智老年人
- 对老年人具有充足的耐心、爱心和高度的责任心
- 培养团队协作精神，树立分享经验和见解，共同应对和解决问题的意识

情境任务

林奶奶，入住某养老机构。8月6日，林奶奶将迎来69岁生日。经过与林奶奶及其家人沟通，工作人员决定在机构内为她举办一场生日庆祝会。并邀请同楼层其他爷爷奶奶一同参与庆祝活动。社工部的小杨、楼层管家小张以及护理员小王负责组织林奶奶的生日会。

问题：

1. 为保障活动的顺利开展，小杨应如何制定一份生日会计划？

2. 在生日当天，小杨、小张和小王应如何协作，组织林奶奶的生日会？

3. 生日会过程中的注意事项有哪些？

健康档案

表 6-28　林奶奶健康档案

基本信息			
姓名	林奶奶	性别	女
出生年月	1955 年 8 月	文化程度	小学
身高/体重	164 cm/55 kg	入住机构时间	2 年
婚姻状况	已婚	退休前职业	手工创作者
经济来源	积蓄、儿女支持	家庭成员	1 个儿子、1 个女儿
性格特点	性格开朗，喜欢交友	家属探视频率	儿女每周末及节假日均来看望

（续表）

最自豪的事情	插花能力很强
个人不愿提及事件	别人的插花能力比自己强
其他	喜欢护理员称呼自己为林阿姨,说广东话,非常爱干净
兴趣爱好	看报纸、做手工
疾病史和服药情况	
疾病史	阿尔茨海默病 3 年、高血压 5 年
服药情况	盐酸多奈哌齐片、尼莫地平片
日常生活	
饮食	能自行进食,喜欢喝养生汤,注重养生
排泄	正常
洗澡	能自行洗澡,喜欢洗澡
睡眠	睡眠质量良好
失智症核心症状	
核心症状	(1) 记忆力下降:常常忘记刚发生的事情,还保留远期记忆,喜欢讲子女小时候的事情 (2) 定向能力:对时间、空间和人物的定向能力下降 (3) 语言能力:难以理解复杂的语言,有时候会重复自己说过的话
失智症异常行为和精神症状(BPSD)	
异常行为和精神症状	储藏物品、收集废弃物:经常将别人用过的纸巾和空瓶子当宝贝一样藏于床下
风险评估	
简易精神状态检查量表 (MMSE)	轻度认知障碍
日常生活活动能力 (ADL)	轻度生活自理能力受损
跌倒评估表	低危跌倒风险
走失评估表	低危走失风险
噎食评估表	轻度噎食风险

任务实施

一、了解和评估照护情形

为保证林奶奶能够安全地参加生日活动,楼层管家小张对林奶奶的情况做了评估,具体情况汇总如表 6 - 29。

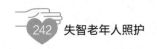

表6-29　林奶奶情况汇总表

评估内容	评估结果
1. 认知功能情况	(1) 记忆力:容易忘记近期事件,但记得自己的生日年份、子女名字及自己年轻时的事 (2) 定向能力:能够分辨白天和黑夜,有时候会说自己住在家里 (3) 注意力和理解力:她的注意力难以长时间集中,能够理解吹蜡烛、许愿这些环节 (4) 语言能力:难以理解复杂的语言,有时候会重复自己说过的话
2. 兴趣爱好	看报纸、插花、做手工,活动过程中可结合林奶奶的兴趣爱好设计做手工的节目
3. 性格特点	性格开朗,喜欢交友,与同楼层的爷爷奶奶们关系较好
4. 曾经的职业	手工创作者
5. 目前身体状况	(1) 近日血压稳定,血糖稳定,身体无其他不适 (2) 体力和耐力能够承受生日会的强度和时长 (3) 视力和听力下降,在交流时靠近她说话就可以听见
6. 目前情绪状态	近日情绪稳定,失智症异常行为和精神症状发生频率减少
7. 活动风险	跌倒风险为低危,活动过程中须做好跌倒防范措施;林奶奶喜欢收集废弃物,活动过程中须做好防范及应对措施
8. 家属是否支持	儿女非常支持在养老机构为林奶奶庆祝生日
9. 工作人员对林奶奶情况的熟悉程度	社工小杨、楼层管家小张及护理员小王对林奶奶的身体情况及生活习惯非常熟悉

二、生日会计划安排

为了确保林奶奶生日庆祝活动的顺利开展,社工部小杨制定了一份详细的生日会计划。具体安排如表6-30。

表6-30　林奶奶的生日会安排

内容	具体安排
活动主题	"情暖夕阳红,温暖常相伴"——林奶奶69岁生日会
活动目的	为林奶奶庆祝生日,让她感受到温暖与关怀,同时促进同楼层老人之间的情感交流,丰富他们的生活
活动时间	8月6日14:00—15:00
活动地点	乐养巢养老机构二楼多功能厅
参与人员	林奶奶、家属8人、楼层其他爷爷奶奶10人、社工小杨、楼层管家小张、护理员小王及护士长
活动准备	(1) 食品类:蛋糕(由家属购买)、茶点(为糖尿病老人准备无糖粗粮饼干)、水果等 (2) 装饰类:鲜花、横幅、气球、生日大字等 (3) 摄像及音响设备:摄像机、音响设备 (4) 急救药品和设备:血压计、血糖仪、氧气袋等 (5) 手工活动物品:驱蚊香囊包布及用料 (6) 场地准备:场地宽敞、干净整洁,无障碍物,有适老化活动桌椅

（续表）

内容	具体安排
活动流程	（1）开场前准备（13:30—14:00）：小杨、小张和小王再次检查场地、物资及摄像机音响设备等，确保各方面准备充足 （2）开场（14:00—14:10）：小杨主持，简单介绍本次活动内容和流程、注意事项，护士长致欢迎辞并为林奶奶送上生日祝福 （3）播放视频（14:10—14:15）：小张播放林奶奶在机构的日常生活视频集锦 （4）生日祝福（14:15—14:25）：小杨邀请家属和长辈代表为林奶奶送祝福，小王拍摄照片 （5）切蛋糕（14:25—14:35）：林奶奶许愿吹蜡烛，家属切蛋糕并分发蛋糕，小王拍摄照片 （6）手工制作（14:35—14:50）：小杨指导老人制作香囊，林奶奶展示步骤，小张分发材料，小王拍摄照片 （7）结束（14:50—15:00）： ① 活动总结与感谢（5分钟）。小杨总结活动并感谢所有老人参与，小王为所有人合影 ② 送老人回房间与清理场地（5分钟）。小杨、小张、小王送老人回房间，然后清理活动场地，整理剩余物资
活动预算	食品类：150元 装饰类：50元 手工活动物品：200元 总计：400元
活动中可能存在的风险及应对	（1）注意观察林奶奶及其他老人的情绪和身体状况，发现异常及时处理 （2）在活动中预防出现跌倒、烫伤、噎食等意外，确保老人的安全

三、生日会当天的实施流程

1. 开场前准备

① 小杨、小张和小王再次检查场地，确认气球、横幅、桌椅布置妥当，物资准备完善。

② 确认生日蛋糕已送达并妥善放置，检查蜡烛和餐具数量。

③ 提前打开音响设备，调试好播放生日歌的功能。

2. 开场

小杨操作音响播放生日歌，小张和小王引导林奶奶和其他老人入座。小杨微笑着站在前方，用温和的语气介绍："亲爱的爷爷奶奶，大家好！今天我们相聚在这里，是为了庆祝林奶奶69岁生日。林奶奶性格开朗，热爱生活，平时喜欢看报纸、做手工，她的乐观一直感染着我们。现在，让我们开始今天的生日会！首先我给大家介绍一下参加本次生日会的爷爷奶奶和家属朋友们，他们分别是王爷爷、赵爷爷、杨爷爷……还有林奶奶的女儿赵阿姨和儿子赵叔叔……欢迎大家的到来！接下来，有请护士长致欢迎词。"

护士长："亲爱的叔叔阿姨，首先我代表乐养巢养老机构全体工作人员感谢你们参与林阿姨的生日庆祝会，让我们共同祝愿林阿姨生日快乐，也祝愿我们其他阿姨叔叔健康长寿，幸福安康。同时，感谢叔叔阿姨对我们日常工作的支持，我们以后定会加倍努力，为你们提供最优质的服务，谢谢。"

3. 播放视频

小张播放林奶奶在机构的日常生活视频集锦，并说："亲爱的爷爷奶奶，林奶奶性格开朗，乐于助人，深受大家的喜欢。我们将林奶奶在机构的日常生活做了视频集锦，现在请大家观赏，谢谢。"

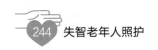

4. 生日祝福

首先请家属为林奶奶送上生日祝福,林奶奶的儿女们感谢林奶奶为家庭做出的无私奉献,并祝福林奶奶健康长寿,天天开心;再请爷爷奶奶的代表为林奶奶送上祝福,同楼层的爷爷奶奶对林奶奶平时给予他们的帮助表示感谢,并祝福林奶奶寿比南山不老松、福如东海长流水。小王拍摄照片,记录大家为林奶奶送祝福的瞬间和林奶奶的幸福笑容。

5. 切蛋糕

① 小张打开蛋糕,将蜡烛插在蛋糕上,并点燃蜡烛(注意消防安全及不要让爷爷奶奶接触蜡烛)。

② 爷爷奶奶和家属朋友们一起歌唱生日快乐歌。

③ 小杨鼓励林奶奶吹蜡烛许愿望。小张提醒林奶奶注意安全,待每根蜡烛被吹灭后将蜡烛拔掉丢入垃圾桶内,避免烫伤老人。

④ 林奶奶家属切蛋糕并分发蛋糕(第一块蛋糕给林奶奶—分发给其他家属—分发给其他爷爷奶奶),小张注意观察爷爷奶奶吃蛋糕的情况,给患有糖尿病的爷爷奶奶无糖粗粮饼干代替。

在此过程中,小王拍摄林奶奶吹蜡烛和其他老人吃蛋糕的照片,记录林奶奶和其他老人的开心笑容。

6. 手工制作

小杨组织老人制作香囊,林奶奶先示范制作步骤,然后小张将用料分发给爷爷奶奶。小杨、小张分别耐心地根据老人的能力给予适当的帮助,过程中给予他们充分的肯定,并鼓励他们创新。小王拍摄林奶奶及其他爷爷奶奶专心做香囊的照片。

7. 结束

(1)活动总结与感谢

小杨对本次活动进行简单总结,再次强调生日活动的意义,感谢爷爷奶奶的参与,让他们感受到活动的圆满结束。小王为林奶奶及其家属拍摄全家福照片,为其他爷爷奶奶和工作人员拍摄照片,最后参加活动的所有人合影。

(2)送老人回房间休息后清理场地

小杨、小张、小王送老人回房间休息。然后,清理活动场地,整理、清点剩余物资,并对场地进行安全检查。

四、生日会过程中的注意事项

① 活动过程中要密切关注林奶奶的情绪和身体状况,避免她感到不适或疲劳。

② 活动现场要保证安全,防止老人受伤。对于场地内的气球碎片等杂物,要及时清理,防止老人滑倒。在分蛋糕时,注意蜡烛是否熄灭,避免烫伤老人。

③ 工作人员要积极引导其他爷爷奶奶参与活动,鼓励他们互动交流,但不要强迫。如果有老人中途想要休息或离开,要尊重他们的意愿。

④ 若同楼层的爷爷奶奶之间出现意见分歧或小摩擦,小杨和小张要及时调解,保持活动氛围的和谐。

⑤ 突发情况处理:如果有老人出现头晕、胸闷等情况,要冷静应对,小张迅速进行处理并联系医护人员,小杨、小王负责照护老人及安抚在场人员。同时,维护现场秩序,防止恐慌。

五、评价效果

林奶奶生日庆祝活动取得了显著成效。在整场生日活动中,林奶奶精神状态饱满,未出现身体不适,情绪保持稳定,并且与其他老人进行了积极的互动。参与生日会的老人参与热情高,家属也积极融入。

牛刀小试

在林奶奶温馨的生日庆典结束后,社工小杨准备将这一天的美好记忆转化为一篇精彩的推文,并分享给公众号的读者。

任务:假设你是小杨,请写一篇图文并茂的推文。

必备知识

一、节日庆典活动的类型及其作用

节日庆典活动通常包括文化体验型、美食享受型、艺术表演型、社交互动型等,其活动内容及其作用如表 6-31。

表 6-31 节日庆典活动的类型及其作用

活动类型	活动内容(举例)	作用
文化体验型	(1)讲解与展示传统习俗:包粽子过程、年的传说等 (2)学习传统技艺:组织老年人参与传统手工艺制作活动,如剪纸、折纸、编中国结、制作香囊等	让老年人在了解文化的同时,体验节日氛围;同时锻炼他们的手部精细动作,激发他们对传统文化的兴趣
美食享受型	(1)制作节日特色美食:组织老年人一起制作节日特色美食,如春节包饺子、中秋节做月饼、冬至包汤圆等 (2)节日美食品尝会:在中秋节准备各种口味的月饼如豆沙月饼、五仁月饼、蛋黄月饼等,带领老年人品尝	让老年人感受到浓厚的节日氛围;让老年人品尝自己的劳动成果,享受美食带来的快乐
艺术表演型	(1)养老机构工作人员、志愿者及有才艺的老年人组成表演团队,在节日里为老年人表演节目,如:在春节扭秧歌、在中秋节演唱《彩云追月》等 (2)互动表演:组织老年人参与简单的互动表演活动,如合唱、简单的舞蹈模仿等	促进老年人参与活动的积极性,提高他们的参与度;促进老年人锻炼身体
社交互动型	(1)主题派对:举办节日主题派对,邀请老年人及其家属参加,如猜灯谜(元宵节)、传花说祝福语(各种节日)等 (2)制作和交换节日贺卡:节日前,鼓励老年人及其家属互赠节日贺卡,传递祝福与思念	增加节日的趣味性,促进老年人与家人之间的感情,增强节日的温馨氛围

二、养老机构组织失智老年人参与节日庆典活动的流程

1. 准备阶段

(1)确定活动主题和时间

选择适合失智老年人参与的类型和形式,如文化体验型、美食享受型、艺术表演型、社交互动型等。与老年人家属及老年人沟通活动时间,鼓励家属参与。做好活动计划安排及活动预算。

(2)准备活动场地

确保活动场地安全无障碍物,空间宽敞明亮,布置适老化的活动桌椅,充分营造活动氛围。

(3)准备物资

根据活动类型和形式,准备需要的用物及急救药品和设备。

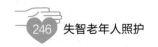

（4）安排参与人员

安排足够的工作人员，包括社工、护理员、楼层管家等。

2. 实施阶段

（1）开场

用简单易懂的方式向失智老年人介绍活动的目的、内容及注意事项，引导老年人来到活动场地。

（2）实施

根据活动计划安排，逐项开展活动。活动过程中，工作人员密切陪伴老年人，鼓励他们参与互动。适时提供休息时间，避免老年人过于疲劳。密切观察老年人精神状态及身体情况，做好防范措施。

3. 结束阶段

① 工作人员与老年人合影，纪念本次活动。

② 帮助老年人回到各自房间，确保他们状态稳定、舒适休息。

③ 工作人员总结活动情况，记录老年人的参与表现和反应，向家属征求改进意见，为后续活动的开展提供参考。

④ 精心挑选适宜的照片，分享至老年人家属的微信群。在不侵害老年人肖像权的前提下，撰写文章，剪辑视频，发布至相应自媒体平台。

三、为失智老年人营造节日氛围

1. 环境布置

（1）运用传统装饰

根据不同节日，选择具有代表性的装饰品。

春节时，在养老机构的大厅、走廊和老年人房间门口张贴春联、福字，悬挂红灯笼和中国结；端午节时，可悬挂菖蒲和艾叶，在公共区域摆放龙舟模型，张贴屈原画像等与端午节典故相关的图片；中秋节时，在活动场地和老年人房间周围布置月亮、玉兔、嫦娥等元素的贴纸或挂饰，摆放一些仿真桂花，营造出花好月圆的氛围；重阳节时，可以展示菊花盆栽，张贴登高望远的山水画卷，用茱萸制作一些小装饰挂在墙上，体现节日特色。

（2）色彩搭配

通过搭配特定的色彩，唤起老年人的节日记忆。

春节以红色和金色为主色调，代表喜庆和富贵；端午节可适当添加绿色（菖蒲、粽叶）和黄色（雄黄酒）；中秋节则以黄色（月亮、桂花）和蓝色（夜空）为点缀；重阳节可以用黄色（菊花）和红色（茱萸）营造温馨、吉祥的氛围。

2. 感官刺激

（1）声音刺激

在节日期间，播放与节日相关的音乐。

春节播放《恭喜恭喜》《新年好》等欢快的歌曲；端午节播放一些具有民族特色的古乐，如古筝曲《渔舟唱晚》；中秋节可播放《彩云追月》《明月千里寄相思》等舒缓优美的音乐，让失智老年人在音乐声中感受节日氛围。

（2）气味刺激

利用节日特有的气味来唤起老年人的记忆。

春节时让水仙花的香味弥漫在活动区域，同时摆放红色纸包装的糖果；端午节让艾草的清香弥漫在活动区域，同时展示雄黄酒（注意安全，仅用于嗅觉体验）；中秋节用桂花香气或月饼的香味营造氛围；重阳节可选择菊花的清香和重阳糕的甜香。

3. 饮食安排

（1）供应传统美食

在节日当天为失智老年人提供具有节日特色的食物。

春节准备饺子、年糕等;端午节安排粽子、咸鸭蛋;中秋节提供月饼、柚子;重阳节送上重阳糕、菊花酒（少量用于品尝或嗅闻）。

（2）增加饮食仪式感

根据节日特征,将食物摆放成相应的形状或做相关的装饰。

春节时,将饺子摆放成喜庆的形状,如金元宝形;中秋节时,可将月饼与水果巧妙搭配,营造月亮形状的装饰。同时,使用节日主题的餐具和桌布等布置就餐环境,让老年人在品尝美食的同时,感受到节日的气氛。

4. 活动组织

（1）手工制作活动

开展与节日相关的手工制作活动。春节可以组织老年人一起剪窗花、制作福字挂件;端午节教老年人制作香囊、编五彩绳;中秋节引导老年人制作灯笼、玉兔剪纸;重阳节安排制作茱萸香囊、用菊花插花等。

（2）文化活动与表演

举办节日主题的文化活动和表演。例如:春节组织联欢晚会,让工作人员、志愿者和有才艺的老年人表演节目;端午节举办诗歌朗诵比赛,讲述屈原故事;中秋节举办赏月会,介绍传统习俗,表演月亮相关节目等。

5. 社交互动

1. 鼓励互动

在春节的拜年活动中,引导老年人互相祝福;在端午节的包粽子活动中,让老年人互相帮助,分享包粽子的技巧等。

2. 邀请家属参与

家属参与可使失智老年人更快乐放松,享受节日气氛。机构可安排家属与老年人共度节日,如春节包饺子、中秋赏月,让他们在亲情中欢度佳节。

四、提高失智老年人节日庆典活动参与度的方法

1. 个性化沟通与了解

（1）深入了解失智老年人的喜好

了解老年人的兴趣、经历和习惯。例如,他们可能对手工如剪纸、编织感兴趣,或喜欢唱歌、听故事等。可以在节日庆典中融入他们喜欢的元素。

（2）用熟悉的方式沟通

用简单语言和手势解释活动,如邀请老年人参加猜灯谜:"爷爷奶奶,咱们来玩个猜谜语的游戏吧,猜对了有奖励哦,就像咱们小时候那样。"对理解力差的失智老年人,用实物、图片或示范帮助其理解。

2. 活动设计优化

（1）简单易操作的活动环节

活动要简单易行,步骤不能过于复杂,游戏环节也要简单易懂,如在中秋节玩"传月饼说祝福"的游戏,音乐响起时传递月饼,音乐停止时,拿着月饼的老年人说一句中秋祝福的话。

（2）适当的活动时长和节奏

控制活动时长,防止失智老年人疲劳。将活动分成多个短时长环节。例如,一场春节庆典活动可以

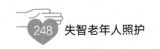

分为开场介绍、手工制作、品尝美食、简单表演和自由交流等环节。

3. 激励与肯定

（1）及时的鼓励和赞美

工作人员应及时鼓励并表扬失智老年人，如称赞他们的手工制作或回答问题，以增强其自信心和参与意愿。例如："奶奶，您剪的这个窗花真漂亮，就像专业的手工艺人一样！"

（2）小奖励的刺激

为积极活跃的老年人提供节日相关的小礼物或奖品，如香囊、玉兔挂件。在节日知识问答中，正确回答问题的老年人可获得小奖品，以激励他们的积极参与和思考。

五、节日庆典活动拍摄与宣传技巧

1. 节日庆典活动拍摄技巧

（1）拍摄前准备

① 设备检查。确保相机或手机电量充足、存储空间足够、镜头干净。如果是相机，最好带上备用电池和存储卡。

② 熟悉场地和流程。提前了解活动场地的光线情况，如光线来源方向、是否有强光或阴影区域。同时，掌握活动流程，清楚重点环节，以便提前站位等待拍摄。

（2）拍摄过程

① 光线运用：

自然光为主。尽量利用自然光，如室外活动，应避免阳光直射老年人面部。如果在室内活动，在靠近窗户等光线好的地方拍摄效果会更好。

适当补光。如果光线较暗，需要补光，使用相机闪光灯或外接闪光灯时，注意调节强度，避免产生"过亮"的效果，让老年人面部看起来不自然。使用手机拍摄，可以利用其自带的补光功能。

② 拍摄角度：

平拍尊重视角，即和老年人的眼睛保持同一水平高度拍摄，这样的视角比较亲切自然，能很好地捕捉他们的表情细节。

俯拍展现场景，即从稍高的位置俯拍，可以拍摄到活动的整体场景。如俯拍老年人围坐在一起做游戏或者观看表演的画面，能很好地表现活动的热闹氛围。

③ 捕捉表情和动作：

表情特写。重点关注老年人的面部表情，如笑容、专注的神情等。用长焦镜头或者手机的长焦功能拉近拍摄特写镜头，能够更好地展现他们的情绪。

动作连拍。老年人在庆典活动中可能会有鼓掌、跳舞等动作，使用连拍模式可以捕捉到一系列连贯的动作，方便后期挑选出最精彩的瞬间。

（3）后期制作

① 简单调整。适当调整照片的亮度、对比度和色彩饱和度，让画面看起来更加生动鲜明。但注意不要过度修饰，以免失真。

② 裁剪优化。通过裁剪去除不必要的背景部分，使老年人面部表情或动作更加突出。

2. 节日庆典活动推文书写要点

（1）标题设计

① 突出主题和情感，如《重阳节：养老机构里的温馨庆典，点亮老年人的幸福时光》《爱在幸福里养老院：春节的欢乐盛宴》。

② 制造悬念或趣味,如《你从未见过的养老机构幸福里养老院庆典,满满的都是爱与感动》《重阳节,养老机构里一场跨越年龄的奇妙派对》。

（2）开头引入

① 营造氛围,如"当中秋节的温馨气息弥漫在空气中,养老机构里也奏响了欢乐的乐章。这里,每一个角落都充满了温暖,每一位老年人的脸上都洋溢着幸福的笑容"。

② 提出问题或讲述故事,如"你知道在养老机构里,老年人是如何庆祝重阳节的吗？今天,让我们走进这个充满爱的世界",或者"在幸福里养老院,有一位老人,他每年都期待着国庆节的庆典,今年,他又有了新的惊喜……"

（3）主体内容

① 描述活动。详细介绍节日庆典的活动内容,包括环境布置、活动环节、老年人的参与情况等,如"养老机构被五彩斑斓的气球装点得焕然一新,红灯笼、福字、彩带处处都彰显着春节的喜庆,老年人先是参与了趣味剪纸活动,他们专注的眼神和开心的笑容显示他们仿佛回到了童年时光。接着,大家一起品尝了美味的汤圆……"

② 展现情感。例如,"在这个特殊的日子里,老年人相互拥抱、祝福,那些温暖的眼神和话语如同冬日里的暖阳,驱散了孤独。工作人员也像家人一样陪伴在老年人身边,为他们送上节日的问候和关怀"。

③ 嵌入照片和视频。例如,"这张照片中,老年人围坐在一起制作香囊,他们认真的模样真的很可爱"。

（4）结尾升华

① 总结意义。例如,"这次重阳节庆典,不仅是一场欢乐的聚会,更是一次爱的传递。它让老年人在养老机构中感受到了节日的温暖,传承了中华民族的传统节日文化,也让他们在这里找到了家的感觉"。

② 呼吁关注或行动。例如,"希望更多的人能够关注这些可爱的老年人,关注养老机构里的点点滴滴,让每一个节日都成为他们最美好的回忆"。

3. 节日庆典活动推文范例

阿默生日会｜情暖阿默,温馨开展中

袅袅的音乐轻盈着往昔的心情,漫叩窗棂的弯月仍是笑靥如花。白云奏响心灵的舞曲,蓝天挽起纯真的梦境。下面请看看我们的寿星是怎么样在阿默过一场不一样的生日会的吧！

每一个生日都是一个甜美的回忆

每一个生日都是美丽的诗篇

每一个生日会都会给长者带来不一样的感觉

没有豪华的派对

没有昂贵的礼物

却有欢乐的氛围

真诚的祝福和关爱

"祝你生日快乐,祝你生日快乐……"每当深情的生日歌唱响,每当芬芳的大蛋糕摆在桌子上,你知道,这一定是我们阿默的爷爷奶奶又在过生日啦！

来来来！大家一起来分享爷爷奶奶的美好时光,年年有今日,岁岁有今朝！

于是,各楼层的长者们依次入座,慢慢地静候寿星登场。

生日会正式开始了,阿默的工作人员为寿星们送上生日祝福,希望爷爷奶奶在阿默笑口常开、万事如意,所有的忧愁都烟消云散！

紧接着蛋糕伴随着欢快的生日歌曲被缓缓推出,工作人员为老人戴上生日帽,大家一起唱生日歌、吹蜡烛、切蛋糕、分发蛋糕,每位老人脸上都挂着幸福的笑容。

点心过后,欢乐还未散尽,爷爷奶奶高兴地唱起了《东方红》《没有共产党就没有新中国》《打靶归来》等经典红歌,爷爷奶奶中气十足,歌声嘹亮,赢得了大家热烈的掌声。

大家一边吃着水果糕点,一边欣赏着红歌,在其乐融融的氛围下,时间一分一秒过去了。

最后祝福爷爷奶奶们:

福如东海长流水,寿比南山不老松

愿您生活之树常绿,生命之水长流

身体健康,欢乐永存,每天开心……

生日会就这样结束了,但我们的故事未完待续……

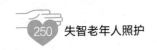 **拓展训练**

在端午节来临之际,乐养巢养老机构为失智老年人精心筹备了一场别开生面的端午节庆典活动。活动当天,工作人员早早地将场地布置得充满节日氛围。粽叶、菖蒲、艾草挂在活动场地四周,散发着淡淡的清香。社工部、生活管家及护理人员协调组织本次活动。

任务:课后分组,分角色扮演社工部、楼层管家及护理人员组织这场端午节活动,并为撰写推文拍摄具有代表性的照片。

练一练

扫码进行在线测验。

项目七

失智老年人的家属沟通

任务 1　失智老年人的家庭访问

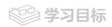学习目标

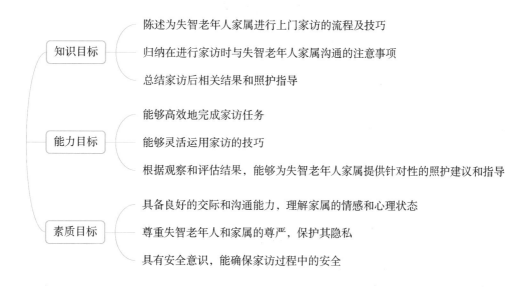

知识目标
- 陈述为失智老年人家属进行上门家访的流程及技巧
- 归纳在进行家访时与失智老年人家属沟通的注意事项
- 总结家访后相关结果和照护指导

能力目标
- 能够高效地完成家访任务
- 能够灵活运用家访的技巧
- 根据观察和评估结果，能够为失智老年人家属提供针对性的照护建议和指导

素质目标
- 具备良好的交际和沟通能力，理解家属的情感和心理状态
- 尊重失智老年人和家属的尊严，保护其隐私
- 具有安全意识，能确保家访过程中的安全

情境任务

　　某天,居委会的资深老龄干部葛老师给小张打电话,提到社区中有一名84岁的老人祝奶奶最近出现明显的失智症症状,无缘无故猜疑家中保姆和常来看望她的女儿偷窃财物,造成家庭关系紧张。祝奶奶的女儿陶阿姨,希望母亲能搬去她家一起住,但祝奶奶坚持要留在自己熟悉的家中。因此,陶阿姨不得不每天抽出时间前往母亲家中进行照护,这让她感到心力交瘁,身体也日渐消瘦。最终,她向居委会的葛老师寻求帮助。葛老师安排小张进行上门家访,帮助陶阿姨解决相关问题。

　　问题:

　　1. 如何赢得陶阿姨的信任并建立初步的专业关系?

　　2. 如何开展陶阿姨家的家访?

　　3. 可以向陶阿姨提供哪些专业建议和资源信息?

　　4. 在与陶阿姨沟通时,小张应注意哪些事项?

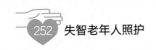 健康档案

表 7-1 祝奶奶健康档案

基本信息			
姓名	祝奶奶	性别	女
出生年月	1940 年 5 月	文化程度	高中
身高/体重	160 cm/55 kg	婚姻状况	丧偶
退休前职业	会计	经济来源	退休金
家庭成员	1 个女儿,2 个儿子	家属探视频率	每天
性格特点	内向	最自豪的事情	育有 3 个子女,家庭幸福
个人不愿提及事件	无		
兴趣爱好	黄梅戏		
疾病史和服药情况			
疾病史	阿尔茨海默病、高血压		
服药情况	盐酸多奈哌齐片、苯磺酸氨氯地平片		
日常生活			
饮食	进食自理,喜欢浓油赤酱的菜		
排泄	需要提醒		
洗澡	需要人协助		
睡眠	起夜,平均每晚 3 次;睡眠质量一般		
失智症核心症状			
核心症状	(1) 记忆力下降 (2) 判断力和注意力下降 (3) 理解能力下降		
失智症异常行为和精神症状(BPSD)			
异常行为和精神症状	(1) 重复说同样的话,询问同样的问题 (2) 有被偷妄想,说子女、保姆偷自己的衣物、药品 (3) 情绪不稳定,有时激动,有时情绪低落		
风险评估			
简易精神状态检查量表 (MMSE)	轻度认知障碍		
日常生活活动能力 (ADL)	轻度生活自理能力受损		
跌倒评估表	低危跌倒风险		
走失评估表	中危走失风险		

任务实施

一、家访前准备

1. 查阅资料

小张认真查阅祝奶奶的档案资料，了解其家庭住址、家属联系方式、老人的病情、治疗情况及目前的身体状况。

2. 提前电话沟通

通过电话与祝奶奶的女儿陶阿姨提前沟通联系，得知目前陶阿姨面临的问题和需求主要有两个方面：一是想要缓解和母亲之间的矛盾；二是想要为母亲提供更加专业的失智症照护，让家属得到喘息。小张跟陶阿姨确定家访的时间和地点。

3. 确立家访的重点内容

小张根据收集到的信息，确定家访的重点内容：

① 深入了解和评估照护情形并分析问题的原因。

② 解决母女之间的矛盾，并提供居家照护建议。

4. 准备好家访所需的物品

工作证、鞋套、家访记录表、失智症居家照护手册。

5. 邀请同访人员

小张邀请了居委会的葛老师一同上门家访，因为家属对葛老师非常信任，这样能够很快拉近和家属的距离。小张携带家庭访问记录表如表7-2。

表7-2 家庭访问记录表

基本信息					
日期	___年___月___日	时间	___点___分	地点	
家访人员（姓名、职务）					
老人基本情况					
姓名		年龄		性别	
籍贯		学历		婚姻状况	
退休前职业与职务			经济来源		
兴趣爱好			性格特点		
宗教信仰			最喜欢的称呼		
最自豪的事情					
最不愿意提及的事情					
其他情况					
认知诊断结果及确诊时间				是否用药	
患有的其他疾病				是否用药	

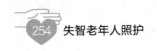

（续表）

家庭情况		
子女	子___人,女___人	
	日常探望及照护情况:	
居住情况	同住人:	
日常主要照护者	姓名	与老人关系
	主要照护内容	
联系人姓名及方式		
交流及观察内容		
老人失智症主要具体表现		
老人生活情况		
照护者认为的照护难点		
照护者情感和心理状态		
希望的老年人照护方式	□机构　□日托　□上门　□其他	
希望得到的服务		
目前已享受的政策	□长护险(___级)　□居家养老　□其他	
提供的建议和支持		
照护建议	□入住机构　□日托　□上门	
家庭支持建议	□家属参加赋能培训　□家属参加沙龙活动　□家庭环境改造　□辅具适配	
就诊建议		
后续跟进计划		

二、家访实施

1. 首次接触,建立信任关系

（1）自我介绍

小张首先进行了自我介绍,然后介绍了照护机构的整体情况,让陶阿姨对她本人和照护机构有初步了解,对其专业度有初步认可,双方建立信任关系,共同树立解决问题的信心。

（2）询问情况

小张在获得陶阿姨的初步认可后,开始询问祝奶奶的目前状况和陶阿姨的困扰,以掌握更多相关信息,从而制定出最适宜的服务方案。

2. 了解和评估照护情形

根据祝奶奶出现的情况,并对家属进行详细了解,汇总情况如表7－3。

表7-3 祝奶奶情况汇总表

问题	详细表现
1. 出现了什么情况?	(1) 祝奶奶出现记忆力、判断力、注意力、理解能力下降 (2) 有被偷妄想,说子女、保姆偷自己的衣物、药品,与保姆和家属关系紧张 (3) 情绪不稳定,有时情绪激动,有时低落
2. 什么时候发生的?	3个月前
3. 在哪里发生?	祝奶奶家中
4. 失智症异常行为和精神症状发生的频率是多久一次?	(1) 被偷妄想,每周有1~2次 (2) 情绪不稳定,每周有2~3次
5. 在哪些情况下特别容易发生?	(1) 祝奶奶忘记自己的衣物、药品放在哪里时 (2) 下午或晚上更容易出现
6. 家人有没有进行干预? 干预方法是否有效?	家人不知道如何进行干预
7. 是否存在风险/潜在的其他风险?	(1) 老年人自身:情绪不稳定,对自身造成不良影响,如跌倒或血压升高 (2) 对照护者:由于祝奶奶出现被偷妄想,猜忌使得奶奶和家人及保姆关系紧张,照护者身心疲惫

3. 分析原因

从生理/病理、社会、心理、环境以及照护因素对祝奶奶的情况进行分析,分析结果如表7-4。

表7-4 分析结果汇总表

因素	原因分析
生理/病理因素	疾病史:诊断为阿尔茨海默病,祝奶奶出现记忆力、判断力、注意力、理解能力下降,容易忘记东西存放的位置,失去对事物的准确理解和判断,也容易出现情绪的不稳定;服用盐酸多奈哌齐片可导致其产生幻觉,易激动,出现攻击行为、抑郁等情况
社会因素	(1) 社会/生活经历:退休前职业为会计,性格内向 (2) 亲子关系:育有两儿一女,但他们都有自己的工作和家庭。仅女儿每天来探望,儿子很少来探望 (3) 配偶关系:老伴去世3年 (4) 基本没有社交:祝奶奶性格内向,不愿意出门,很少与其他人交流
心理因素	心理落差和不安全感:奶奶由保姆照顾,身体及认知功能下降造成的挫败感,造成了她的心理落差
环境因素	(1) 居家环境较封闭:奶奶很少外出 (2) 居家环境适老化不完善:物品较多,堆放杂乱。卫生间无扶手和紧急呼叫器
照护因素	照护方式不正确:保姆和女儿缺乏对失智症知识的了解,缺乏正确的照护方法和技巧

三、提出解决方案

1. 情绪疏导,为家属提供心理支持

(1) 倾听

小张通过提问引导陶阿姨说出面临的困扰,并倾听、适时回应和安抚她。

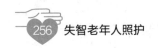

（2）共情

小张首先对陶阿姨的付出表示肯定,尽管她的母亲不断抱有怀疑和猜忌,她依然坚持每天去探望并陪伴在母亲身边。

（3）提供专业建议

小张向陶阿姨普及失智老年人可能出现的异常行为和精神症状,并将失智症居家照护手册赠送给陶阿姨,以便她随时查阅。提供应对祝奶奶猜疑时的方法:首先,避免辩解,顺应祝奶奶的性子行事和说话;其次,借助她感兴趣和喜爱的活动、话题等,转移其注意力;最后,鼓励祝奶奶积极参与社区活动,与朋友交流谈心等。

（4）效果

通过与小张的交流,陶阿姨感到内心积压的委屈得到了释放,并且学会了应对祝奶奶的猜疑和指责的一些技巧和方法,她表示会将这些应用到日常照护中去。

2. 制定计划,规划未来

小张继续询问陶阿姨需要什么帮助,并运用聚焦、摘要等会谈技巧明确她的需求。陶阿姨表示,祝奶奶希望在家养老,但目前家人和保姆无法提供专业照护,因此需要寻找解决方案。小张从三个方面向陶阿姨提出了建议。

（1）照护服务模式方面

小张提出可以根据祝奶奶的实际情况选择不同的照护模式。一种是失智症专业日托服务,就是让陶阿姨将祝奶奶送到专业的日托中心,享受日间的专业照护和康复训练,晚上再接回家。另一种是上门照护服务,这种服务可以让专业照护人员直接来到家中提供专业照护和陪伴,确保奶奶在熟悉的环境中得到贴心的照顾。陶阿姨可根据需求选择一种或两种服务,以获得更全面的支持。

（2）居家环境方面

其一,小张建议对祝奶奶的家进行适老化改造,建议在卫生间安装扶手和紧急呼叫器,在走廊和房间内安装感应夜灯,并调整家具布局以减少障碍物,确保行动不受限制。

其二,协助祝奶奶一起整理日常用品,将日常用品分类贴标签存放,这样她能更快找到所需物品,节省时间,减少焦虑。建议对贵重物品上锁保管,钥匙由奶奶存放于固定、容易看到的地方,让她感到更加安心。

（3）家庭支持方面

小张建议陶阿姨可以参加失智症照护的家属沙龙和技能培训。失智症照护的家属沙龙是一个交流和分享的平台,陶阿姨可以在那里与其他有类似经历的家属交流心得,互相支持,获得情感上的慰藉。技能培训能帮助陶阿姨掌握更多的失智症照护技巧和方法,缓解照护压力。

3. 服务申请,资源链接

陶阿姨对小张的建议表示认可,然而她对具体的操作流程和所需费用尚不清楚。小张表示,机构会派遣专业的评估团队上门进行评估,并与她进行沟通,共同制定最适宜的照护方案。此外,还可以帮助链接相关资源。

（1）政府补贴

可以协助家属申请祝奶奶目前能够享受到的各种相关补贴,减轻家庭经济负担。

（2）志愿者支援

提供志愿者服务组织的联络方式和服务项目说明,让陶阿姨申请志愿者的协助。

（3）推荐交流平台

推荐一些与失智症相关的网络资源,如微信公众号、直播号等,家属可以在这些平台上交流心得、提问求助、获取信息和资源。

（4）心理辅导服务

提供心理辅导服务的机构或热线电话，让家属可以及时获得心理支持和帮助。

（5）照护培训

为家属提供关于失智症的照护培训课程的信息，推荐在线课程平台或社区组织的照护培训活动。

四、注意事项

① 家访时需两人同时前往。

② 交流过程中保持中立，不作评判。家属如不愿意接受服务，遵循自决原则，不强求。

③ 保护老人及家属隐私，不打听不必要的私人信息。

④ 注意家访时间不要过长，以免家属感到疲惫。一般控制在 1 小时左右较为合适。

⑤ 提供切实可行的照护建议和资源信息，避免提供过于理论化或不切实际的建议。

⑥ 家访过程中需注意安全，防止发生意外事件。

五、效果评价

① 小张和陶阿姨家建立了互相信任的关系。

② 陶阿姨的情绪压力得到释放和缓解，并了解了一些失智老年人的照护知识和技巧。

③ 陶阿姨获取了一些失智老年人照护的支持资源和求助渠道。

牛刀小试

家访结束后，陶阿姨对小张的上门服务很满意，希望小张继续跟进服务。

任务：如果你是小张，请为陶阿姨的家庭制定一份跟进计划。

必备知识

一、对失智老年人及家属进行家访的流程

1. 家访前准备

（1）收集信息

认真查阅失智老年人的病历档案，了解其病情、治疗方案、目前的身体状况、生活习惯、家庭成员构成、主要照护者信息等。

（2）确定家访的重点内容和目标

通过电话或其他方式与家属提前联系，了解家属目前面临的主要问题和需求。根据了解到的初步信息，明确本次家访的主要目的和目标，如提供照护建议、提供情感支持、链接资源等。

（3）准备家访材料

① 资料准备。资料包括老年人基础信息、家庭背景信息资料、服务宣传资料、社区服务资源信息等。

② 物品准备。随身携带物品包括工作证、鞋套、失智症宣传资料、简易评估量表、评估工具（如记忆卡片、图片、纸、水笔、彩色笔）等。

③ 时间和交通准备。规划好路线，计算好时间，确保在约定时间内到达约定地点。

（4）安排人员

确定参与家访的人员，通常由专业人员组成的团队（包括医护人员、社工、康复师等）或者由专业人员

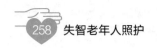

与志愿者共同组成的团队承担。每次家访上门,通常安排两名人员进行。

2. 家访实施

(1) 开场介绍

① 按时到达家访地点,礼貌地向老年人及其家属问好。

② 自我介绍以及介绍同行人员的身份和家访的原因,让家属和老年人了解家访的目的和流程。

(2) 观察环境

观察老年人居住的家庭环境,包括室内的整洁度、光线、通风情况,以及安全设施(如防滑垫、扶手、紧急呼叫按钮等)是否完备。

(3) 与老年人互动

上门人员以温和的语气与老年人交流,观察老年人的语言表达能力、情绪状态和认知水平。可以进行一些简单的互动活动。

(4) 与家属沟通

① 倾听家属讲述老年人的病情变化、日常护理情况、面临的困难和压力等。

② 给予家属情感上的支持和理解,让他们感受到自己不是孤单地面对问题。

③ 根据观察和家属的讲述,提供专业的照护建议和指导,如异常行为的应对、日常活动、安全防范等。

④ 介绍社区和社会上可利用的资源,如失智症支持小组、日间照护中心、护理服务机构、康复设施等,帮助家属更好地照顾老年人。

(5) 评估与记录

使用评估工具对老年人的认知功能、身体状况等进行简单评估,并记录结果。记录家属的需求和问题,以及提供的建议和资源信息。

3. 家访结束

(1) 总结反馈

向家属总结本次家访的主要内容和发现的问题,强调重点的照护建议和资源信息。询问家属对本次家访的感受和意见,以便改进后续的家访工作。

(2) 道别

礼貌地与家属和老年人道别,感谢他们的配合和支持。留下联系方式,方便家属在需要时随时联系。

4. 家访后续跟进

(1) 整理总结

整理家访记录和评估结果,将其纳入老年人的健康档案中。分析家访中发现的问题和需求,制定相应的跟进计划。

(2) 跟进服务

根据跟进计划,定期与家属保持联系,了解老年人的情况和家属的需求是否得到满足。提供必要的支持和帮助,如协调社区资源、安排专业培训等。

(3) 团队交流

与参与家访的其他人员进行交流,分享家访经验和问题,共同提高家访服务的质量。

(4) 反馈与调整

根据家属的反馈,及时调整家访策略和提供的建议,不断提高家访的质量和效果。

二、失智老年人家庭照护者的压力

1. 身体压力

原因：照顾失智老年人需要承担大量体力劳动，如帮助起床、移动、洗澡、穿衣和进食等。照护者还需应对老年人昼夜颠倒、行为失控等问题，随时提供照护。不规律的照护工作可导致家庭照护者睡眠不足，长期可能引起身心疲惫，威胁健康。

具体表现：出现身体不适症状，包括头痛、腰背痛和失眠等。

2. 心理压力

原因：家庭照护人员在面对老年人认知功能逐渐衰退、行为和情绪发生显著变化时，经常会感到沮丧和承受心理压力，担心无法提供足够的照护。长期的照护可能导致他们精神和心理上的疲惫。

具体表现：常见的包括出现焦虑、抑郁、无助和悲伤等情绪。这些情绪可能会引发家庭照护人员出现失眠、食欲减退、易怒等症状。

3. 经济压力

原因：失智老年人长期需要医疗和护理支持，给家庭带来经济负担和压力。照顾他们还可能导致家庭成员减少工作时间或离职，影响家庭收入，加剧了经济压力。

具体表现：负担包括医疗费用、护理用品支出以及人员成本，并且持续增加。

4. 社会压力

原因：照护失智老年人需要投入大量的时间和精力，这使得家属难以抽出时间参与社交活动。此外，家庭成员在照护意见上的分歧以及责任分配的不均衡问题，往往导致家庭成员间关系紧张。

具体表现：家属感到孤立无援；社交活动减少，与朋友的联系减少；家庭成员之间产生矛盾冲突等。

三、与失智老年人家属沟通的原则

1. 尊重与理解

为家属提供充分的表达机会，尊重他们的情感和意见，理解他们所面临的困难和压力。全心倾听，避免中途打断，传达对他们情感的理解和同情。

2. 清晰与简明

使用简洁易懂的语言，避免使用专业术语或复杂的说明，确保家属能够轻松理解和接受信息，以防沟通中出现误解。

3. 鼓励参与

鼓励家属积极参与照护方案的制定，并与专业人员合作，共同照护失智老年人。

4. 保密与隐私

保护失智老年人和家属的隐私，对所有个人信息进行保密。确保所有沟通和记录的隐私性，避免在无关人员面前讨论老年人个人信息。

5. 注意文化敏感性

尊重家属的文化背景和信仰，深入了解家属的文化背景，以避免任何不尊重或不适当的行为和言语。

四、与失智老年人家属沟通的技巧

1. 积极倾听

（1）全神贯注

在倾听家属的描述和反馈时，应保持专注与眼神交流，身体轻微前倾，点头以示回应，从而传达出对

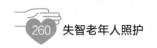

家属的关注和关心。这样的行为能让家属感受到被重视和理解,更愿意分享信息。

（2）避免打断

让家属充分表达他们的想法,避免随意打断,即使有疑问,先记录下来,等待他们说完再提问。

（3）倾听语言内容

① 抓住关键词和短语。抓住消极词汇:使用如"疲惫""压力""无助"等词汇可能表示负面情绪。抓住重复的主题:家属反复提到某个话题,如"没有时间""感到孤单"可能表示他们对此非常在意和困扰。

② 抓住情感表达。直接表达:家属直接表达他们的感受,如"我感到非常焦虑"。隐含情感:通过家属的描述推断他们的情感,如"我每天都很难应对这些事情",可能表示他们感到压力巨大。

2. 确认与反馈

在家属表达其观点后,有必要对关键信息进行复述,并确认理解的准确性,以防止沟通上的误会,并确保信息的准确传达。

（1）重复要点

用自己的话复述家属的主要观点,以确保理解准确。例如:"您刚才提到您母亲最近记忆力下降很快,对吗?"

（2）确认理解

重复家属的描述并确认。例如:"我听到您说……我是这么理解的……对吗?""我听到您说您感到很无助,是这样吗?"

3. 使用开放性提问

（1）引导深入

使用开放性问题让家属分享更多信息和表达自己的感受,例如:"可以详细说说您母亲最近的情况吗?""您提到感到压力大,可以说说具体是什么让您感到压力吗?"

（2）鼓励表达

让家属自由表达他们的感受和担忧,例如:"您觉得目前照护奶奶/爷爷的过程中最大的困难是什么?"

（3）鼓励提问

鼓励家属充分表达他们的疑问,并予以耐心解答,务必使家属全面理解所需信息,以消除他们的疑虑与担忧。例如:"您是否还有其他问题或担忧呢?"

4. 同理心表达

（1）共情回应

用温暖的语气表达对家属感受的理解。例如:"我能感受到您现在非常焦虑,这种情况确实让人难过。"

（2）情感认同

认同家属的情感反应,例如:"您有这样的感觉是很正常的。""您在照护老人方面做得很好,遇到这些困难是很正常的。"这种情感认同能够减轻家属的情感负担,并建立起信任关系。

（3）非语言沟通

通过温暖关切的面部表情、恰当的肢体语言传递理解和支持,如点头,微笑,握手、轻拍肩膀等适当的身体接触。

5. 理解家属的情感和压力

（1）捕捉非语言信号

注意观察家属的面部表情、肢体动作,感受语调,以判断他们的情感状态。当察觉到家属有情绪波动时,直接询问他们的感受,例如:"您看起来很疲惫,是不是最近照护得很辛苦?"

（2）避免评价

避免对家属的情感和行为进行评价或指责,保持中立和支持的态度。即使面对不同的意见,也应尊重家属的观点和决定。

小贴士　　捕捉非语言信号

1. 面部表情

紧锁的眉头和皱眉:通常表示担忧或困惑;抬起的眉毛:可能意味着惊讶或怀疑;眼神闪烁或回避:可能反映不安或紧张;凝视或流泪:可能表达悲伤或沮丧;紧闭的嘴唇:可能代表愤怒或压抑;微笑或嘴角上扬:可能表示愉悦或放松。

2. 肢体语言

姿势:僵硬或紧绷的身体姿势可能表示紧张或焦虑;放松的姿势可能表示舒适和信任。手势:反复搓手、抓挠可能表示不安或紧张;开放的手势可能表示愿意交流和合作。

3. 音量变化

突然提高音量可能表示愤怒或激动;低沉的声音可能表示悲伤或疲惫。语速变化:说话过快可能表示焦虑或兴奋;说话缓慢可能表示疲惫或失望。

拓展训练

姓名:王爷爷

年龄:78 岁

文化程度:大学毕业

退休前职业:工程师

兴趣爱好:唱歌、跳交际舞

失智症程度:中度

目前状况:王爷爷 4 年前开始出现短期记忆下降、外出走失等症状。1 年前王爷爷失智症症状加重,出现情绪不稳、记忆障碍、定向障碍、生活难以自理等问题。日常和老伴吴奶奶两人生活。吴奶奶 76 岁,有腰椎间盘突出的慢性疾病。日常吴奶奶既要照护王爷爷的生活,做一日三餐等家务,还要应对王爷爷反复询问、情绪烦躁等问题。吴奶奶身心俱疲,有轻微抑郁和焦虑的表现。老人的女儿感觉再这样持续下去,老人的生活会出现大的问题,于是找到社区为老服务中心,希望得到专业人员的评估和帮助。社区中心的社会工作者和家属约好两天后,上门家访评估。

任务:针对王爷爷的情况,思考家访人员应如何获取全面的信息并解决吴奶奶的照护压力。

练一练

扫码进行在线测验。

在线测验

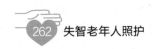

任务 2　与失智老年人家属出现矛盾时的沟通

学习目标

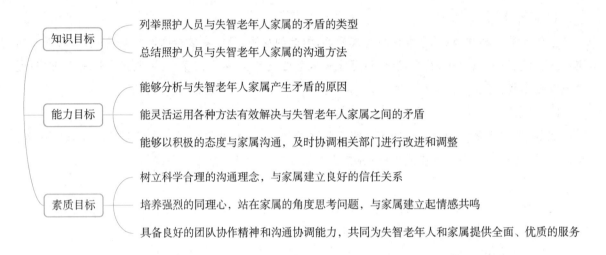

知识目标
- 列举照护人员与失智老年人家属的矛盾的类型
- 总结照护人员与失智老年人家属的沟通方法

能力目标
- 能够分析与失智老年人家属产生矛盾的原因
- 能灵活运用各种方法有效解决与失智老年人家属之间的矛盾
- 能够以积极的态度与家属沟通，及时协调相关部门进行改进和调整

素质目标
- 树立科学合理的沟通理念，与家属建立良好的信任关系
- 培养强烈的同理心，站在家属的角度思考问题，与家属建立起情感共鸣
- 具备良好的团队协作精神和沟通协调能力，共同为失智老年人和家属提供全面、优质的服务

情境任务

　　王爷爷，入住某失智症照护中心 2 楼。上周，王爷爷的家属送来了一些饺子和红烧肉。今天他的家属过来探望时，询问王爷爷是否吃了红烧肉和饺子。王爷爷回答说，他只吃了 1 次红烧肉和饺子，之后就再也没有吃过了。家属随后向今天值班的护理员李阿姨询问情况，但李阿姨表示她并不知情，因为她并非上次接收食物的照护人员。家属听后感到很生气，怀疑食物可能被照护人员私自食用，并向护理部主任投诉。

问题：

1. 护理员李阿姨的回答是否恰当？

2. 家属为何会突然感到愤怒，并投诉？

3. 应如何妥善处理家属的投诉，并缓解家属的情绪？

健康档案

表 7-5　王爷爷健康档案

基本信息			
姓名	王爷爷	性别	男
出生年月	1939 年 8 月	文化程度	大学
身高/体重	170 cm/72 kg	入住机构时间	3 个月
婚姻状况	丧偶	退休前职业	医生
经济来源	退休金	家庭成员	1 个儿子、2 个孙子

（续表）

性格特点	性子急躁、时而忧郁	家属探视频率	儿子每周探视 1 次,老伴的妹妹、妹夫 1~2 周探视 1 次
最自豪的事情	退休前是一名医生,曾经救治过无数患者,他喜欢分享自己作为医生时的工作经历		
个人不愿提及事件	老伴去年已去世		
兴趣爱好	听广播		
疾病史和服药情况			
疾病史	糖尿病、高血压、阿尔茨海默病 1 年		
服药情况	盐酸多奈哌齐片、苯磺酸氨氯地平片、阿卡波糖片、阿普唑仑片		
日常生活			
饮食	软烂一点的食物,喜欢吃肉		
排泄	可自理		
洗澡	需协助		
睡眠	晚上睡眠一般,总睡眠时长大概 4 小时		
失智症核心症状			
核心症状	(1) 记忆力下降 (2) 定向力下降 (3) 语言表达能力下降		
失智症异常行为和精神症状(BPSD)			
异常行为和精神症状	(1) 在情绪激动时,会用拐杖敲桌子,甚至动手打人 (2) 大多数时间,他独自一人留在房间内,不愿意他人进入 (3) 若发现有人进入他的房间,他便会怀疑对方偷窃了他的物品 (4) 觉得自己的儿子不管他,常常认为自己快死了		
风险评估			
简易精神状态检查量表（MMSE）	轻度认知障碍		
日常生活活动能力（ADL）	轻度生活自理能力受损		
跌倒评估表	高危跌倒风险		
走失评估表	中危走失风险		

任务实施

一、了解和评估照护情形

根据王爷爷家属提出的问题,照护人员进行详细了解,汇总情况如表 7-6。

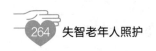

表7-6 王爷爷情况汇总表

问题	详细表现
1. 出现了什么情况?	上周,家属为王爷爷带来了红烧肉和饺子,但王爷爷表示仅食用了一餐。当询问照护人员时,他们无法提供明确的答案
2. 在哪里发生?	某失智症照护中心2楼
3. 当时的情况是怎样的?	家属询问当班的护理员李阿姨,李阿姨表示不清楚,并指出食物并非由她接收,这使得家属感到非常不满,并开始怀疑是否是照护人员私下吃了饺子和红烧肉
4. 照护人员的回答是否合理?	李阿姨的回答是不合理的
5. 家属的态度和反应是怎样的?	家属感到非常生气,并向护理部主任投诉

二、分析原因

照护人员从病理因素、照护因素、家属因素对王爷爷家属反映的问题进行分析,结果如表7-7。

表7-7 分析结果汇总表

因素	原因分析
病理因素	疾病史:王爷爷被确诊为阿尔茨海默病。具体表现为近期记忆丧失,常常忘记刚发生的事情,甚至在短时间内就会完全忘记刚刚进行的行为或说过的话语
照护因素	(1) 李阿姨在未充分了解情况的前提下便回应了家属 (2) 李阿姨的回答显得过于草率 (3) 对于家属带来的物品,未进行详尽的交接工作,导致值班的李阿姨对王爷爷是否食用了饺子和红烧肉不知情 (4) 机构缺乏有效的信息传递的平台,使得家属询问时无法得到准确答复,从而引发家属的不满和怀疑
家属因素	(1) 家属可能对阿尔茨海默病的表现并不是非常了解 (2) 家属对老人的饮食情况非常关注,当无法获得确切答案时,容易担忧和过度敏感,从而怀疑食物被照护人员私自食用

三、与家属的沟通

1. 护理员与家属的沟通方法

情况一:红烧肉与饺子已经都被王爷爷吃了。

① 确认事实。通过与上一班工作人员确认,向家属提供准确的信息,解决家属的疑问,让家属放心。

② 表达歉意。诚恳表达歉意,承认照护工作中的失误,不推诿责任,让家属感受到照护方的真诚。

③ 加强反馈。认识到未拍照反馈是问题所在,今后将加强这方面的工作,如增加拍照反馈环节,提高服务的透明度。

④ 表明职业道德。强调照护人员的职业道德,让家属放心地将老年人托付给照护方。

李阿姨恰当的说法如:您好,我刚刚跟上一班照顾王爷爷的同事确认了,您送来的红烧肉和饺子,我们已经分三次给王爷爷吃了,是在前天中午、昨天中午和今天中午,请您放心。真不好意思,之前给爷爷吃的时候忘了拍照,也没在群里跟您说一声,确实是我们的疏忽。不过请您放心,我们照顾王爷爷的人绝对不会随意乱拿王爷爷的东西和吃的。

情况二:由于工作人员未交接到位,确实只给王爷爷吃了一餐红烧肉和饺子。

① 诚恳道歉。一开始就表达"实在是不好意思""我们深知这次的失误让您担心了",让家属感受到照护方对错误的认识和愧疚之情,有助于缓解家属的不满情绪。

② 表达决心。"我们一定会深刻反思,保证不再出现类似问题",向家属表明照护方解决问题的决心,给予家属信心。

③ 明确承诺。"以后您这边送来的物品或食品,我们一定会认真交接并登记到位,也会拍照反馈至家属群内",明确具体的行动措施,让家属清楚地知道照护方将如何改进,增强家属的信任感。

④ 强调职业道德规范。向家属明确表明照护人员的职业操守和职业道德规范,让家属放心。

李阿姨恰当的说法如:您好,实在是不好意思,确实是由于我们工作交接未到位,只给王爷爷吃了一餐红烧肉和饺子,我们深知这次的失误让您担心了。我们一定会深刻反思,保证不再出现类似问题。以后您这边送来的物品或食品,我们一定会认真交接并登记到位,也会拍照反馈到家属群内。请您放心,照护人员绝不会随便动王爷爷的东西和吃的。

2. 护理部主任与家属的沟通方法

① 耐心倾听。护理部主任应耐心倾听家属的意见,给予家属充分的表达空间,让他们将当时的情绪抒发出来。认真倾听家属的反馈,不仅有助于了解事情的经过,还能让家属感受到被尊重和理解,为后续的问题解决奠定良好的基础。

② 安抚情绪。护理部主任在了解事情的经过后,首要任务是安抚家属情绪,通过温和的语言和真诚的态度,让家属保持冷静,以便更好地沟通和解决问题。

③ 调查问题。对王爷爷的饮食情况进行调查。找出问题的根源,并分析可能的原因,为解决问题提供依据,避免家属的无端猜测。

④ 诚恳道歉。主动承担责任,表达歉意,显示出护理部主任的真诚态度,有助于缓和家属的不满情绪。

⑤ 改进措施。给家属一个满意的解决措施是关键。可以根据具体情况,制定个性化的解决方案,同时护理部也会加强对照护人员的培训和管理,提高照护人员的责任心和服务意识,确保类似的事情不再发生。

⑥ 用心服务。强调会更加用心地做好每一个细节,让家属放心,表明对提高服务质量的决心和努力。

情况一:护理部主任查明红烧肉和饺子都给王爷爷吃了,可能是由于王爷爷近期记忆衰退,自个儿忘记了。

护理部主任可以说:"刚刚听完这件事情整个过程,我非常理解您现在的心情。请先别着急上火,这件事情我一定会彻查清楚,请相信我。"

"您好,我们已经对王爷爷的饮食情况进行了调查,爷爷确实吃光了红烧肉和饺子,有可能是因为爷爷近期记忆衰退,忘记自己已经吃过这些食物了。但这不能成为我们工作失误的借口,是我们没有及时与您沟通确认爷爷的饮食情况,我代表照护团队向您诚挚地道歉,也请您平复一下心情。

后续我们会采取改进措施,加强对爷爷日常生活的记录和反馈,让您随时了解王爷爷的状况。也请您相信我们会更加用心地做好每一个细节,让您放心。"

情况二:护理部主任查明真的只给王爷爷吃了一餐红烧肉和饺子。

护理部主任可以说:"刚刚听完这件事情的来龙去脉,非常抱歉让您在这件事情上产生了不好的感受。我完全理解您现在的心情,换作谁遇到这样的情况都会担心和着急。请您先别生气,我们一定会认真对待这件事情,尽快调查王爷爷的饮食情况。"

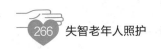

"我们认真调查了王爷爷的饮食情况,由于我们工作人员工作的疏忽,没有将您送过来的食物进行登记,没有把交接班做到位。非常抱歉给您带来了困扰,我们深刻认识到了自己的错误,一定会认真反思并加以改进。请您消消气,给我们一个弥补的机会。

我们护理部每日都有三次以上随时查房,并有总值班人员每日查房,我们的管理也是非常严格的。我向您保证,我们的照护人员绝对不会擅自拿爷爷的物品或食物,后续我们一定会更加细心地照顾王爷爷,及时将家属送来的食物给王爷爷食用,也希望您能继续给予我们信任和支持。"

四、注意事项

① 在面对家属投诉时,必须第一时间向家属道歉,表达对家属不满情绪的理解以及对所涉问题的高度重视。

② 在家属提出疑问时,应以尊重的语言和态度回答,避免使用敷衍、攻击性或侮辱性的言辞,不应以"不知道"或"不清楚"等话语作为回应。

③ 在与家属沟通时,应避免引发争执和冲突,保持冷静与专业的态度非常重要。

五、效果评价

通过有效的沟通和问题解决,家属的情绪得以平复,先前的疑虑和不安得到了消除,重新建立了对照护人员的信任。

🏠 牛刀小试

前几天中秋节,王爷爷家属送来了一盒月饼,爷爷当天分了 4 个月饼给同楼层其他老人一起吃,自己吃了 2 个。今天家属过来探视爷爷,爷爷跟家属说月饼被别人偷吃了,自己只吃了 2 个。

任务:如果你是今天上班的楼层管家,应该如何与家属进行沟通?

📝 必备知识

一、照护人员与失智老年人家属之间的矛盾类型

1. 照护理念方面

照护人员通常遵循专业的照护标准和流程,而家属则可能更倾向基于情感和过往经验的照护方式。例如,照护人员强调自立援助和用进废退的原则,反对完全替代的照护理念,鼓励老年人尽可能地自我照顾,如鼓励老年人在机构内参与日常活动、让偏瘫老年人使用健侧手进食等。然而,家属可能难以理解这一点,他们认为既然支付了费用入住养老机构,就应该得到全面的照护服务。这种差异有时会导致关于照护理念的冲突和矛盾。

2. 沟通方式方面

照护人员通常会采用一些较为专业的术语和简洁的沟通方式来汇报老年人的健康状况和日常情况,然而,家属往往期望能够获得更详细、更通俗易懂的解释和信息。如果照护人员未能及时调整他们的沟通方式,这可能导致家属产生误解,认为照护人员不够关心老年人或隐瞒了某些情况。

3. 责任划分方面

家属可能认为自己支付了相应的费用,照护人员就应该承担所有的照护责任,包括在老年人出现突发状况和意外事件时,照护人员应当及时处理并解决问题。

照护人员可能认为有些情况超出了他们的职责范围,有些突发状况需要专业的医疗干预或家属共同

参与决策和处理,而这些并非他们所能独立承担的。这就可能导致责任划分不清而产生矛盾。

4. 情感需求满足方面

家属希望照护人员能够给予老年人更多的关爱和情感关怀,如同家人一般对待失智老年人。但照护人员因工作压力大和任务繁重,难以满足这一期望。他们照顾的老年人众多,导致可能无法充分提供情感关怀,这可能引起家属不满和矛盾。

5. 期望差异方面

家属可能对老年人的康复或病情稳定抱有较高的期望,而照护人员基于专业判断,可能认为失智症的发展具有一定的不可逆转性,即便经过全面照护,病情仍有可能恶化。这种期望上的差异可能导致家属对照护工作的不满和质疑。

二、与家属发生矛盾时不恰当的沟通方法

1. 推卸责任

(1) 完全否认自己的责任

如说:"这跟我们一点关系都没有。""我那天没上班,没看到你送来东西,这事跟我没关系。"这样会让家属觉得照护方没有担当,不愿意解决问题。

(2) 把责任都推给家属

如说:"你们家属都不来看望自己的妈妈,这样肯定是不行的。"这种做法会让家属感到被攻击,进一步加深矛盾。

2. 敷衍了事

(1) 随便应付

如说:"我会去问问看。""我那天没上班,不知道。"没有用实际行动去解决问题,会让家属觉得不被重视。

(2) 虚假承诺

为了尽快平息矛盾而做出无法实现的承诺,一旦无法兑现,会让家属更加失望和愤怒。

3. 拒绝沟通

(1) 沉默不语

面对家属的质疑或指责,选择不说话,这会让家属觉得被忽视,问题无法得到解决。

(2) 转身离开

直接离开现场,逃避问题,会让家属感到被无视,更加气愤。

4. 强行辩解

(1) 一味辩解

不顾家属感受,一味地为自己辩解:"我们都是按照规定做的,没有错。""老人得这个病记性不好,乱说的,我们没有偷吃他的东西。"这种方式可能会让家属觉得照护方不理解他们的心情,只关心自己的利益。

(2) 坚持己见

不听取家属的意见,坚持自己的观点:"你说得不对,住在机构就要按照我们的方法才是正确的。"这样会让家属觉得没有被尊重,难以达成共识。

三、照护人员与失智老年人家属发生矛盾时的沟通方法

1. 沟通前的准备

(1) 保持冷静

在冲突发生时,首先应使自己的情绪稳定下来,避免在冲动的状态下进行沟通,不要在情绪激动的时

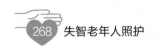

候做出决定或发表言论,以免说出不恰当的话,进一步激化矛盾。

（2）了解情况

尽可能全面地掌握冲突产生的原因、经过以及双方的关注点和诉求,为有针对性地沟通做好准备。

2. 沟通中的方法与技巧

（1）积极倾听

给予家属充分表达的机会,不打断他们说话,用专注的眼神和适当的肢体语言表示在认真倾听。理解家属的情绪,例如,当家属表达愤怒或焦虑时,可以回应:"我能理解您现在很着急/生气,换作谁都会这样。"

（2）表达共情

站在家属的角度去体会他们的感受,如:"我知道您很担心爷爷的情况,我们也一样希望老人能得到最好的照顾。""我们非常理解您对爷爷的关心,看到您这么关注爷爷的饮食,我们也很感动。您生气是正常的,换作我们也会有同样的担忧。"

（3）诚恳道歉

如果照护工作中确实存在失误,道歉要具体,说明是因为什么事情而道歉。例如:"非常抱歉我们在××方面做得不够好,让您担心了。"

（4）清晰解释

用通俗易懂的语言向家属解释事情的经过和原因,避免使用专业术语。例如,如果是因为老年人的病情变化导致了一些问题,可以说:"爷爷最近身体有点不舒服,所以才会出现这样的情况,我们已经采取了××措施来处理。"

（5）提出解决方案

针对矛盾,提出具体可行的解决方案,让家属放心。例如:"以后我们会加强对爷爷××方面的照顾,同时也会定期向您反馈爷爷的情况。您还有什么其他需求吗?"

（6）确认理解

在沟通结束前,确保双方对问题的理解和解决方案达成一致。确认家属是否理解了自己的意思,可以问:"您对我刚才说的有什么疑问或者想法吗?"

3. 沟通后的跟进

（1）落实解决方案

按照沟通中确定的方案积极采取行动,让家属看到实际的改变。

（2）持续沟通

定期与家属沟通老年人的情况,让他们了解照护工作的进展,增强信任。

（3）反思总结

从发生的冲突中吸取教训,反思照护工作中的不足,不断改进沟通方式和服务质量。

4. 建立有效的沟通渠道

① 除了面对面交流,还可以通过电话、短信、微信等多种方式与家属保持密切联系。定期向家属群内发送老年人的照片、视频或详尽的文字报告,让家属随时了解老年人的生活状态。

② 组织家属座谈会或开放日活动,为家属提供与照护人员直接沟通的平台,使他们能够深入了解老年人在照护过程中的具体情况。同时,这也为照护人员创造了一个倾听家属意见和建议的机会,以便不断优化服务流程,提升服务质量。

四、应对失智老年人家属投诉的方法

失智老年人在日常生活与认知能力方面往往面临诸多挑战。在照护他们的过程中,照护人员难免会遇到来自家属的反馈与投诉。面对这一情形,照护人员应当如何有效地进行应对呢?

1. 迅速回应与情绪安抚

在半小时内初步回复家属,以稳定情绪,避免情绪升级。部分家属尤为关注照护人员的态度与反应。可向家属表达:"我们衷心感谢您提出的宝贵意见和建议,您的反馈我们已经收到,并将立即着手核实情况。同时,我们会将此事汇报给上级领导,并根据您的意见进行相应的改进和调整。"

2. 高效上报与反馈机制

一旦家属提出意见,且照护人员无法直接做出决策时,须迅速启动上报流程,及时向上级领导征询专业意见,确保问题得到妥善处理。

3. 解决方案制定

在接到家属投诉后,首先要深入分析家属对某件事或某个点产生意见的原因。结合老年人实际情况以及家属的关注点,制定出切实可行的解决方案,并向家属详细说明。若家属对初步方案不满意,应持续进行优化调整,直至家属满意为止。

4. 整改情况反馈

在根据解决方案进行改进后,须及时向家属反馈整改后的具体情况,让家属切实感受到照护人员对其提出意见的高度重视,并在积极进行改进,致力于为老年人提供优质服务。

5. 定期征询意见

在持续改进过程中,家属可能会有其他意见或建议。因此,需定期询问家属的感受,如家属对老年人目前状态是否满意等。

小贴士　　　　　　　　　　**学会倾听**

英国作家莫里斯说:"要做一个善于辞令的人,只有一种办法,就是学会听人家说话。"他的意思是,学会倾听是成为善于表达者的前提,只有先倾听他人,了解对方的想法和观点,才能更好地组织自己的语言,进行有效的沟通。

拓展训练

姓名:张奶奶

年龄:80 岁

文化程度:大专

退休前职业:播音员

兴趣爱好:唱歌、跳舞

失智症程度:中度

情境:今年中秋节,已经两年没有回国的女儿林姐终于回来探望张奶奶。然而,由于长时间未见,张奶奶对女儿产生了一种陌生感。这时,护理员小唐走上前,跟林姐说:"张奶奶有时候不太愿意我们照顾她,甚至有时候会有点儿反抗。最近,她老是控制不住大小便,确实越来越难搞了。"听到小唐这样的描述,林姐感到心情沉重,开始怀疑照护人员是否平日里对张奶奶照顾不周,甚至有所嫌弃。

任务:针对张奶奶的状况,小唐应该如何与林姐进行恰当的沟通?

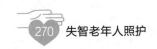

练一练

扫码进行在线测验。

任务 3 失智老年人出现意外状况时与家属的沟通

学习目标

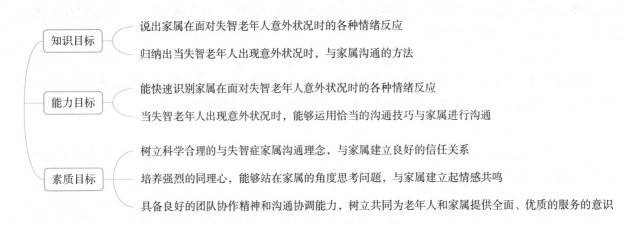

知识目标 —— 说出家属在面对失智老年人意外状况时的各种情绪反应

归纳出当失智老年人出现意外状况时，与家属沟通的方法

能力目标 —— 能快速识别家属在面对失智老年人意外状况时的各种情绪反应

当失智老年人出现意外状况时，能够运用恰当的沟通技巧与家属进行沟通

素质目标 —— 树立科学合理的与失智症家属沟通理念，与家属建立良好的信任关系

培养强烈的同理心，能够站在家属的角度思考问题，与家属建立起情感共鸣

具备良好的团队协作精神和沟通协调能力，树立共同为老年人和家属提供全面、优质的服务的意识

情境任务

李爷爷，入住某失智症照护中心 1 楼。今天上午的活动结束后，李爷爷和张爷爷在客厅因为一个杯子发生了争执。听到喧闹声后，护理员小杨迅速赶到两位老人身边，进行劝解并试图将他们分开。尽管如此，她未能成功平息两位老人之间的争执。争执过程中张爷爷突然推了李爷爷，李爷爷的右手撞到了桌角，幸好，小杨及时扶住李爷爷，避免了他跌倒。

小杨迅速联系护士小洪协助处理，小洪检查后发现李爷爷右手背有一处 2 cm×2 cm 的擦伤，张爷爷未受伤，测量生命体征正常。小洪在擦伤处进行了消毒处理，并贴上了创可贴。之后，小洪立即电话通知了李爷爷的家属，家属得知后非常担心和着急，立刻前往机构。

问题：

1. 两位爷爷发生冲突后，小洪应该如何与家属进行沟通呢？

2. 在与家属沟通过程中，小洪要注意哪些方面？

健康档案

表 7-8 李爷爷健康档案

基本信息			
姓名	李爷爷	性别	男
出生年月	1943 年 11 月	文化程度	初中

（续表）

身高/体重	165 cm/60 kg	入住机构时间	2 年
婚姻状况	丧偶	退休前职业	警察
经济来源	退休金	家庭成员	1 个女儿
性格特点	性格急躁	家属探视频率	女儿 1 个月探视 1～2 次
最自豪的事情	之前是警察,抓捕过很多犯人		
个人不愿提及事件	家里多套房屋出租,但李爷爷以为被女儿霸占		
其他	不喜欢别人违反他的命令		
兴趣爱好	唱歌、打麻将		
疾病史和服药情况			
疾病史	阿尔茨海默病 7 年、高血压		
服药情况	盐酸美金刚片、厄贝沙坦片、奥氮平片		
日常生活			
饮食	喜欢吃软烂一点的食物		
排泄	需要提醒		
洗澡	洗澡需要协助		
睡眠	睡眠良好		
失智症核心症状			
核心症状	(1) 记忆力下降 (2) 语言能力下降 (3) 逻辑思维能力下降 (4) 执行能力下降 (5) 定向力下降		
失智症异常行为和精神症状(BPSD)			
异常行为和精神症状	(1) 有产生幻觉的情况 (2) 有攻击行为,有较强的领地意识		
风险评估			
简易精神状态检查量表（MMSE）	重度认知障碍		
日常生活活动能力（ADL）	重度生活自理能力受损		
跌倒评估表	高危跌倒风险		
走失评估表	高危走失风险		

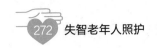

小贴士   **失智老年人的领地意识**

1. 表现

① 失智老年人可能会对特定的房间、座位、物品表现出强烈的占有欲。例如,总是坐在同一个椅子上,不允许别人移动自己房间里的物品。

② 当有人进入他们认为的"领地"时,可能会表现出不安、焦虑、愤怒等情绪,甚至出现言语或肢体上的攻击。例如说,"这是我的地方,你别过来"或者"不要动我的东西"。可能会用身体挡住,或者试图推开对方。

2. 领地意识原因分析

① 认知功能衰退。失智老年人的空间认知和自我认知出现混乱,可能会对熟悉的环境和物品产生过度依赖,对环境和物品产生一种本能的保护意识。

② 安全感需求。熟悉的空间和物品能给失智老年人带来安全感。当他们感到自己的领地受到威胁时,会表现出不安或者抵抗情绪。

任务实施

一、了解情况

根据李爷爷出现的情况,照护人员进行详细了解,汇总情况如表7-9。

表7-9 李爷爷情况汇总表

问题	详细表现
1. 出现了什么情况?	李爷爷与张爷爷因为一个水杯发生冲突
2. 在哪里发生?	某失智症照护中心1楼
3. 当时的情况是怎样的?(事情发生的前后经过)	李爷爷以为张爷爷拿的水杯是自己的,所以上前抢水杯,两位爷爷发生争执。张爷爷推了李爷爷,护理员小杨及时扶住了李爷爷
4. 护理员是否及时发现情况?有无进行劝阻?	护理员小杨听到喧闹声后,立即赶到现场,进行劝阻,但劝阻无效
5. 两位老人是否受伤?有无进行现场处理?	李爷爷的右手撞到了桌角。小洪检查后发现李爷爷右手背有一处2 cm×2 cm的擦伤。小洪为擦伤处进行了消毒处理,并贴上了创可贴。张爷爷未受伤
6. 谁通知了家属?通过什么方式通知家属的?家属是否赶到养老机构?	护士小洪打电话通知了家属,李爷爷的家属赶到了养老机构

二、分析原因

照护人员小洪从生理/病理因素、环境因素、社会因素、照护因素对此次意外状况进行分析,结果如表7-10。

表 7-10　分析结果汇总表

因素	原因分析
生理/病理因素	（1）疾病史：李爷爷患有阿尔茨海默病，存在定向力障碍及情绪不稳定的症状，有领地意识，易与他人发生冲突 （2）药物不良反应：目前正在服用治疗失智症的药物盐酸美金刚片，该药物的副作用是幻觉、意识模糊、疲劳、焦虑等不适症状
环境因素	养老机构为群居生活，老人间容易出现冲突和矛盾
社会因素	社会/生活经历：李爷爷之前是一名警察，不喜欢别人违反他的命令
照护因素	护理员小杨劝阻无效，未及时寻求其他照护人员的帮助

三、与家属的沟通

1. 不恰当沟通

"阿姨，您好！今天下午李爷爷和另外一位张爷爷有点小摩擦，没什么大事哈。就是李爷爷太敏感了，张爷爷就是拿了一下杯子，两个人情绪都比较激动，张爷爷推了一下李爷爷，李爷爷的右手撞到了桌角。后面发现李爷爷的右手背有一处 2 cm×2 cm 的擦伤，伤口已经消毒处理了。我们会多注意爷爷的情况。"

以上这段沟通存在下列问题。

① 指责老人的性格。"就是李爷爷太敏感了"，这种表述带有指责老人性格的意思，容易让家属产生反感。家属可能会觉得照护人员在偏袒另一方或者没有充分理解失智症老人的行为，从而对照护人员的态度和专业性产生怀疑，可能引发矛盾。

② 淡化事件整体情况。"有点小摩擦，没什么大事哈"。虽然提到了老人受伤及处理情况，但一开始说小摩擦，没什么大事，可能会让家属觉得照护人员没有充分重视这件事。如果家属后续了解到事情的严重性或者爷爷因此受到了较大的影响，会对照护机构产生不信任感。

③ 推卸责任。沟通中把问题全部归咎于爷爷自身，这种做法会让家属对机构产生不满和不信任。

④ 提供信息过于简略。在沟通中，如果没有体现照护人员的处理措施且未表达歉意，会让家属觉得机构缺乏责任感和人文关怀。

2. 恰当的沟通

① 表达歉意。无论责任是否在机构一方，首先都应该向家属表示诚挚的歉意，让家属感受到机构对李爷爷的愧疚和重视。比如，可以说"我们心里也十分不好受"，强调照护人员并非对意外情况无动于衷，而是同样在意，增强了道歉的诚意。

② 承担责任。不回避自身在事件中的责任，这种勇于承认错误的做法体现了照护人员的担当，会让家属觉得照护团队是可靠的，在面对问题时能够正视不足，而不是推诿责任。

③ 清晰准确描述事件。如实告知家属当时发生的真实情况以及机构采取的处理措施，让家属了解事件的全貌和机构的积极作为。在描述事件时，语言要客观，不能偏袒任何一方，而是陈述事实，如"李爷爷误以为张爷爷拿的杯子是自己的""张爷爷情急之下推了李爷爷"。这种客观的表述有助于家属理性看待事件，避免因主观偏见而引发不必要的矛盾。

④ 阐述老人的行为表现与应对措施。用通俗语言解释李爷爷的"领地意识"与相关行为，帮助家属理解。例如，"再发生领地冲突时，会用爷爷感兴趣的事物转移注意力，避免再次冲突"，这表明照护人员有

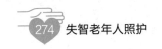

明确策略应对老人"领地"问题,并在实际中应用,这让家属也能看到照护人员在积极努力地预防类似事件的再次发生。

⑤ 承诺后续跟进事宜。承诺"会多观察爷爷的伤口情况和情绪变化"以及"每天向您汇报爷爷的情况",让家属能够及时了解李爷爷的恢复情况和状态,给予家属一定的安全感,表明照护人员对事件的后续处理有明确的计划和安排,并再次表达歉意。

具体沟通示范如下:

"李爷爷家属,您好!我是今天当班的护士小洪,非常抱歉,李爷爷在这里发生了这样的意外情况,我们心里也十分不好受。请您相信我们一直在尽心尽力地照护,但这次还是出现了疏忽,真的很对不起。

今天上午参加完活动后,李爷爷和张爷爷在客厅因为一个杯子发生了争执,李爷爷误以为张爷爷拿的杯子是自己的,两人发生了争吵。护理员小杨第一时间发现后进行了劝阻,但在这个过程中张爷爷情急之下推了李爷爷,导致李爷爷的右手撞到了桌角。我赶过来帮忙把两位爷爷分开,马上给两位爷爷进行了检查,检查后发现李爷爷右手背有一处 2 cm×2 cm 的擦伤,张爷爷未受伤。两位爷爷的生命体征正常,身体其他部位都没有受伤。我们马上对李爷爷的伤口进行了消毒处理,并贴上了创可贴。实在是非常抱歉,后续我们也会多观察李爷爷的伤口情况和情绪变化。

我们观察到李爷爷对常活动的区域及区域内的物品等有一种特别的归属感,就好像把那儿当成他自己的专属一样。未经他同意突然闯入或动东西,他可能会不高兴,或感到不安,甚至发脾气。平时我们也会多注意爷爷的行为和情绪变化,尽量保证李爷爷在我们的视线范围内活动。当出现领地冲突时,我们会用一些李爷爷感兴趣的事情来转移他的注意力,以防他与其他老人再次发生冲突。后续我们会每天向您汇报李爷爷的情况,再次向您表示深深的歉意。"

四、注意事项

① 避免一次性向家属提供过多信息,以免造成他们难以吸收理解。
② 在传递信息时,避免对李爷爷的状况进行任何隐瞒或夸大。
③ 注意观察家属的反应,询问家属是否理解了刚才所说的内容。
④ 语言简洁明了,避免使用过多的医学术语和复杂的词汇。

五、评价效果

① 照护人员向家属全面传达了李爷爷意外状况的相关信息。
② 经过沟通,李爷爷家属的情绪明显得到缓解,焦虑较之前有所降低。
③ 在与李爷爷家属进行沟通后,护理员小洪成功地就应对李爷爷此次意外状况的处理方案达成了共识。

🏠 牛刀小试

某天上午,宁奶奶在楼层内徘徊,并推开了李爷爷的房门。李爷爷见状,误以为宁奶奶要偷窃自己的东西,随即上前将宁奶奶推开,双方因此发生了争执。在争执过程中,李爷爷不慎抓伤了宁奶奶的手臂,导致其手臂上出现几道血痕。楼层管家小李迅速上前制止,并查看宁奶奶的伤势,随后取来医药箱进行伤口处理。处理完毕后,小李需与两位老人的家属沟通此事。

任务:如果你是小李,应该如何与家属进行沟通?

必备知识

一、家属在面对失智老年人遭遇意外情况时的情绪反应

1. 震惊与难以置信

家属在得知老年人发生意外时,通常会感到震惊,这可能导致他们暂时不知所措,大脑暂时空白,难以立即接受现实。这是因为他们认为老年人在照护环境下是安全的。例如,家属接到电话说老年人在养老院摔倒骨折了,他们的第一反应可能是"怎么可能? 我昨天来探视他还好好的"。

2. 焦虑与担忧

焦虑和担忧是家属在面对老年人意外状况时最常见的情绪。例如,失智老年人不慎走失后被找回,家属往往会持续地表达关切,询问老年人是否受惊吓,以及是否遭受了伤害等。即使老年人的身体状况已经稳定,家属可能还会担心类似的意外再次发生,对老年人的未来充满不安。

3. 愤怒与不满

家属有时会将他们的愤怒情绪投射到周围人,包括养老机构的工作人员和其他家庭成员身上。他们可能认为照护人员未能履行其职责,或者对意外发生的环境存在安全隐患而感到愤怒。例如,老年人在养老院洗澡时摔倒,家属可能会愤怒地指责养老院的工作人员没有及时清理地面或者没有做好防滑措施。

4. 急切与慌乱

家属在得知老年人意外状况后,通常会表现得很急切,想要立刻赶到他们身边了解情况。家属可能会在沟通中语无伦次,无法准确表达自己的想法。

5. 悲伤与无助

看到老年人因为意外而遭受痛苦,家属会感到深深的悲伤。他们可能意识到老年人的身体状况越来越差,病情可能会因为这次意外而进一步恶化,对老年人未来的生活质量感到悲观。

二、与家属沟通的基本原则

1. 及时告知原则

(1)尽快沟通

① 一旦失智老年人发生意外,应在第一时间通知其家属。不要拖延时间,以免引起家属的不满和担忧。

② 向家属说明意外发生的时间、地点、大致情况,让家属对事件有一个初步的了解。

(2)诚实准确

① 在告知过程中,要如实描述意外情况,避免隐瞒或夸大事实。提供准确的信息有助于家属做出正确的判断和决策。

② 如果对意外的具体原因还不确定,也要明确告知家属正在进行调查和处理,会及时向他们通报最新情况。

2. 尊重理解原则

(1)倾听家属感受

① 家属在得知老年人发生意外后,可能会出现各种情绪反应,如震惊、愤怒、悲伤等。要给予家属充分的时间表达自己的感受,认真倾听他们的意见和诉求。

② 不要打断家属的发言,用理解和同情的态度回应他们的情绪,让他们感受到被尊重和关心。

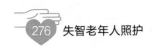

（2）表达歉意与关怀

① 代表养老机构向家属表示歉意，即使意外并非机构的责任，也可以表达对老年人遭遇意外的同情和关心。

② 强调机构正在采取积极的措施处理意外事件，保障老年人的健康和安全。

3. 信息透明原则

（1）持续沟通

① 在处理意外过程中，要与家属保持持续的沟通。及时向家属通报老年人的病情变化、治疗进展、调查结果等情况。

② 可以通过电话、短信等方式与家属沟通，确保家属随时了解事件的最新动态。

2. 提供详细信息

① 如果家属要求了解更多关于意外的情况，应尽可能提供详细的信息，包括意外发生的经过、机构采取的应急措施、参与救治的人员等。

② 可以向家属提供相关的文件和记录，增强信息的透明度。

4. 专业负责原则

（1）由专业人员沟通

① 养老机构应指定专业的人员与家属进行沟通，如机构负责人、护理部主任等。这些人员具有专业的知识和经验，能够更好地回答家属的问题，提供合理的建议。

② 沟通人员要熟悉意外处理的流程和相关法律法规，确保沟通的合法性和规范性。

（2）承担责任

① 如果养老机构在意外事件中存在责任，要勇于承担责任，并积极采取措施进行赔偿和整改。

② 向家属表明机构的态度和决心，让家属感受到机构的责任感和诚信度。

三、沟通方式

① 电话沟通：照护人员在查明情况后，应立即联系老年人的第一联系人，若联系不畅，随即联系其第二联系人。若两位联系人的电话均无法接通，应立刻发送文字信息进行告知，并持续拨打电话。在整个通话过程中，务必注意保存通话记录及录音等沟通凭证。

② 面对面沟通：选择安静、舒适的私密空间，以便观察家属的表情、肢体语言，及时捕捉其情绪变化，让家属感受到真诚与重视。避免在公共区域进行交流，以防止引发不良影响和事态扩散。

③ 在紧急情况下，应优先避免采用语音、视频和文字信息等沟通方式。此类沟通方式存在信息传递不及时、易被忽视的风险，且难以保存有效的沟通记录，不利于后续信息的追溯和核实，无法满足紧急情况下对沟通及时性、准确性和可查性的要求。

四、与家属沟通的技巧

1. 情绪管理

（1）保持冷静

当面对家属的焦虑、愤怒等情绪时，自己要先保持冷静。可以通过深呼吸、短暂停顿、自我暗示（"保持冷静，他们现在很着急"）等方式，提醒自己老年人家属是因为担心老年人而情绪失控，避免被家属的情绪带动而产生冲动或过激的反应。

（2）理性回应

当家属情绪激动时，用理性的方式回应，避免与家属发生争吵或冲突。例如，家属指责照护人员疏忽导致老年人意外,不要急于反驳,而是冷静地说:"我理解您现在很生气,我们也非常重视这个情况。我们先一起看看爷爷/奶奶的状况,然后再详细了解一下事情的经过,共同想办法解决问题。"

2. 清晰简洁表达

(1)使用简单易懂的语言

避免使用专业术语和复杂结构的句子,尽量用通俗易懂的日常用语与家属沟通。例如,不要说"失智老年人的'领地意识'非常强",可以说:"爷爷对他的房间和常活动的地方有一种特别的归属感,就好像把那儿当成他自己的专属地一样。未经他同意动他的东西或突然闯入,他可能会不高兴,甚至发脾气或感到不安。"

(2)突出重点信息

在传达信息时,先明确重点,然后再围绕重点进行详细说明。例如,先说"爷爷/奶奶今天不小心摔倒了,目前身体没有大碍,但我们需要进一步观察",然后再具体讲述摔倒的经过、已采取的措施等。

(3)信息组织有条理

按照一定的逻辑顺序组织信息,如时间顺序、事情的重要程度、处理的先后顺序等。例如,在描述老年人的意外状况时,按照事情发展的顺序说:"爷爷/奶奶今天上午在走廊里不小心摔倒了,我们发现后马上检查,看到膝盖有点擦伤。"

3. 积极措辞

尽量使用积极的措辞来传达信息,避免让家属过度担忧。例如,不说"爷爷/奶奶的情况很糟糕,可能会越来越差",而是说"虽然现在遇到了这个意外,但我们会尽最大努力,让爷爷/奶奶尽快好起来"。

在讲述已经采取的措施时,强调积极的方面。例如:"我们已经为爷爷/奶奶的伤口进行了清洁和消毒,医生也来看过了,说只要好好照护,伤口会很快愈合的。"

4. 表达共情

(1)认可家属情绪

明确表达对家属情绪的理解和认可,让他们知道自己的感受是被接纳的。例如,当家属因为老年人的意外状况而焦虑哭泣时,说:"我能理解您现在非常焦虑和担心,这种情况换作谁都会这样的。"

(2)避免空洞安慰

不要只是说一些空洞的安慰话,如"别担心,会好起来的",而要结合实际情况,给予具体的支持和建议,如"我知道您担心老人的伤势,我们已经联系了专业的医生,会尽快为老人进行详细的检查和治疗"。

五、沟通话术

1. 开场话术

(1)询问是否方便沟通

"您好,(家属称呼),我是(照护机构名称)您父亲/母亲的照护人员(姓名)。很抱歉打扰您,今天想跟您说一下关于(老人的称呼)的情况。您现在方便吗?"

(2)意外发生后立即进行道歉

①"非常抱歉,(家属称呼),(老人的称呼)在这里发生了这样的意外状况,我们心里也十分不好受。请您相信我们一直在尽心尽力地照护,但这次还是出现了疏忽,真的很对不起。"

②"实在不好意思,(家属称呼),让(老人的称呼)遭遇了这次意外。我们对老人的安全负有责任,这次的情况我们会深刻反思,向您真诚地道歉。"

2. 描述意外状况话术

"今天(具体时间),(老年人的称呼)在(具体地点,如活动室、客厅等)发生了一点意外情况。当时,

（详细描述意外发生的经过，如老人在行走时不小心滑倒了/老人拿着盆子从房间走到门口，突然感到身体不适等）。我们（照护人员的姓名）第一时间就赶到了现场，发现（老人的具体状况，如老人坐在地上，表情有些痛苦/老人意识有些模糊等）。"

3. 说明已采取措施话术

"我们立即采取了以下措施来应对这一情况。我们马上检查了老人的身体状况，初步判断（具体的初步判断情况，如是否有明显外伤、生命体征是否平稳等）。然后，（详细说明已采取的具体措施，如为老人进行了简单的伤口处理/为老人的受伤处进行了冰敷）。同时，我们也及时通知了相关的医疗人员，（医生/护士名字）已经过来对（老人的称呼）进行了进一步的检查和评估。目前，（告知家属老人当前的大致情况，如老人的外伤已经处理好，生命体征稳定，但还需要进一步观察等）。"

4. 解释后续安排话术

"接下来，我们计划这样做。我们会继续密切观察老人的身体和精神状态，按照医生的建议进行相应的治疗和护理。如果老人需要进一步的医疗检查或治疗，我们会及时与您沟通，并协助您安排相关事宜。同时，我们也希望您能多陪陪老人，给予他情感上的支持和安慰。您看您对我们的安排有什么意见或者建议吗？"

5. 安抚家属情绪话术

"我知道您现在一定非常担心（老人的称呼）的情况，我们也和您一样着急。但请您放心，我们会尽最大的努力照顾好老人。这种意外情况有时候确实很难完全避免，但我们会认真总结经验教训，进一步加强对老人的照护措施，确保类似的情况不再发生。再次为给您和（老人的称呼）带来的困扰道歉。您也要注意自己的身体，不要过于焦虑了。"

6. 回答家属疑问话术

（1）关于意外的原因

"目前来看，导致这次意外的原因可能是多方面的。（老人自身的因素，如老人的身体平衡能力下降、认知功能障碍导致对周围环境的判断不准确等），再加上（环境因素，如浴室地面有些湿滑/当时周围环境比较嘈杂等）。我们已经对相关环境进行了检查和整改，以减少类似风险，并将继续调查具体原因。您有什么其他的意见或建议吗？我们也会再次加以改进。"

（2）关于后续照护

"在后续的照护方面，我们会更加注重（老人的称呼）的安全和健康。例如，我们会增加对（老人的称呼）的巡查次数，确保她/他在活动时有人陪伴，有专人陪伴他/她上厕所。您对我们的照护计划有什么建议或者特殊要求吗？"

7. 结束话术

"非常感谢您的理解和配合。我们会持续关注（老人的称呼）的情况，并及时与您沟通。您如果有任何问题或者新的情况，随时都可以给我们打电话。真的不好意思，让您经历了这样的担心，我们会努力做好后续工作。"

📖 **拓展训练**

姓名：林爷爷

年龄：78 岁

文化程度：初中

退休前职业：工人

兴趣爱好：唱歌、看电视

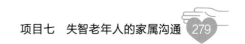

失智症程度：中度

情境：今日林爷爷情绪比较激动，将楼层的安全指示出口灯拆下并损坏，同时不小心将手指割破。护理员小李发现后，立即上前进行劝阻，但爷爷情绪更加激动，并对小李出现攻击行为。

任务：当发生这种情况时，你如何与家属进行沟通？

练一练

扫码进行在线测验。

在线测验

主要参考文献

References

标准或文件

1. 国家卫生健康委办公厅.国家卫生健康委办公厅关于开展老年痴呆防治促进行动(2023—2025 年)的通知[N],2023.

2. 民政部养老服务司.养老机构认知症老人照护指南(征求意见稿)[S],2024.

3. 中国老龄协会.认知症老年人照护服务现状与发展报告[R],2021.

图书

1. Kitwood T. *Dementia Reconsidered：The Person Comes First*［M］. Milton Keynes：Open University Press,1997.

2. 北京老年痴呆防治协会,等.失智老人照护师[M].北京:北京出版社,2017.

3. ［英]David Aldridge.老年痴呆症的音乐治疗[M].高天,等译,北京:中国轻工业出版社,2014.

4. 高天.音乐治疗导论(修订版)[M].北京:世界图书出版公司北京公司,2008.

5. 韩彦国.失智老年人照护[M].镇江:江苏大学出版社,2024.

6. 洪立,等.老年期痴呆专业照护机构——护理人员实务培训[M].北京:北京大学医学出版社,2014.

7. 黄琳,隋国辉.认知症照护实务手册[M].成都:西南财经大学出版社,2024.

8. 贾建平.中国痴呆与认知障碍诊治指南(2015 年版)[M].2 版.北京:人民卫生出版社,2016.

9. ［美]Judith L. London.怎样与老年痴呆症患者沟通[M].张荣华,等译.北京:中国轻工业出版社,2011.

10. 李佳婧.支持老年认知症人群自主生活的环境设计[M].北京:中国建筑工业出版社,2023.

11. ［日]林泰史.认知障碍、阿尔茨海默病[M].张丹译.郑州:河南科学技术出版社,2014.

12. 刘东梅.认知障碍照护手册[M].合肥:安徽科学技术出版社,2020.

13. ［美]Michael S, Gazzaniga,等.认知神经科学:关于心智的生物学[M].周晓林,高定国,等译.北京:中国轻工业出版社,2023.

14. ［美]内奥米·费尔.认可:接纳 观察 沟通 改善,有效照顾定向障碍老人[M].解恒革译.北京:新华出版社,2017.

15. 邱铭章,汤丽玉.失智症照护指南[M].北京:华夏出版社,2016.

16. ［美]桑贾伊·古普塔.逆龄大脑:保持大脑年轻敏锐的新科学[M].岱冈译.北京:中信出版集团,2022.

17. 宋岳涛,CGA 老年综合评估[M].2 版.北京:中国协和医科大学出版社,2019.

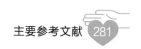

18. 徐难,史路平.失能失智老年人照护:1+X 版[M].杭州:浙江大学出版社,2024.

19. 邹文开,赵红岗,杨根来.失智老年人照护职业技能教材[M].北京:中国财富出版社,2024.

20. 应美玲,张宏声.认知症预防与照护[M].郑州:郑州大学出版社,2023.

21. 张玉梅,宋鲁平.康复评定常用量表[M].2 版.北京:科学技术文献出版社,2019.

22. 赵志群,等.COMET 职业能力测评方法手册[M].北京:高等教育出版社,2018.

23. 周燕珉,程晓青,等.老年住宅[M].3 版.北京:中国建筑工业出版社,2023.

24. [日]竹内孝仁.竹内失智症照护指南(修订版)[M].雷若莉,等译.台北:原水文化,2021.

期刊

1. Brooker D. *What is person-centred care for people with dementia?* [J]. Reviews in Clinical Gerontology,2007,17(01):15 - 22.

2. Day K,Carreon D,Stump C. *The therapeutic design of environments for people with dementia: A review of the empirical research*[J]. The Gerontologist,2000,40(4):397 - 416.

3. Given B, et al. *Stress and coping in family caregivers of patients with Alzheimer's disease*[J]. Research in Nursing & Health,1992,15(5):351 - 363.

4. Kitwood T, Bredin K. *Towards a theory of dementia care: Personhood and well-being*[J]. Ageing and Society,1992,12(02):269 - 287.

5. Livingston G, et al. *Dementia prevention, intervention, and care: 2024 report of the Lancet standing Commission*[J]. The Lancet, 2024, 404(10452):572 - 628.

6. 董晓欣,屠友杰,杨红英,等.失智老人居家照护服务现况及其需求研究[J].中国社会医学杂志, 2018,35(3):278 - 281.

7. 李静,张会芝.老年痴呆患者进食困难的护理进展[J].中华现代护理杂志,2018,24(13):1599 - 1602.

8. 吕非非,鲁卫华,崔震.失智老人徘徊行为识别算法[J].科技创新与应用,2024,(13):60 - 63.

9. 倪爽旻,杨振东,俞玮,等.音乐疗法改善阿尔茨海默病认知功能的研究进展[J].国际精神病学杂志, 2022,49(06):980 - 982+987.

10. 乔雨晨,常红,范凯婷,等.多感官刺激联合多领域认知训练对阿尔茨海默病患者精神行为症状的影响 [J].军事护理,2024,41(05):77 - 80+89.

11. 曲艺,张晗,王玥琦.内廊式空间下活动场所可达性对中度失智老人异常行为的影响[J].建筑与文化, 2020,(2):203 - 205.

12. 孙亚南,苏晓丽,朱雪娇.认知症患者重复行为的个性化照护策略[J].护理学杂志,2018,33(23):10 - 12.

13. 王艳,等.国内外回忆疗法研究热点及发展趋势可视化分析[J].医学与哲学,2024 ,45 (22).

14. 郑璀颖.基于失智老人认知能力的可穿戴产品界面设计研究[J].工业设计,2023,(4):112 - 114.

15. 周兰姝,陆敏敏.老年痴呆患者精神行为症状的评估与干预研究进展[J].中华护理杂志,2019,54 (01):149 - 153.

学位论文

1. 冯蓉.基于怀旧疗法的社工介入老年人自我效能感的干预研究[D].重庆:西南大学,2021.

2. 李华.失智老年人异常进食行为的非药物干预方案构建与应用研究[D].郑州:郑州大学,2022.

3. 李万明.怀旧疗法改善独居老人负面情绪的体验研究与设计[D].北京:北京邮电大学,2023.

4. 于淼.中文版柯恩-曼斯菲尔德激越问卷在痴呆患者中的信效度研究[D].沈阳:中国医科大学,2018.

图书在版编目(CIP)数据

失智老年人照护/谢海艳,唐莹,王三香主编.
上海:复旦大学出版社,2025.1. -- ISBN 978-7-309-
17821-0

Ⅰ. R473.74
中国国家版本馆 CIP 数据核字第 2025UY4365 号

失智老年人照护
谢海艳　唐　莹　王三香　主编
责任编辑/张彦珺

复旦大学出版社有限公司出版发行
上海市国权路 579 号　邮编:200433
网址:fupnet@ fudanpress. com　http://www. fudanpress. com
门市零售:86-21-65102580　　　团体订购:86-21-65104505
出版部电话:86-21-65642845
上海丽佳制版印刷有限公司

开本 890 毫米×1240 毫米　1/16　印张 18.25　字数 513 千字
2025 年 1 月第 1 版第 1 次印刷

ISBN 978-7-309-17821-0/R · 2147
定价:69.00 元